新《SHIN》正《SEI》体《TAI》法《HOU》入門

一瞬で
ゆがみが
取れる矯正の
方程式

新正体法研究会々長
佐々木繁光 監修
橋本　馨 著

BAB JAPAN

まえがき

体の歪みを矯正するということをテーマにした本は、これまでもたくさん出版されてきました。最近の傾向としては、歪みとダイエットを結びつけたものが多いように感じます。しかし、その多くは、自分で歪みの判定を行う仕組みがなかったり、縮んだ筋肉をストレッチさせることに終始しているものが多かったように思われます。

これに対して、本書では自分で動作判定（動診《どうしん》）を行って、やりにくい動きを割り出し、その上で歪みを矯正する体操を実行。矯正が正しく行われたかを、再び動診で判定するという方法をご紹介します。また、矯正するにしても、部分最適化というのではなく、全体のバランスを考慮し、これを調和させることの可能な体系になっています。

本書で紹介する方法は「新正体法《しんせいたいほう》」といい、今をさかのぼること30年近く前、宮本紘吉《こうきち》（故人）という治療家が創始した方法です。宮本氏は、誰でも動診で歪みを判定して、これを矯正できる体操を設計するための体系を作りあげました。この方法ですと、日々の歪みを自分で判定し、自分で矯正することができるのです。

このように、「新正体法」は素晴らしい方法ではありますが、宮本氏自身がプロ中のプロの治療家でしたので、元々の体系は膨大かつ精密になりすぎたきらいがあり、そのために本人の意志に反して、一般の方には少し敷居が高い感じがありました。そのため、優秀な方法論でありながら、広く普及したとは言いがたく、長らく日の目を見なかったというのが実情でした。

ところが最近、宮本氏の没後、20年以上の歳月をかけて、「新正体法」を分かりやすく実践・普及してきた継承者がいることが判明しました。それが、本書の監修を担当してくださった佐々木繁光《しげみつ》氏です。

本書は、佐々木氏から依頼を受けた筆者が、創始者である故・宮本氏の奥様から、オリジナルの「新正体法」を一般向けに分かりやすく、かみくだいて説明する了解を得たうえで執筆したものです。「自分の健康を自分で守る方法を、一般の方に分かりやすく伝えたい」という、創始者・宮本氏の意志を受け継いで筆を進めたつもりです。

本書は一般の方だけでなく、治療家、スポーツ選手、武術家、エアロビ、ヨガ等を行う方をはじめ、筋骨格系の矯正の必要性を感じながらも、今までなじみの薄かったセラピストの方々も、体操を設計して相手に行ってもらうことで、無理なく矯正が行えることを意図しています。本書で分かりにくい場合は、別途、ＤＶＤも用意されており、また佐々木氏により定期的に講習会も開催されていますので、それらを利用して習得することも可能です。
本書により、誰もがその日の歪みを、その日に解消できるようになり、よりいっそう、健康を向上されることを願う次第です。

平成23年12月12日　鍼灸師・マッサージ師　橋本馨《かおる》

◎本書に収録されている体操につき、その効果を保証するものではありません。また、体操の実施は自己責任に委ねられ、体操による万一の不利益に関し、筆者、監修者、ならびに出版社は一切の責任を負いかねること、ご了承願います。
◎「新正体法」は、佐々木繁光氏により商標登録されています。

もくじ

第1章 「新正体法」とは何か　17

第2章 やってみよう！ すぐできるリセット操法 75

【本書の全体構造】

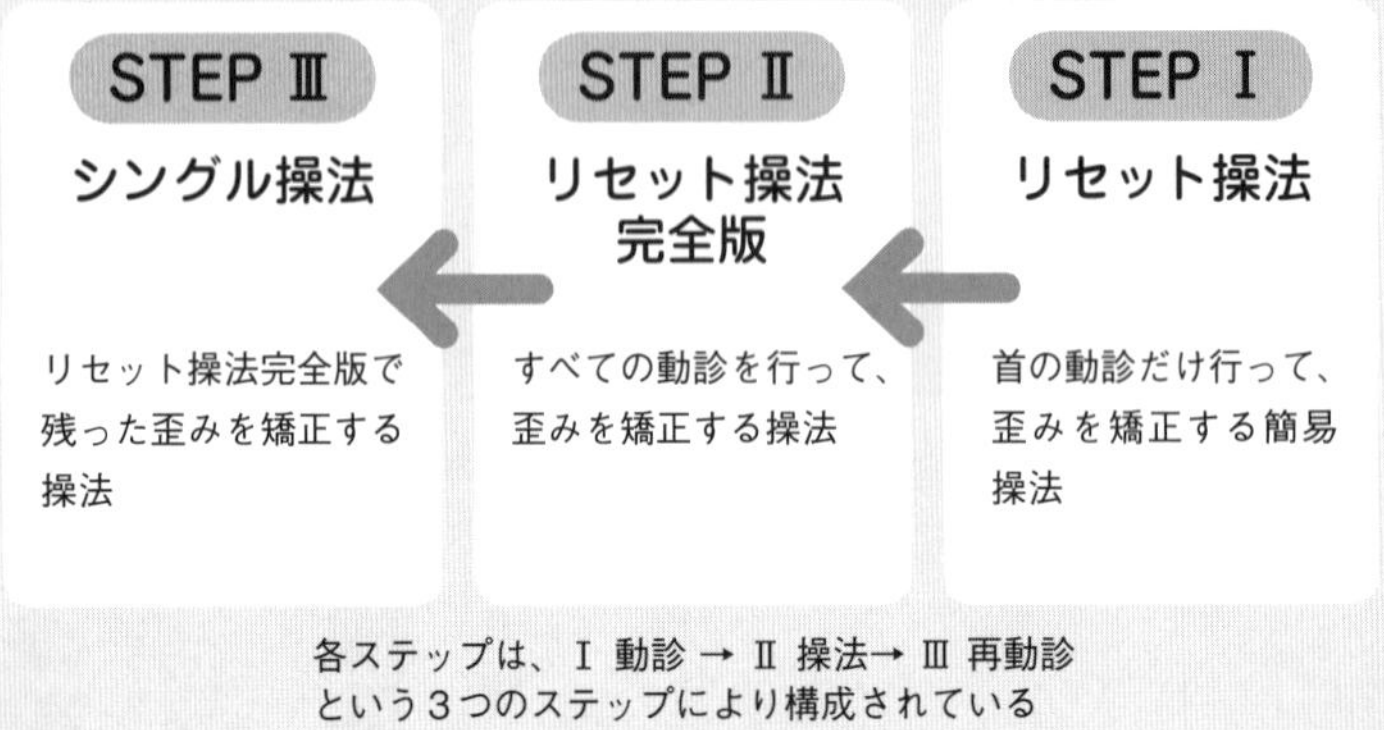
STEP Ⅲ
シングル操法
リセット操法完全版で残った歪みを矯正する操法
STEP Ⅱ
リセット操法完全版
すべての動診を行って、歪みを矯正する操法
STEP Ⅰ
リセット操法
首の動診だけ行って、歪みを矯正する簡易操法
各ステップは、Ⅰ 動診 → Ⅱ 操法→ Ⅲ 再動診
という３つのステップにより構成されている

本書の使い方

◎本書では「新正体法」という、30年近く前に発明され、脈々と受け継がれてきた身体矯正法を紹介します。平易に解説してはいますが、プロが治療の現場で使う技術を、そのままの形で紹介しています。

◎たくさんの体操があるように見えますが、本書の全体構造は、次ページ以降に掲載する、

・リセット操法→首の動診だけ行って歪みを矯正（チャート1／10～11頁）

・リセット操法完全版→すべての動診を行って歪みを矯正（チャート2／12～13頁）

・シングル操法→リセット操法完全版で残った歪みを矯正（チャート3／14～15頁）

の3つに集約されます。本書は、簡単なものから、段階的にステップアップできるような構成になっています。

◎動診は一貫して、左右に倒す動作を右／左、捻る動

作をR／Lと表記しています。
◎リセット操法というのは、左右＋捻りの矯正体操と、前後偏りの矯正体操の総称です。
◎首の動診だけ行い、手軽に日々の歪みを取りたい方は、チャート1を見ながら、リセット操法を行ってください。
◎リセット操法により、基本的に全身の歪みが修正できますが、体操の前後で、どこがどう変化したか把握したい方は、チャート2を参考に、動診をすべて行うリセット操法完全版にトライしてください。
◎首も含めて、すべての動診を行うリセット操法完全版を行っていると、毎回残る歪み、取りきれない歪みが判明してきます。それに関しては、チャート3を参考にシングル操法を行ってください。

注意点

◎体操は畳で行うのが望ましいのですが、フローリングなどの場合は、下にタオルケットや毛布などを敷いて、足を落とした際、痛くないように注意してください。
◎本書の体操は、やりにくい形を作ることが前提になっています。但し、その形を作れないとか、形自体が痛くて仕方ない場合は、無理してやらないようにしてください。
◎妊娠中の方、疾患のある方、骨粗鬆症の方、体調不良時、その他、体操の実施が憂慮される場合は、「新正体法」は適応外となります。

操法】

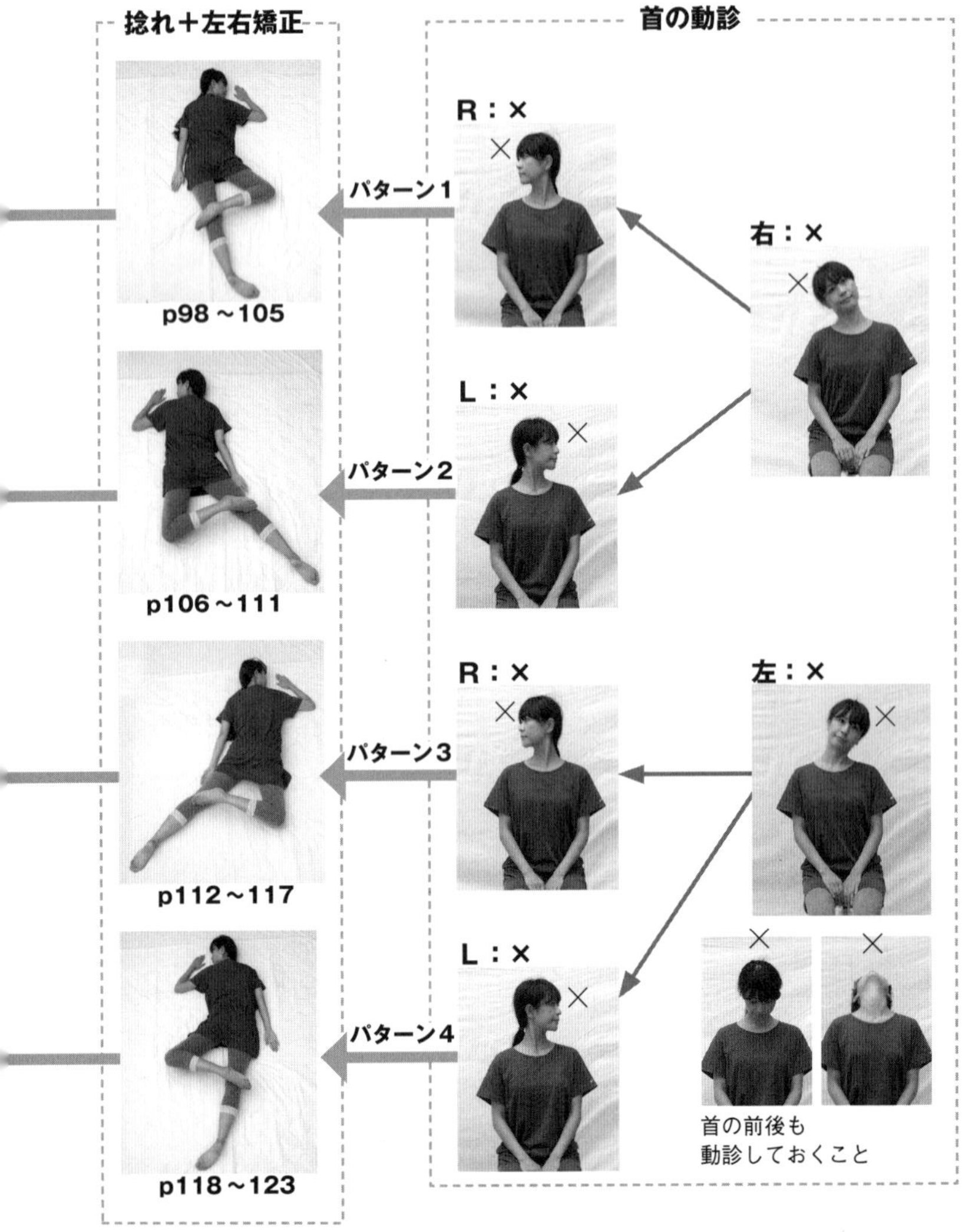
捻れ＋左右矯正
首の動診
R：×
パターン1
右：×
p98～105
L：×
パターン2
p106～111
R：×
パターン3
左：×
p112～117
L：×
パターン4
p118～123
首の前後も
動診しておくこと

【チャート１／リセット

首の再動診

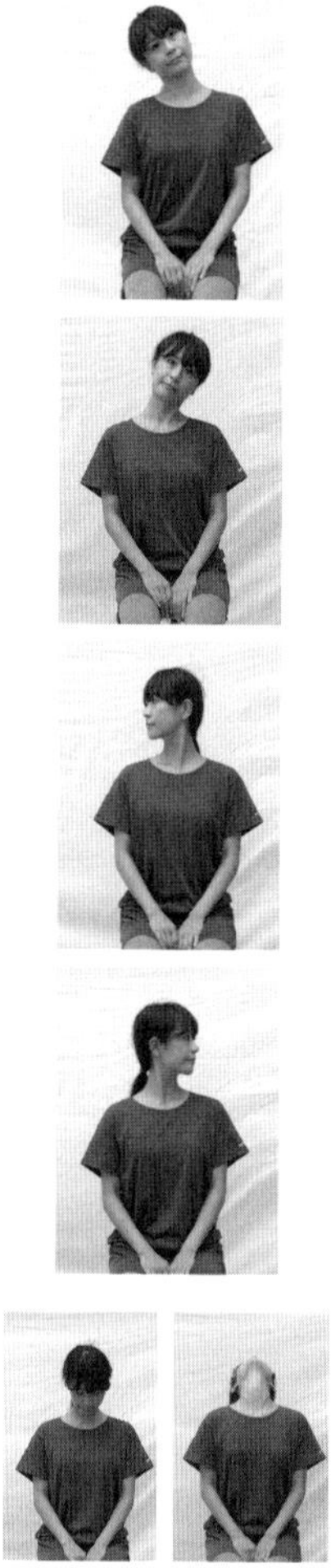

前後矯正（正体術）

p135～138

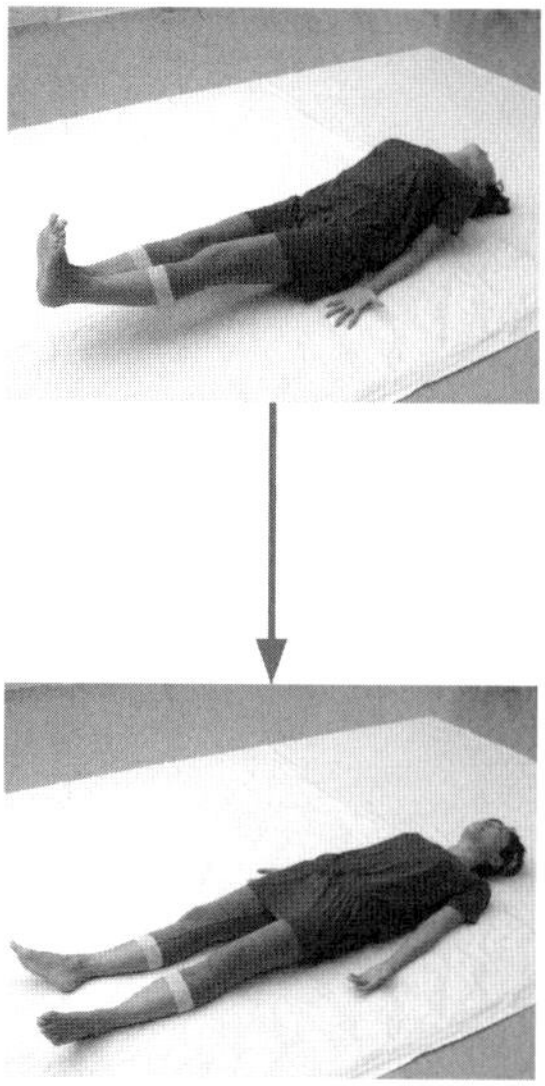

※この見開きを拡大コピーして、どこかに貼り付けて見ながら行うと便利です。
また、こちらのサイトからダウンロードできます。
http://shin-seitaihou.jimdo.com/

完全版】

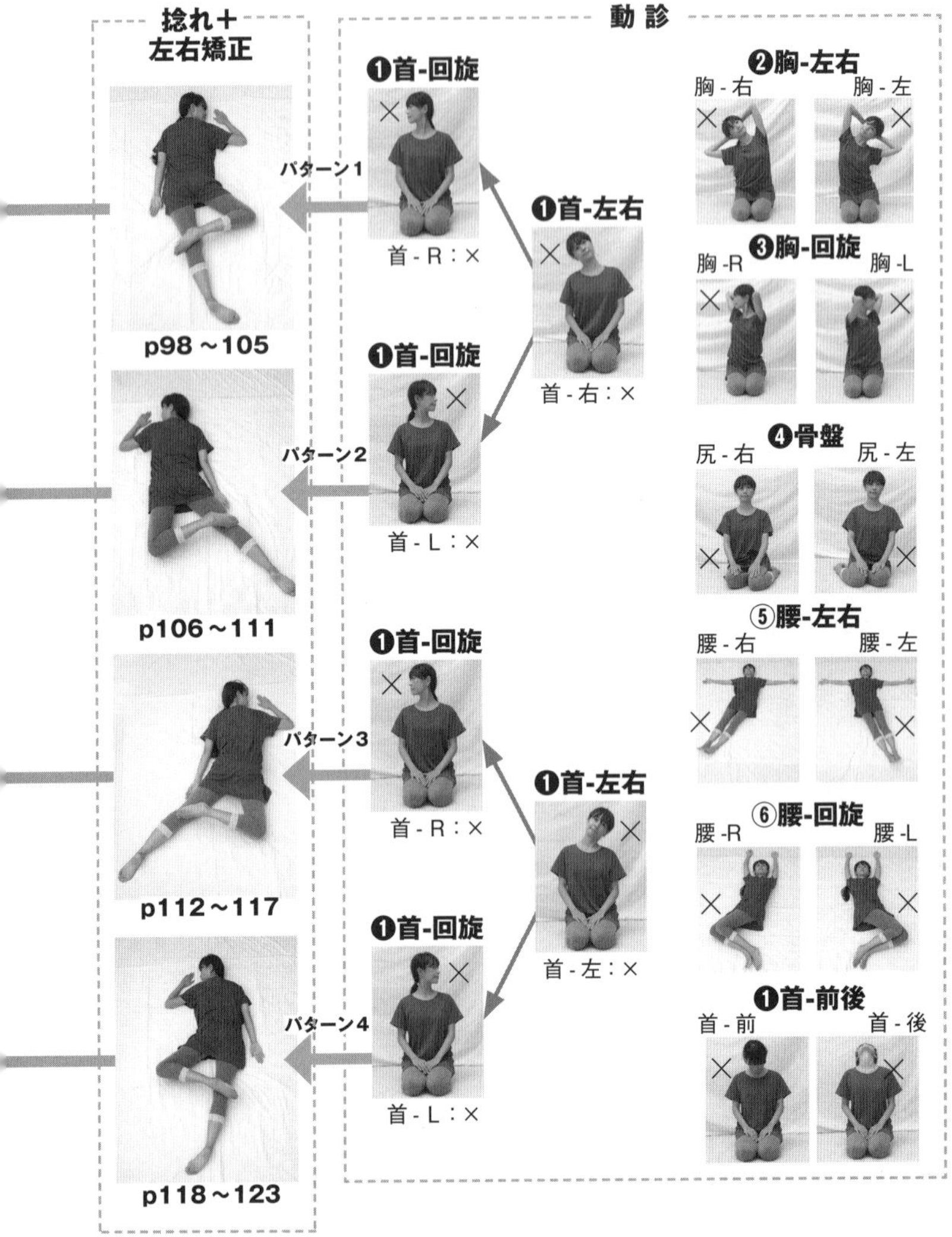

捻れ＋
左右矯正
p98～105
p106～111
p112～117
p118～123
パターン1
パターン2
パターン3
パターン4
動 診
❶首-回旋
首 - R：×
❶首-回旋
首 - L：×
❶首-左右
首 - 右：×
❶首-回旋
首 - R：×
❶首-回旋
首 - L：×
❶首-左右
首 - 左：×
❷胸-左右
胸 - 右
胸 - 左
❸胸-回旋
胸 -R
胸 -L
❹骨盤
尻 - 右
尻 - 左
⑤腰-左右
腰 - 右
腰 - 左
⑥腰-回旋
腰 -R
腰 -L
❶首-前後
首 - 前
首 - 後

【チャート2／リセット操法

前後矯正
（正体術）
p135～138

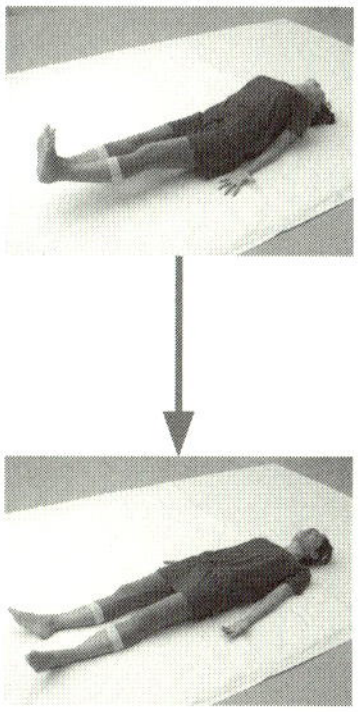

再動診

❶首-左右
首 - 右　首 - 左

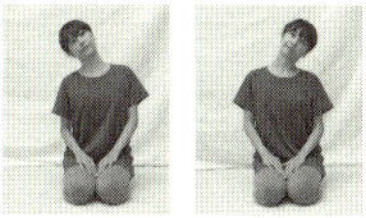

❶首-回旋
首 - R　首 - L

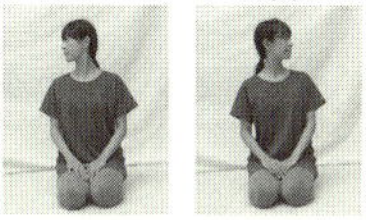

❶首-前後
首 - 後　首 - 前

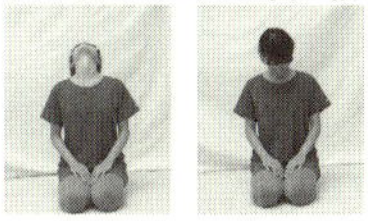

❷胸-左右
胸 - 右　胸 - 左

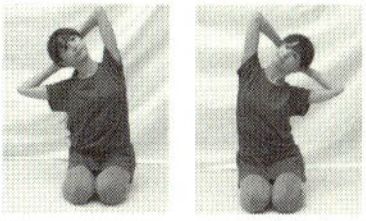

❸胸-回旋
胸 - R　胸 - L

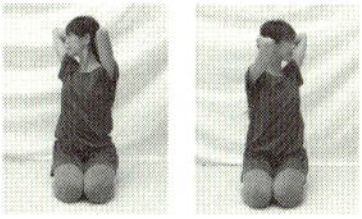

❹骨盤
尻 - 右　尻 - 左

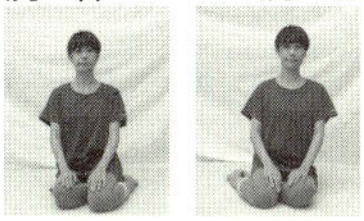

⑤腰-左右
腰 - 右　腰 - 左

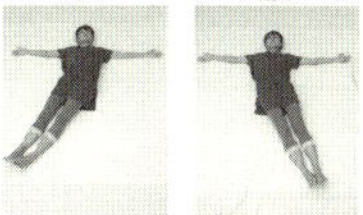

⑥腰-回旋
腰 - R　腰 - L

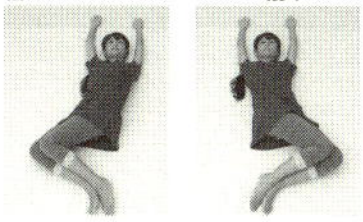

動診表（p16）に日付、主訴とともに、
矯正前後の動診の結果を記入すること。
記入方法は p157 を参照のこと。

※この見開きを拡大コピーして、どこかに貼り付けて見ながら行うと便利です。

操法一覧】

動診と矯正

尻 - 右

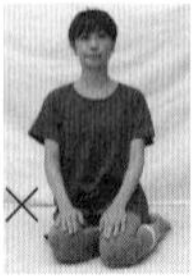

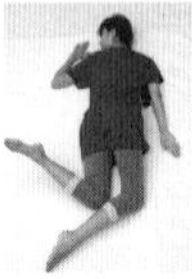

パターン1

同時に

腰 -R

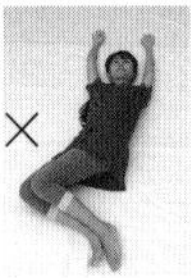

p174～176

尻 - 右

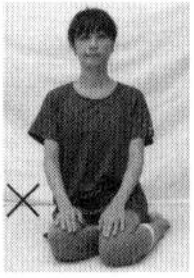

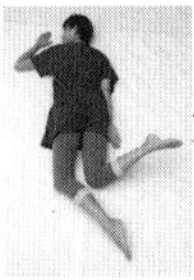

パターン2

同時に

腰 -L

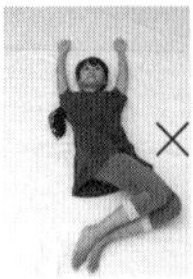

p177～179

胸椎の動診と矯正

❷左右の矯正

胸 - 右

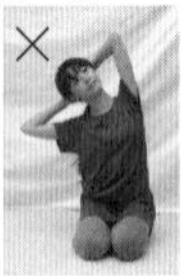

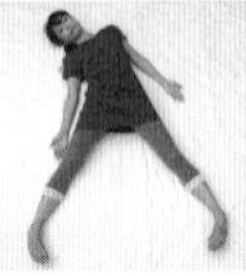

p164～166

胸 - 左

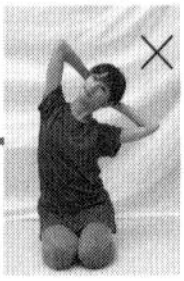

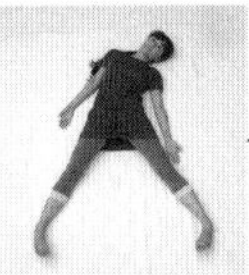

p167～169

❸回旋の矯正

胸 -R

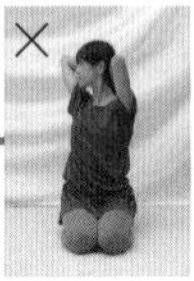

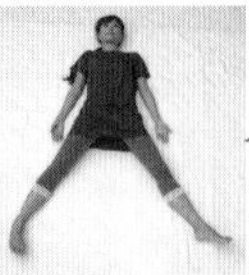

p170～171

胸 -L

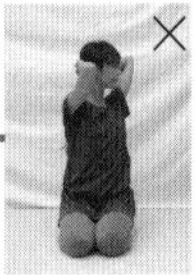

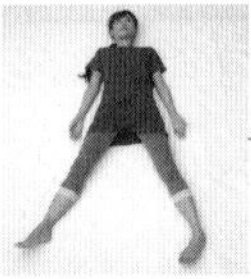

p172～173

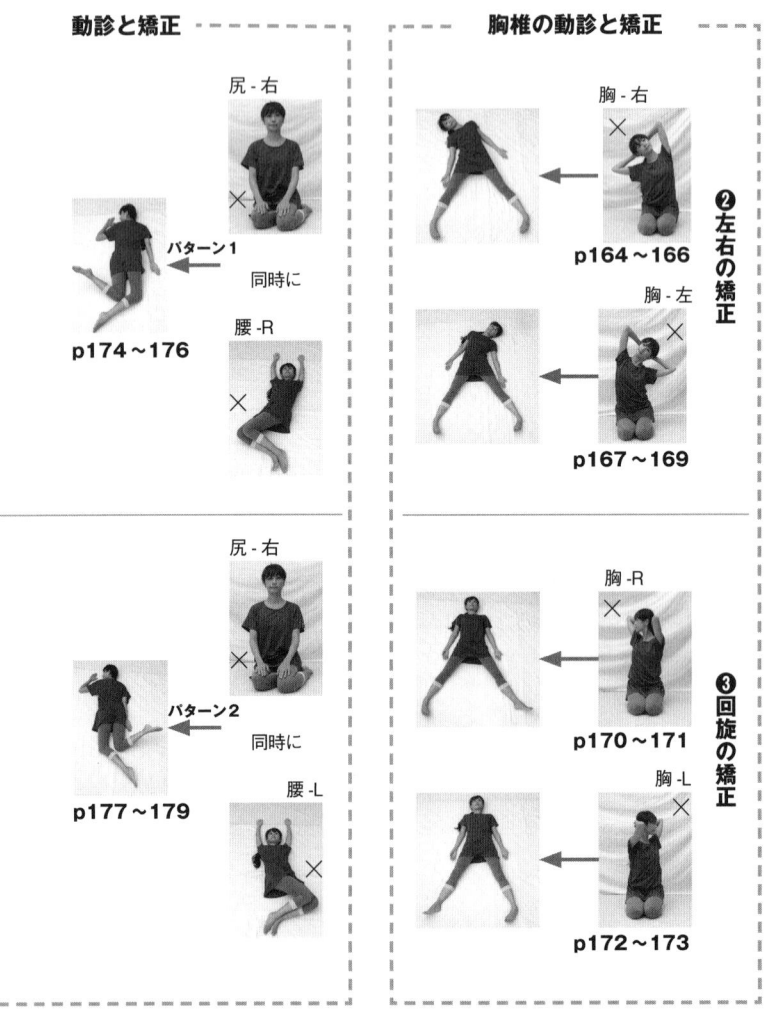

【チャート3／シングル

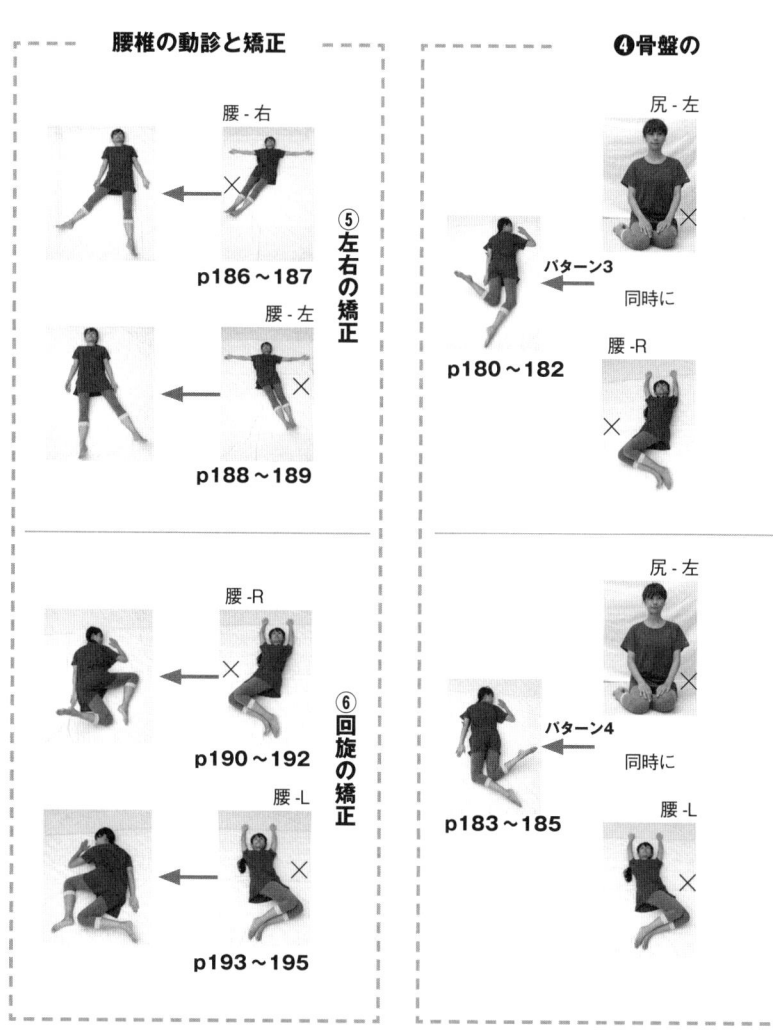

腰椎の動診と矯正

⑤左右の矯正

腰 - 右

p186～187

腰 - 左

p188～189

⑥回旋の矯正

腰 -R

p190～192

腰 -L

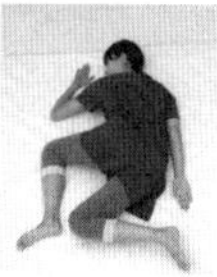

p193～195

❹骨盤の

尻 - 左

同時に

腰 -R

パターン3

p180～182

尻 - 左

同時に

腰 -L

パターン4

p183～185

※この見開きを拡大コピーして、どこかに貼り付けて見ながら行うと便利です

【動診表】

日付	主訴	左右（左／右）		回旋（L／R）		骨盤
／		❷胸	⑤腰	❸胸	⑥腰	❹
	❶首	左右	回旋	前後		

日付	主訴	左右（左／右）		回旋（L／R）		骨盤
／		❷胸	⑤腰	❸胸	⑥腰	❹
	❶首	左右	回旋	前後		

日付	主訴	左右（左／右）		回旋（L／R）		骨盤
／		❷胸	⑤腰	❸胸	⑥腰	❹
	❶首	左右	回旋	前後		

日付	主訴	左右（左／右）		回旋（L／R）		骨盤
／		❷胸	⑤腰	❸胸	⑥腰	❹
	❶首	左右	回旋	前後		

日付	主訴	左右（左／右）		回旋（L／R）		骨盤
／		❷胸	⑤腰	❸胸	⑥腰	❹
	❶首	左右	回旋	前後		

記入方法は p157 を参照のこと。

第1章

「新正体法」とは何か

その都度直せばこじれない

いまに始まったことではありませんが、私たちは身体を均等に使いながら生活するということは、ほとんど不可能な状況に生きています。特に仕事の分業化・専門化が進んだ結果、デスクワークの方は一日中、パソコンに向かっていたり、販売に従事する方は、何時間も立ちっぱなしというのが、当たり前のようになっています。

こうして同じ動作を毎日、くり返していても、若い頃は一晩寝ると疲れも歪みも取れていたのが、年齢とともに、それらが蓄積され、なかなか元に戻らなくなってしまいがちです。

釣りをした後は、竿に癖がつかないよう、平らな場所でならすという話を聞いた記憶があります。釣り竿でさえ、使った後は歪まないようにキチンと手入れをするというのに、この世に2つとない大切な身体を、私たちは異常が表れてくるまで、ないがしろにしているように思われてなりません。私たちの身体も、使ったらそのつど、歪みを取っておけば、壊れることなく、より長く使い続けることができるはずです。毎日のケアが大切です。

身体をケアするアプローチ

使ったら毎日ケアするというのは、誰にでもその重要性がピンとくると思います。では、実際にどうするかというと、簡単に言えるようなことではありません。「身体の歪み」という問題だけでも、実にたくさんのアプローチが存在します。

身体の歪みを自分で矯正する方法として、まずあげられるのは、橋本敬三先生が創始した操体法があります。操体法については後述しますが、これは日本が世界に誇るべき方法論であり、本書で解説する「新正体法」にも、多大なる影響を与えています。操体法は、ラジオ体操と同等に周知されるべき素晴らしい方法ですが、日本のスタンダードな体操として認知されるには、まだ時間が必要そうです。

多くの方に知られ、実際に行われている歪み解消法としては、昨今ブームのヨガや、それに類するさまざまなエクササイズがあげられます。ヨガには歪みを解消するポーズがたくさんあり、書店に行くと所狭しと数々の本が並べられています。それらを手にとると、習いに行ったり、自宅で実習する時間がある方には確かに有効なエクササイズなのでしょうが、毎日、数分で歪みを取るような体系になっているものは、あまり無いように見うけられます。

デイリーケアが可能な「新正体法」

毎日、時間をとって、歪みを解消できれば良いと考えている方は、きっとたくさんいるはずです。しかし、現代に生きる私たちは、本当に時間がないというのが偽らざる実情のようです。本当に時間が全くないのかというと、実際はそうでもないのかもしれませんが、心が慌ただしくて、落ち着いて体操に取り組む余裕がないという方が、当たっているのかもしれません。

本やDVDを見ながら、数十分かけてヨガの体操を毎日行うのは、忙しい現代人にとって簡単ではない場合が多いと思います。しかし、いくら忙しいといって、歯を磨いたり、化粧をしたりする時間がないという方は少ないはずです。つまり、覚えるのが簡単で、数分で行える程度のことなら、生活の中に取り入れ、習慣化することも不可能ではないはずです。

そして実際に、毎日数分、慣れると本当に1～2分で身体の歪みを判定し（動診といいます）、それに基づいた矯正体操を自分で処方できるメソッドが存在します。それが、本書で解説する「新正体法」です。

「新正体法」の中でも最も簡単な方法は、2章で紹介するリセット操法です。これだと身体の捻れ、左右、前後の歪みが、数分で修正できてしまいます。

動診で歪みを把握する

詳しいことは、先に進むほど明らかになってきますが、まずここでは「新正体法」の仕組みについて概説することにしましょう。

「新正体法」では、必ず動診を行うことを特徴としています。

動診というのは、実際に動いて身体の歪みを判定することをいいます。事前に動診を行う点が、一般に行われている、手順にそって身体を左右均等に動かすエクササイズと、「新正体法」では異っています。

まず動診を行い、やりにくい動きと動ける範囲（これを可動域といいます）を割り出すのが「新正体法」の特徴であり、キモと言うべき大切な点です。実際に矯正体操をする前に、あらかじめ動診を行い、動診表（157ページ）に歪みを記入しておくのが望ましい。これを事前にやっておかないと、身体のどこがどう歪んでいて、体操の前後でどう変わったか分からなくなります。変化が分からないと、矯正の効果が分かりませんから、面白みがなくなってしまいます。

人体にはバランスをとろうとする自律作用があるようですので、左右均等にエクササイズを行っても、結果的にバランスがとれるということもあるとは思います。また、まとまった時間、身体を動かすと気持ちがいいですから、各種のエクササイズには、そういった意味の効用もあるのは確かです。

しかし、こと「身体の歪み」というものを考えるにあたっては、やはり的確に、どこが、どの程度歪んでいるか判定し、把握しておくことが、何より大切だと思われます。

このように、「新正体法」では、まず動診によって、身体のどこが、どの程度歪んでいるかを判定し、把握することがファーストステップになります。

動診は、2章で取り上げるリセット操法においては首の4動作のみ、3章で紹介するリセット操法完全版でも8動作だけです。リセット操法では、首を左右に倒し、左右に捻るだけで、全身の歪みが推測でき、1種類の体操を行うだけで、身体の左右偏りと捻れが一瞬で調整されます。

歪みに応じた矯正体操を行う

動診で歪みを把握したら、実際に矯正体操を行います。本書では、「新正体法」の膨大な体系の中から、首の動診で全身の歪みを推定し、捻れと左右偏りを一瞬で矯正し、続いて前後の偏りを矯正する「リセット操法」と、全ての動診を行う「リセット操法完全版」、さらにこれだけでは解消しえなかった、いわば残った歪みを矯正する「シングル操法」を紹介しています。

原理は追って説明しますが、動診を行い、結果を動診表（16ページ）に記入したら、歪みを修正する形（姿勢）を作り、その形を維持したまま、重力を利用して矯正を行います。1回の矯正の後、2〜3呼吸の間をおき、2〜3回ほど同じ矯正動作を繰り返します。

矯正が終了したら、再度、動診を行います。この際、先に動診表に書きこんでおいた内容と比較し、矯正が正しく行われたか確認します。

この、

動　診（事前確認）

←

矯　正（リセット操法、シングル操法）

←

再動診（再確認）

という3つのステップが、「新正体法」のキモになります。

つまり、本書は、

a・本当に簡単に、1～2分の短い時間で日々の歪みを修正したい方は、2章のリセット操法（10～11ページ）を、

b・もう少し細かく身体各部の歪みを判定したい方は、3章の動診（157ページ）を事前に行うリセット操法完全版（12～13ページ）を、

c・再動診を行って、まだ歪みが残っている場合は、これを4章で取り扱うシングル操法（14〜15ページ）で矯正する（この場合でも、慣れれば5分もかかりません）という構成になっています。

重力を利用した矯正法

「新正体法」は、重力を利用するという、とても面白い方法論を採用しています。重力は、人類全てに適用される普遍的なルールです。また、重力を利用することにより、自分の体重に応じた矯正が可能になります。

具体的には、矯正の形（姿勢）を作ったら、足を持ち上げてストンと落とすという内容になります。ストンと落としたら2〜3呼吸おき、これを2〜3回ほどくり返すのが、「新正体法」における身体矯正法です。短い時間でできるのは、重力を利用しているからです。

ちなみに、世の中には数多くの身体調整法がありますが、このような重力を利用した矯正が行われているのは、元祖である高橋正體術《せいたいじゅつ》（後述）、その流れをくむ操体法と「新正体法」、そして高橋正體術の影響を受けた野口整体と身体均整法くらいではないかと思われます（※他にもあるかもしれませんが、思い当たりません。意図して割愛したわけではありませんので、悪しからず）。それだけユニークな方法なのですが、これまであまり広まらなかったのは、教授法が体系化されていなかったというのが、1つの要因と考えられます。

これに対して「新正体法」は、考え方にせよ手順にせよ、きわめて明快ですので、誰でもすぐに取り組めるメソッドだと思います。

「新正体法」の考え方——トントン矯正

「新正体法」は、形を作って、持ち上げた足をストンと落とし、重力を利用して矯正を行うと先に説明しました。何でこれで身体が整うのか、正直なところ、その医学的な根拠は持ちあわせていません。

ただ、感覚的に理解するには、以下のような説明が、しっくりくるように感じます。

乱雑に散らばったコピー用紙を想像してください。これをきれい揃えるにはどうしますか？　普通、1枚1枚集めて重ねるようなマネをする人は少ないはずです。多くの人は、まず大雑把に紙をかき集めたら、重力を利用して軽くトントンしながら、形を整えることでしょう。これだけでは整わずに飛び出している紙があれば、それは1枚1枚、個別に揃えるしかありません。もちろん、何度かトントンするだけでキチンと揃ってしまったら、個別の対応は不要です。

つまり、

・トントンやって全体的な形を整えるのがリセット操法、
・これだけでは揃わない紙を、個別に整えるのがシングル操法

にたとえることができます。

この「トントン」ですが、紙を高く持ち上げる必要はないことにお気づきだと思います。紙を高く持ち上げると、逆になかなか揃いません。低い位置から重力に従って軽くトンと落とすからこそ、紙は揃ってくるのです。

これを実際の矯正に当てはめると、脚を高くあげる必要はないということになります。

【トントン矯正】

散らばった紙を大雑把に集め、軽くトントンしていると、徐々に揃ってきます

❶散らばった紙を揃えるには

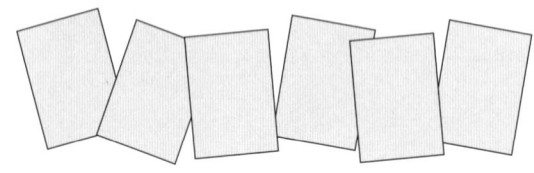

❷大雑把に集め

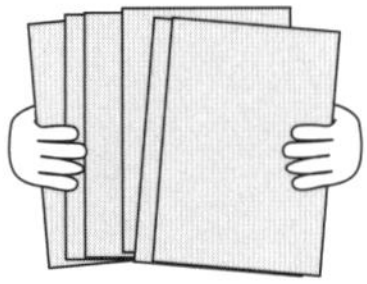

❸小刻みにトントンする（※リセット操法）

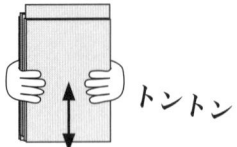

❹揃いきれずにはみ出ているものだけ、個別に整えればよい（※シングル操法）

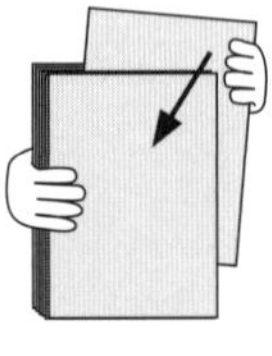

脚は高くあげなくとも構いませんが（5㎝ほどでＯＫ）、ゆっくり落とすのではなく、持ち上げて保った状態から全身を脱力して、瞬間的に、素早くストン！と落とすのが矯正のポイントです。意図して落とすというよりは、瞬間脱力がきちんと行われると、重力に従って、自然に高速でストンと落ちるのです。

重力を利用した「トントン矯正」と「瞬間脱力」、これらが矯正の効果を左右する大切な要因となります。

「新正体法」創始者・宮本紘吉

最初から「新正体法」のキモに相当する部分を、かなり詳しく述べました。**ここで、すぐに体操を実行したいという方は、このまま2章75ページに飛んで頂いても構いません。**

ここからは興味のある方に向けて、「新正体法」の誕生から現在に至る経緯と身体の基本的な構造を、エピソードを織りまぜながら、お話ししていくことにします。

「新正体法」を創始したのは、宮本紘吉《こうきち》という治療家です。とても才気にあふれた方だったそうですが、残念ながら平成3年4月6日、若くして逝去されました。この本が出る頃には、没後20年以上、経過していることになります。

宮本氏は昭和21年、北海道で生をうけました。父親が治療師であったことから、自然と人の身体や健康のことに興味を持つようになったようです。高校卒業後は、北海道柔道専門学校に学んで柔道整復師となり、親子で数多くの患者さんの治療にあたる日々を送っていました。宮本氏は北海道時代、各種の療術のみならず、八光流柔術の師範となり、皇方指圧も修得していたそうです。

ちょうどその頃、難病をよく治すということで、新日本延命学という治療法が知られるようになっていました。創始したのは元軍医の宮原一男という先生です。この延命学の講習が北海道で開催された際、宮本氏はこれに参加して感銘を受け、宮原氏に弟子入りすることになりました。こうして宮本氏は、北海道から神奈川の宮原氏の元に、はせ参じることになったのです。

延命学では、病におかされると内臓にある種のしこりが生じるという見方をし、これを手技療法で解消することが、生き長らえるために最も大切であるとされています。

言葉にすると簡単ですが、このしこりを正しく触知し、これを手で取り除く技術をマス

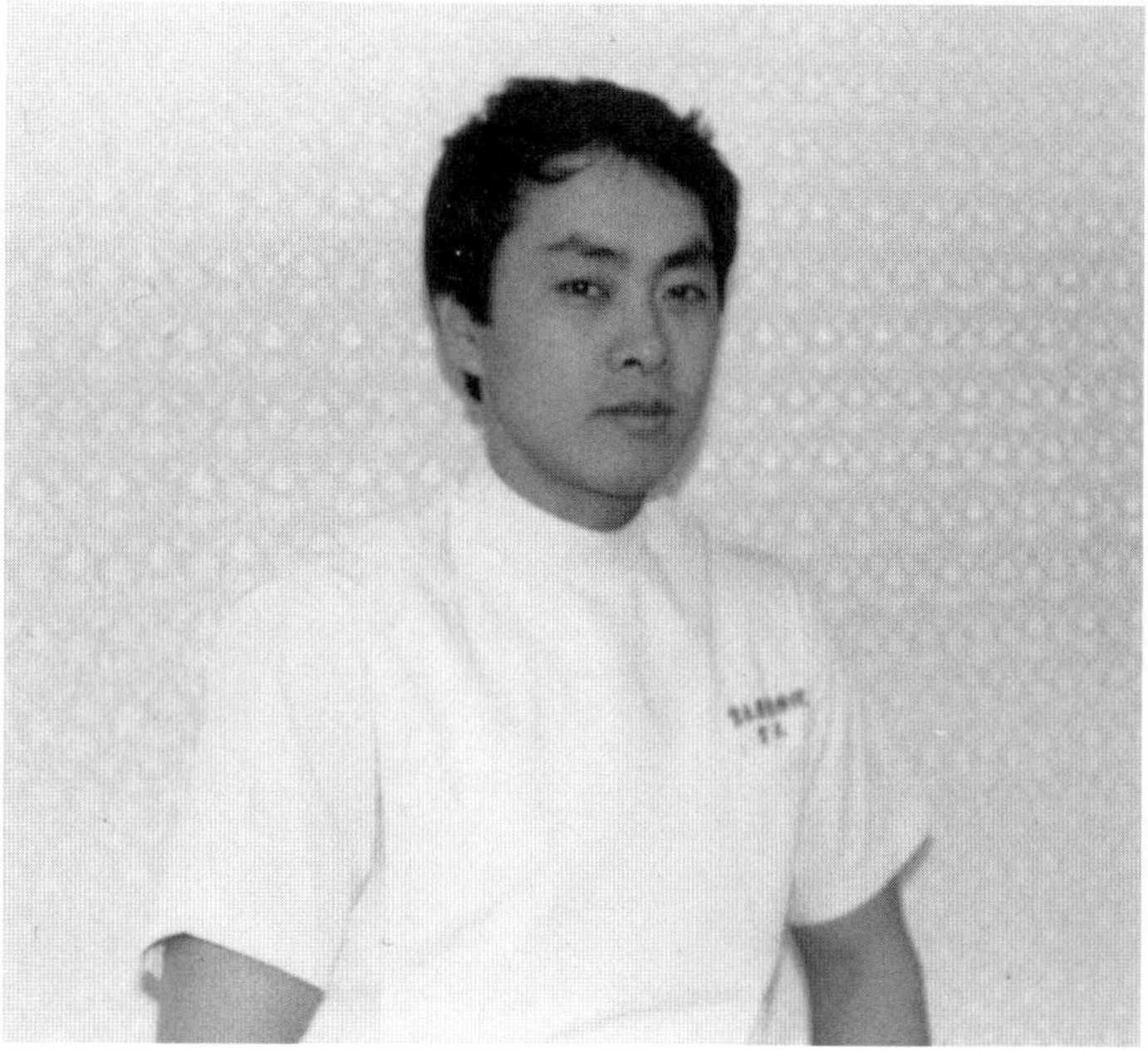

「新正体法」創始者、故・宮本紘吉氏

ターするのは至難の業とされていました。数多くの医師や治療師が延命学を修得しようと取り組んでいたものの、宮原氏から免許皆伝を受けた者は、数えるほどしかいなかったということからも、修得がいかに困難だったか伺い知ることができます。

無闇に宮本氏を持ち上げる気はありませんが、氏が人並みではない能力を持っていたことは、長年の修行を重ねても修得する者がほとんどいない延命学を、入門からわずか半年で免許皆伝されたという事実から知ることができます。これは宮本氏の並々ならぬ覇気と集中力、そして親子二代の治療師であったという環境的要因、また八光流柔術師範、柔道3段、合気道2段、空手2段といった優れた身体能力があったからこその、快挙といえそうです。

宮原氏から免許を得た宮本氏は、こうして昭和46年、横浜市金沢区に真総合予防医学研究会を設立し、飛躍の一歩を歩み始めたのです。

エピソード1／技術修得にかける覇気と集中力

宮本紘吉氏の一番弟子が、本書の監修を担当してくれた佐々木繁光《しげみつ》氏です。

宮本氏は、優れた才能で延命学をはじめ、さまざまな療術を修得していったのですが、間近で見ていた弟子という立場から、佐々木氏に師匠のエピソードを語ってもらいました。何かをマスターするには、あり余る好奇心と集中力が、いかに大切かを教えてくれる逸話です。

「私の師匠」　新正体法継承者・佐々木繁光

私の師匠、宮本紘吉先生について書いてみたいと思います。

先生は昭和21年生まれで、北海道出身です。

私より11歳年上で、ご存命であれば64歳です（平成24年）。

平成3年4月6日（土）、44歳でお亡くなりになられました。クモ膜下出血でした。

治療家として天才的な方で、日本中の多種多様な治療法をマスターした方です。延命学、整神術等の伝承者で、自らは「新正体法」という、自分で自分の体の歪みを取り去る体操法をあみ出し、３００人以上のインストラクターを養成されました。30代で著書を2冊書き（※現在は、復刻版「新正体法」として、1冊にまとめられています。64ページ写真参照）、亡くなるまでに直弟子を8人以上育てました。

八光流柔術の師範、柔道3段、合気道2段、空手2段というような方でした。

人柄はとても真面目な部分と茶目っ気があり、また大人数でワイワイガヤガヤが好きな先生でした。天才なので、やはりチョット変わったところもあり、一時期、いっぺんに11種類の習い事をしたことがあるそうです。中医学、合気道、空手、英会話、中国語等々です。野球は大の読売ジャイアンツファンで、20数年前、近鉄を破って優勝した時は、宮本整復療院で祝賀会&ビールかけを行いました。

とてもせっかちな方で、アツアツのラーメンを「熱い！　熱い！」と言いながら、ものすごい勢いで食べてみたり、生ビールなど、ウエイトレスが「ごゆっくりどうぞ」と振り返るやいなや、「もう一杯！」とジョッキを差し出して喜んでいました。

苦手なものは、高い所と爬虫類のヘビでした。

ある日のこと、ネコが嫌いな患者さんに、先生は茶目っ気を出して何をしたかというと、昔、にゃんこの手みたいなネコの手のオモチャがありまして、それをわざわざベットの横まで這って行って、「にゃ〜」と言いながら、にゃんこの手を患者さんの顔の所に下から「にょきっ!」と出したりするのです。患者さんは、「ぎゃ〜」と言って驚きます。

しばらくして、ある日のこと、ネコ嫌いの患者さんが「これ先生にどうぞ!」と言って、きれいに包装された壷のようなものを、私に手渡しました。「先生! これ頂きました」と先生に渡し、先生はそれを持って隣の部屋へ行ったと思いきや、「ぎゃ〜」と今度は先生の悲鳴が聞こえました。何と、その中身は、焼酎づけのマムシだったのです!

その患者さんは二度と現れませんでした。

また、ある日、何とか苦手なヘビを克服したいと、どこかの、ヘビが何種類もいるような爬虫類館みたいな所へ行き、一日中ヘビを見ていたら気持ちが悪くなって、倒れる寸前だったという話もあります。

好奇心がきわめて旺盛で、色々なものに興味を持った方でした。様々な患者さんが見えるのですが、その中に短歌の先生がいまして、先生が亡くなった後は、私が引きついで治療させて頂きました。その方の話では、はじめの治療の時に短歌について先生が聞いたかと思うと、次回の治療の時には、自分で短歌を作り、「どうですか?」と批評を聞いたのだそうです。大変な集中力で一気呵成に物事に取り組み、すぐにマスターして人を驚かすのが嬉しくて仕方ないようでした。

……とまあ、このようにユニークな先生でした。

この先生に、私は相当な影響を受けているようです。

高橋正體術との出会い

延命学を皮切りに、宮本氏は整神術（香西垂延創始）、身体均整法（亀井進創始）、高野流圧診療法（高野豊行創始）等々、さまざまな療術を貪るように研究し、次々とマスターしていきました。

ちょうどその頃、運命的な出会いがあったのです。身体均整法を学んでいた頃、幻の名著といわれていた高橋迪雄《みちお》著「正體術矯正法」を目にする機会を得たのです（当時は復刻版が出ておらず、なかなか手に入らない稀少書で、宮本氏が友人から見せてもらったのもコピーだったそうです）。治療師が矯正するのではなく、誰でも体操を行うことで自分で矯正できるという可能性に、宮本氏は強烈なインパクトを受けました。この時の出会いが元になって、後に「新正体法」を創始することになったのです。

宮本氏はその才能により、存分に技術を向上させ、多くの患者さんを治療する多忙な日々を送っていました。

しかしその一方で、自分が診ることができる患者さんの数には限度があるのは確かです。また、技術の向上にともない、患者さんが「何かあっても先生に診てもらえば…」と、セルフケアを怠る例も出てきたようです。つまり、自分がいくら技術を高めても、必ずしも相手の健康の向上に結びつくとは限らないという現実に直面することになったのです。

正體術矯正法との再会

宮本氏は根っからの治療家であると同時に、困った人を見すごせない人情家であったといいます。経営者の立場にありながら、治療費を受け取らなかったり、家人が治療費を５００円、値上げするよう提案したところ、「病気で困っている人から、さらにお金を取れるか！」と激怒したという逸話が残っています。自らの利益を度外視し、とにかく患者さんが良くなりさえすればよいという信念の持ち主でした。

そういう方でしたから、患者さんが自分で行って健康を高められる方法、病におかされる前の未病の段階で行うべき予防医学ということを、真剣に考えるようになりました。

現状を何とかしたい…という思いが高まった時、脳裏に甦《よみがえ》ったのが、かつて出会った正體術《せいたいじゅつ》矯正法でした。そして運動系という観点から、その日の歪みをその日に解消する、自分で簡単にできる体操法を作ろうと決意し、「新正体法」という体系を編み出したのです。

このように、宮本氏が意図していたのは、あくまで一般人向けの予防医学と健康向上だったのです。しかしながら、オリジナルの「新正体法」には数百の体操があり、精密に作られてはいますが、一般の方には敷居が高いというのが正直な印象です。

そこで本書では、膨大なオリジナルの「新正体法」からエキスを抽出し、本書を読むだけで誰でもできるデイリーケアを作りました。絵に描いた餅では意味がありませんし、教わらなくてはできないようでは、一般の方には不向きです。「新正体法」のセミナーやDVDもありますが、それはあくまで理解を促すためのものに過ぎません。本書の2章を読めば、恐らく誰でも行うことができることを念頭に置いています。

宮本氏の没後20年を経て、ようやく「一般人のための予防医学」という創始者の意志を、本書のような形で発表するに至ったような気がします。

高橋正體術とは何か

ここまでにも何度か名前が登場していますが、宮本氏の「新正体法」は高橋正體術という方法がベースになっています。

高橋正體術というのは、群馬県で揉み療治を行っていた高橋金作という治療師が創始し、息子の高橋迪雄氏と共に普及したということは分かっています。継承者がいるのか確かな情報はなく、大正時代に「正體術矯正法」という本が出版されたのですが、長らく絶版になっていたため、幻の療術というような言われ方をされてきました。

高橋迪雄氏の書籍が復刻されるようになってから、ようやく概要が判明してきたのですが、それまでは宮本氏もそうであったように、めったにお目に掛かれないような貴重な情報だったようです。

高橋正體術に関する本を見てみますと、この時代にして既に、体の歪みが健康に大きく影響するということが、豊富な症例と共に発表されている点で、画期的なものであることは間違いありません。しかし、体系的に説明されているとは言いがたく、そういう点でとらえ所のないという印象は否めないように思われます。

高橋正體術の技術は、野口整体にも部分的に取り入れられており、不世出の天才・野口晴哉《はるちか》先生も、高橋氏に会うことを所望されていたようです。あの野口先生が認めておられたということで、一部の業界人の間では、古くから一目置かれる技術でした。

しかし、高橋正體術の名を大いに高めたのは、仙台市の医師、橋本敬三氏（故人）が操体法という身体調整法を創始し、操体法のルーツは北海道時代に奥村医師から教わった高橋正體術であるということを、明らかにしたからだと思われます。

操体法は、当初、なかなか世の理解が得られず、橋本氏がもう止めようか…と思い、遺稿のつもりで「山寺の晩鐘」という一文を認《したた》めた頃、テレビに取り上げられて、一躍、脚光を浴びました。そして、全国的に有名になった操体法のルーツが高橋正體術であるということが知られ、業界内で高橋正體術に対する関心が一気に高まったわけです。

それにしても、高橋正體術を作った高橋親子の才能には驚きを禁じえません。長年、揉み療治を行うことで、重力を利用した矯正法に至ったとされているのですが、凡庸な治療家では、人の身体を何年、揉もうが、このような方法を思いつくとは考えられません。

現在では、トントン矯正を使ったメソッドは「新正体法」にも引きつがれていますが、この方法自体、非常にユニークなものです。「身体が整う形を作り、重力を利用して瞬間的に矯正する」と、言葉にしてしまえば簡単ですが、洋の東西を問わず、他には類を見ないのではないかと思います。このような矯正法は、非常に貴重な日本独自の方法だと考えられます。

高橋正體術と操体法

高橋正體術を起源とする方法として有名なのが、操体法です。
橋本敬三氏が創始した操体法は、現在、日本の療術界で最も広く用いられている身体調整法ではないかと思われます。操体法は決して身体にダメージを与えないことに加え、快感覚という概念が導入された、単なる身体調整法という領域を超えた、日本が世界に誇るべき文化の一つだと思います。

操体法は、身体を快適方向に動かして、気持ち良さの頂点で脱力することにより、身体のバランスを取る「運動系の医学」です。橋本先生は、このような当初の運動系という概念にとどまらず、後には快適感覚を羅針盤に、「息・食・動・想・環（境）」という領域をカバーする、広大で大らかな体系へと進化されました。橋本先生は操体法を、誰のものでもない「自然の公法」と言い、求める者には誰にでも教える寛容さを持っておられ、それが故に日本中に広まっていきました。

操体法は、快適な方向に動かして、気持ち良ければ身体は自然に整うということを提唱した点で、他にはない画期的な方法だと思います。

従来、ストレッチにしろリハビリにしろ、一般的には動かないのを無理して動かしたり、痛いのを我慢してやるという世界を連想させるような気がします。操体法は、そういう風潮に一石を投じたのです。そういう意味で、これからはスポーツやリハビリ、整形外科などの領域でも、快適感覚からアプローチするという方向性を検討していく必要があると思われます。そして、実際、操体法は、そういった方面でも着実に取り入れられるようになってきています。

操体法には様々な技術があり、創始者による数々の名著に加え、後継者の先生方による書籍やＤＶＤが多数、出ていますので、興味のある方はご参照ください。

直接法と間接法

手技療術的な観点から、「新正体法」と操体法を見てみますと、

「新正体法」は直接法、

操体法は間接法

にたとえることができます。

例えば、背骨のある箇所が右にズレているとします。これを矯正する際に、右にズレているものを左に押して戻す方法を「直接法」といい、歪みを強調するように、わずかに右方向に動かすことで、身体の元に戻ろうとする作用（復元力）を活用する方法を「間接法」といいます。両者とも、まさに読んで字のごとしです。

つまり、「新正体法」は直接的に歪みを元に戻す方向に動かすのに対し、操体法は動きやすい方向……必ずとは言えませんが、それは往々にして歪みを強調する方向……に動き、

復元力によって間接的に歪みをなくすような仕組みで身体を調整するのです。ですので、両者はアプローチ自体は正反対であり、あたかも表裏関係にあるということができます。

もちろん、どちらが正しいというものではなく、高橋正體術の中にも、A・動かしやすい方向で調整する方法（間接法）と、B・動かしにくい方向で矯正する方法（直接法）の両方が含まれているように見受けられます。操体法は、主に前者Aの原理を採用し、「新正体法」は後者Bの原理を採用したということです。

操体法と「新正体法」の比較

先に、「新正体法」と操体法は、表裏関係にあると申しあげました。それは一体、どういうことなのか、ここで実際に両者を比較してみることにします。例として、「膝倒し」を見ていきます。

A／操体法の膝倒し

操体法を行うに際しては、まず動診を行い、動きと感覚の検査を行います。動診とは、「動き」による判定方法のことです。動診というのは、療術界に特有の言葉なのかどうかは知りませんが、少なくとも療術界において、この言葉を先駆的に使い、業界に浸透させたのは橋本先生の功績だと思われます。

動診を行って操体法、そして再動診というのが、一連のプロセスになります。

【動診】

1・仰向けになり、手を体側に広げ、膝を直角程度になるように立てます。

2・肩が床から浮かないようにして、膝を床に向かって左右に、ゆっくり倒します。

※ 操体法では、左右どちらに倒すと気持ち良いかを判定します（ここでは右とします）。

操体法においては、この快適感覚を聴き分けることが、何よりも大切です。

【操体法】

1・動診に基づき、快適な方向（右）に息を吐きながら、ゆっくり膝を倒していきます。

【膝倒しの動診】

仰向けになり、膝を立てて左右に倒す

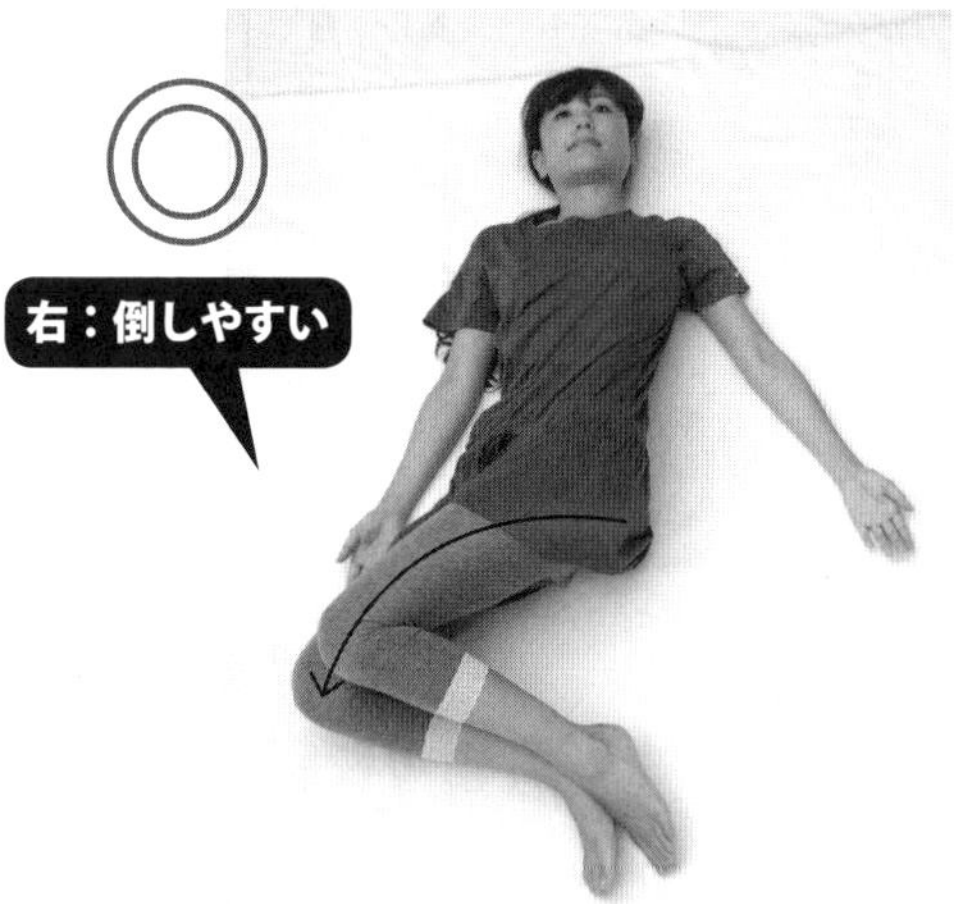
◎
右：倒しやすい

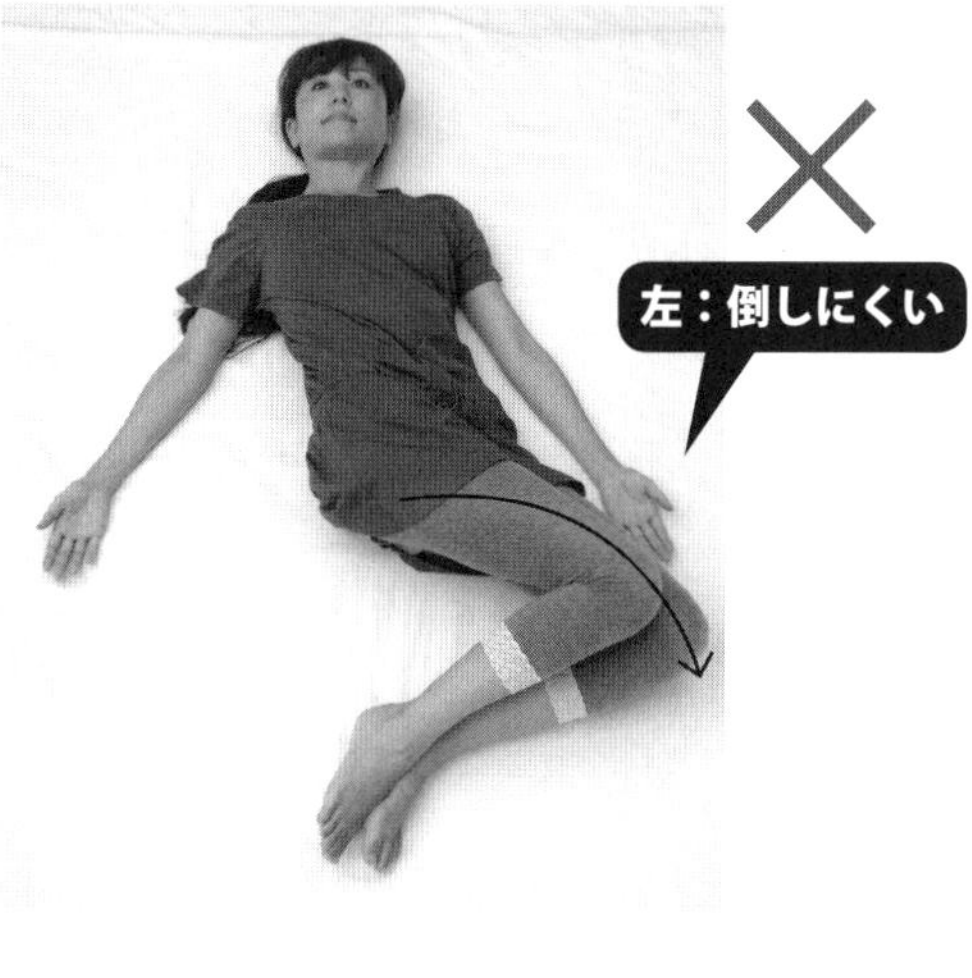
×
左：倒しにくい

2・最も気持ち良さが感じられる所まで膝を倒したら、快適感覚を充分に味わったところで〝ストン〟と瞬間脱力します。
※快適感覚を味わうことに重点を置き、瞬間脱力を行わないやり方もありますが、本書では「新正体法」との対比という点から、瞬間脱力法で説明しました。
3・脱力しましたら2〜3呼吸休み、息が整ったところで再度行います。

2〜3回がメドになりますが、繰り返す回数についても、あくまで行う本人の気持ち良さが判断基準となります。


【再動診】


操法を行いましたら、再度、動診を行います。

最初の動診では、快適方向を判定しましたが、これは逆に言うと、行きにくい方向が反対側にあったということを意味します。

そして、再び動診を行った際、快適方向（右）とやりにくい方向（左）の動きと感覚の差が最初より縮まっているようですと、両者のバランスが取れてきていると判断できます。

【膝倒しの操体法】

右が快適方向の場合、息を吐きながら膝をゆっくり右に倒し、

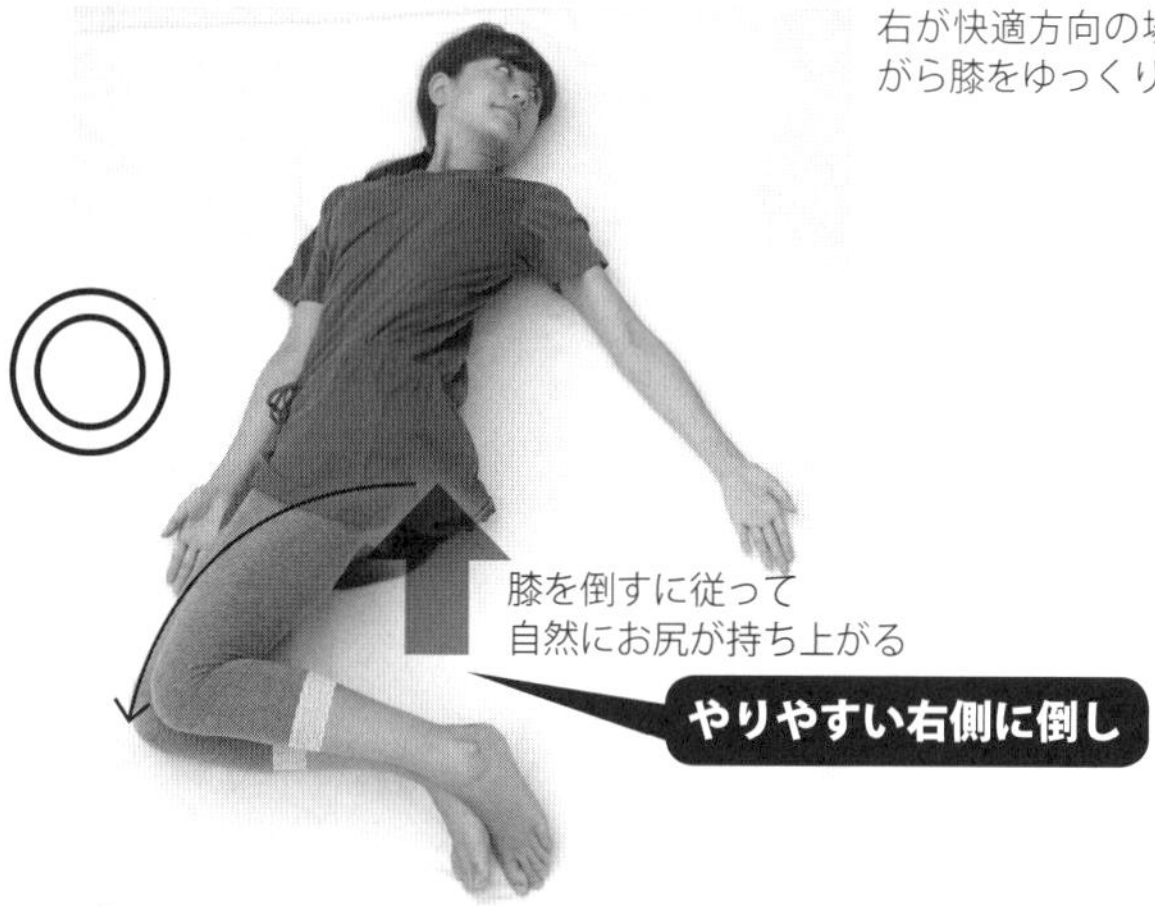
◎
膝を倒すに従って
自然にお尻が持ち上がる
やりやすい右側に倒し

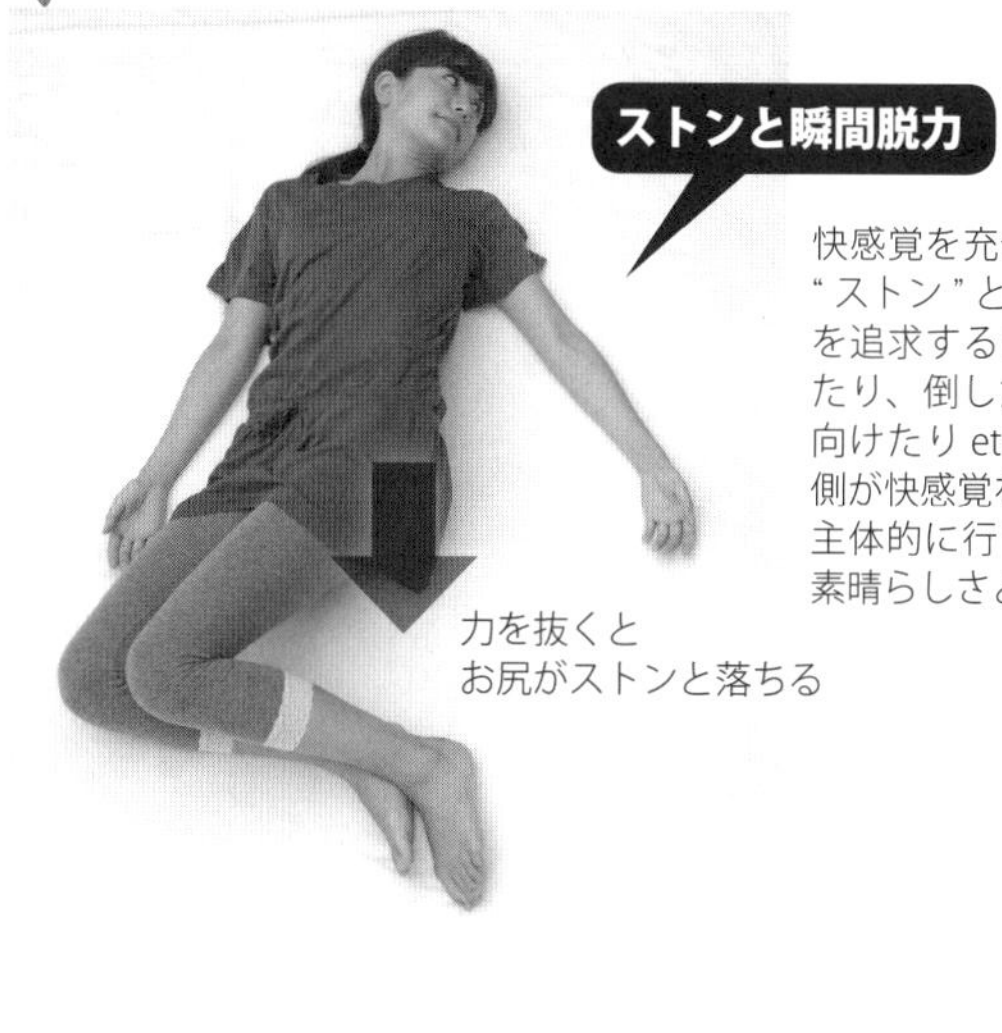
ストンと瞬間脱力
力を抜くと
お尻がストンと落ちる

快感覚を充分に味わったところで“ストン”と瞬間脱力！気持ち良さを追求するため、腕の位置を変えたり、倒した膝とは逆方向に首を向けたり etc. というように、行う側が快感覚を手がかりに、自由に、主体的に行うところに、操体法の素晴らしさと醍醐味がある

B／「新正体法」の腰椎捻れの矯正法

操体法では、膝を左右に倒し、この動作自体によって、身体の調整を行います。
これに対して「新正体法」では、この動作は腰椎（腰の骨）の捻れをテストするための動診として利用します。この場合、1つ1つの腰椎の歪みを判定しているのではなく、5つの腰椎のユニットが、全体として左右、どちらに捻れているかを判定する訳です。

ここで大事なことは、動診において

・操体法が、a・動かしやすい方向、b・快適な方向を聴き分けるために行うのに対し、
・「新正体法」では、A・動かしにくい方向、B・歪みを矯正する方向を判定するために行う

ということです。何をとらえるために動診を行うか、つまり動診の目的が正反対なのです。このことは非常に大事ですので、必ず覚えておいてください。

【動診】

1・仰向けになり、手を頭上に挙げ、膝を直角程度になるように立てます。

2・肩が床から浮かないようにして、膝を床に向かって左右に、ゆっくり倒します。

※「新正体法」では、左右どちらに倒しにくいかを判定します。

先の操体法の例では、右が快適で、左はやりにくいということを想定しました。そして、右に倒しやすいので、右に倒して瞬間脱力！ これで調整されると左右差が縮まり、結果的に左にも膝が倒しやすくなります。

これに対して「新正体法」は、左に倒しにくい場合は、倒しにくい形を利用した矯正を行います。


1・うつ伏せになり、顔は左（膝が倒れにくい方向）を向きます。

2・左手は手の平を下にして顔の横に、右手は手の甲を床につけ、下方に伸ばします。

3・両脚を合わせて膝を直角に曲げ、両足先を右に倒し、左脚を左脇の方向に引きあげます。右脚も左脚に寄せるようにします。これが、「新正体法」における、左に膝を倒しにくい場合の矯正の形になります。

4・この形を作ったら、右の脚を床から５㎝ほど持ち上げます。この時、身体に余計な力

【膝倒しの動診】

「新正体法」では、倒しにくい方向を判定するために動診を行う

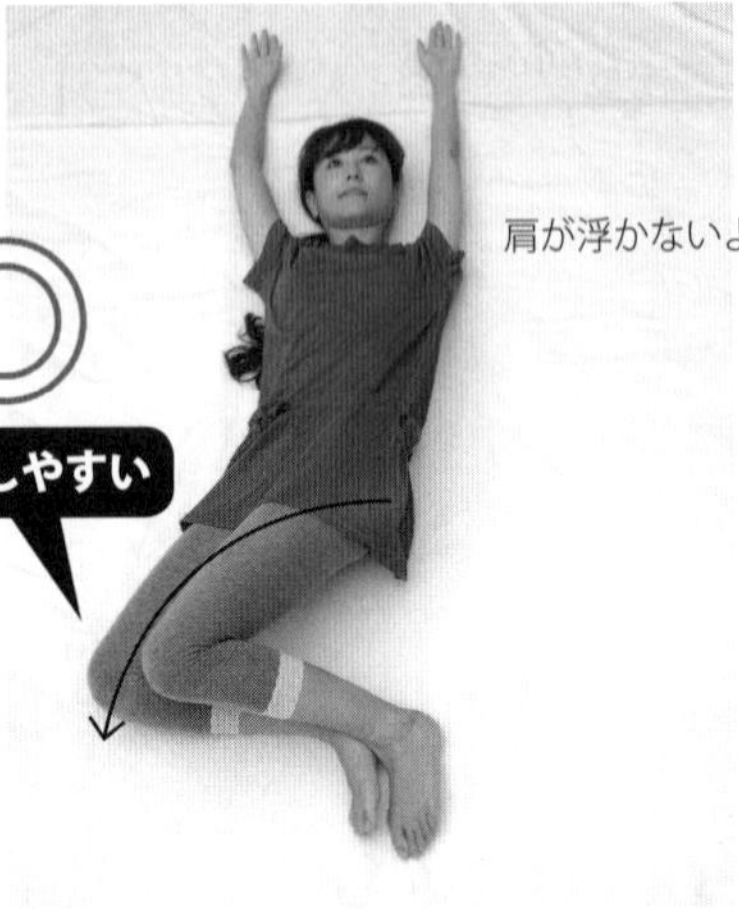
肩が浮かないようにする
◎
右：倒しやすい

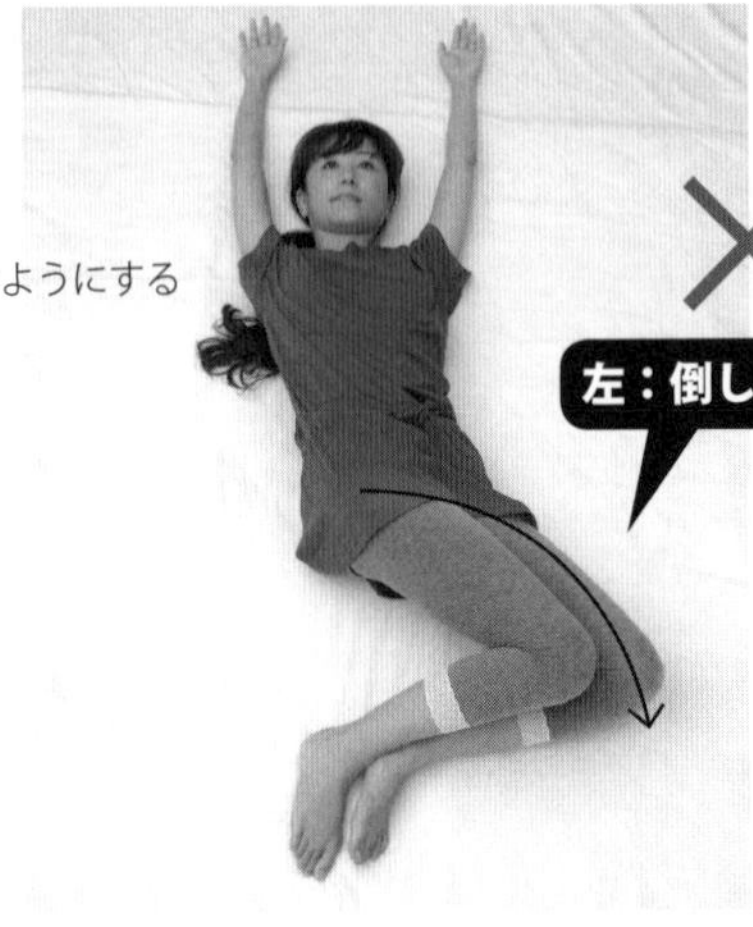
肩が浮かないようにする
×
左：倒しにくい

を入れないということが非常に大事です。全身が力んで硬くなると、矯正の効果が落ちます。脚を高く持ち上げれば効くということは決してなく、呼吸は普通通りで構いません。

5・脚を持ち上げ、5秒ほどこらえたら、ストンと落とします。落とすというより、全身の力を抜いて重力に従いさえすれば、必然的に脚は落ちます。

6・脱力しましたら、2〜3呼吸おき、息が整ったところで再度、行います。2〜3回、繰り返します。


仰向け立膝の姿勢で、膝が左側に倒しにくいとします。この場合、操体法では膝をやりやすい右に倒して調整を行います（49ページ）。これに対して、「新正体法」における矯正姿勢は、61ページ写真下のような形になります。仰向けで膝をやりにくい左に倒し、それをひっくり返してうつ伏せにすれば、矯正形になっていることにお気づきでしょうか？

両者が正反対の「表裏関係」にあるといっているのは、こういう面にも表れています。

腰椎の捻れを矯正（膝を左に倒しにくい場合に行う）

腰-Lの操法

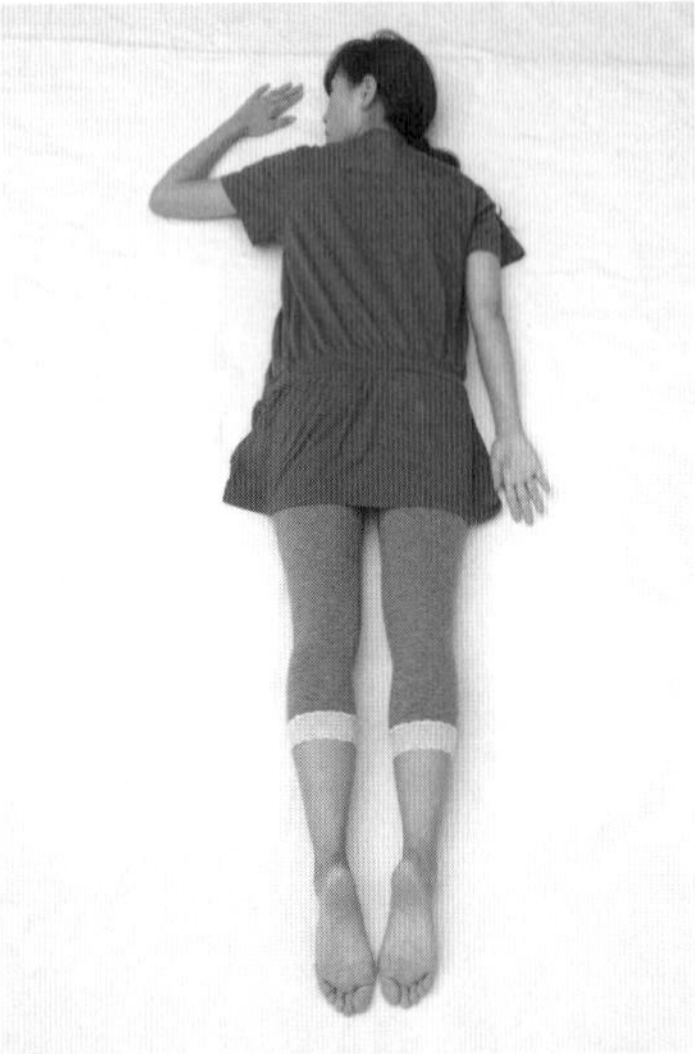

①うつ伏せになり、顔は左向きで左手は手のひらを下にして顔の横。右手は手の甲を下にして下方に

↓

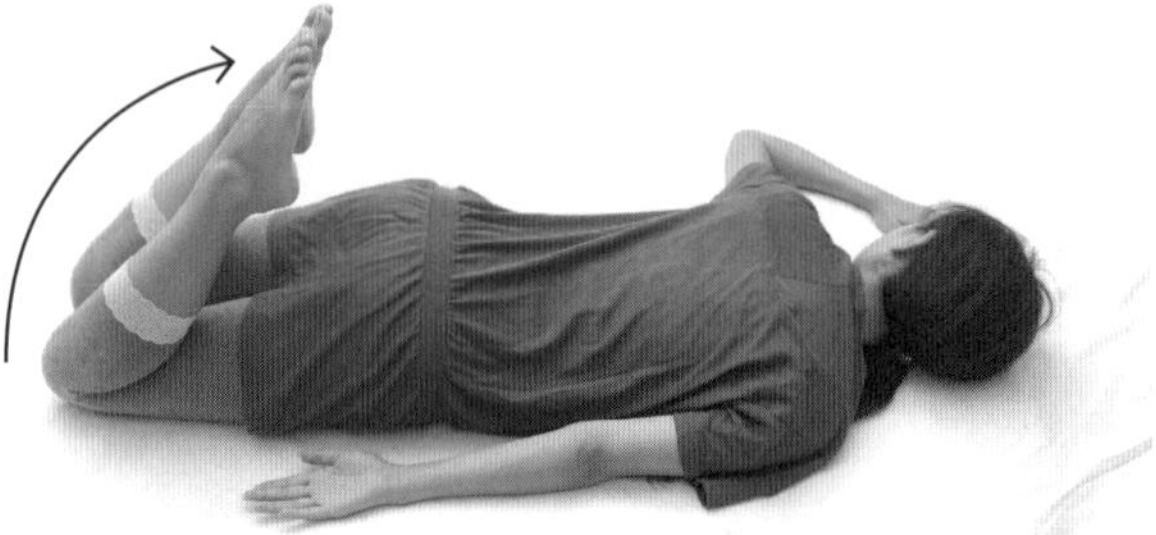

②両脚を合わせ、膝を直角に曲げる

↖

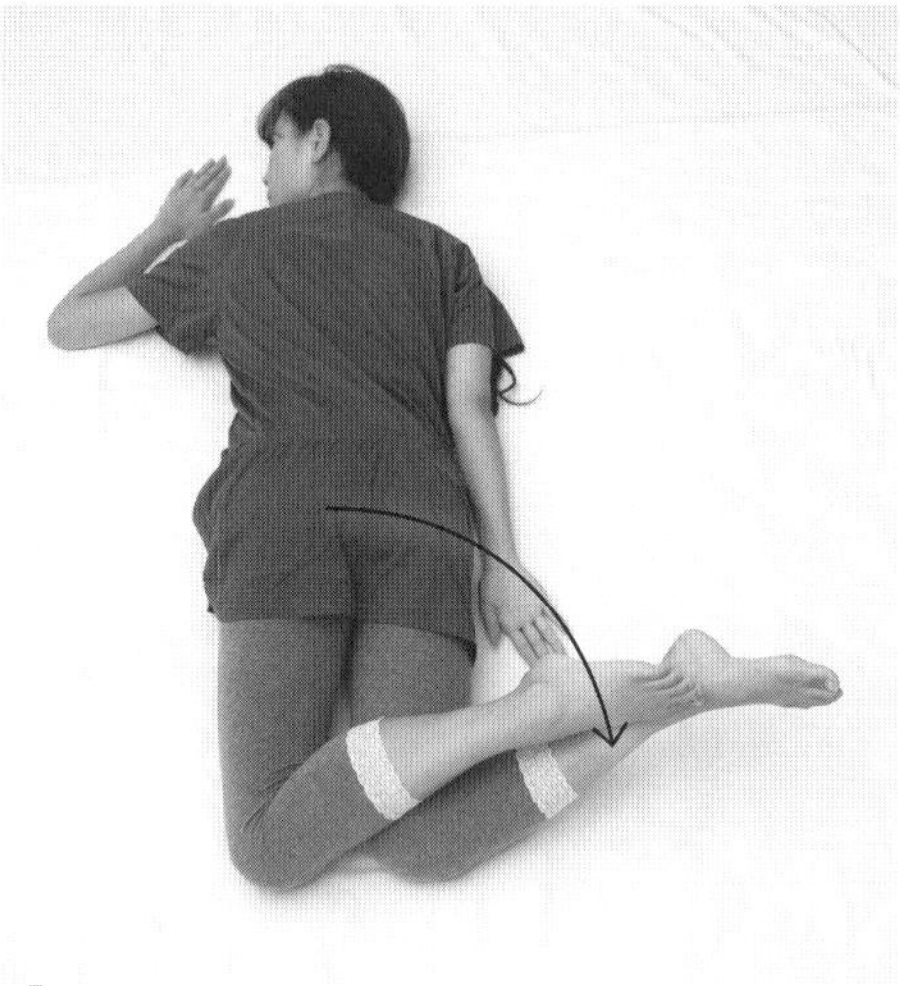

③両足を右に倒し

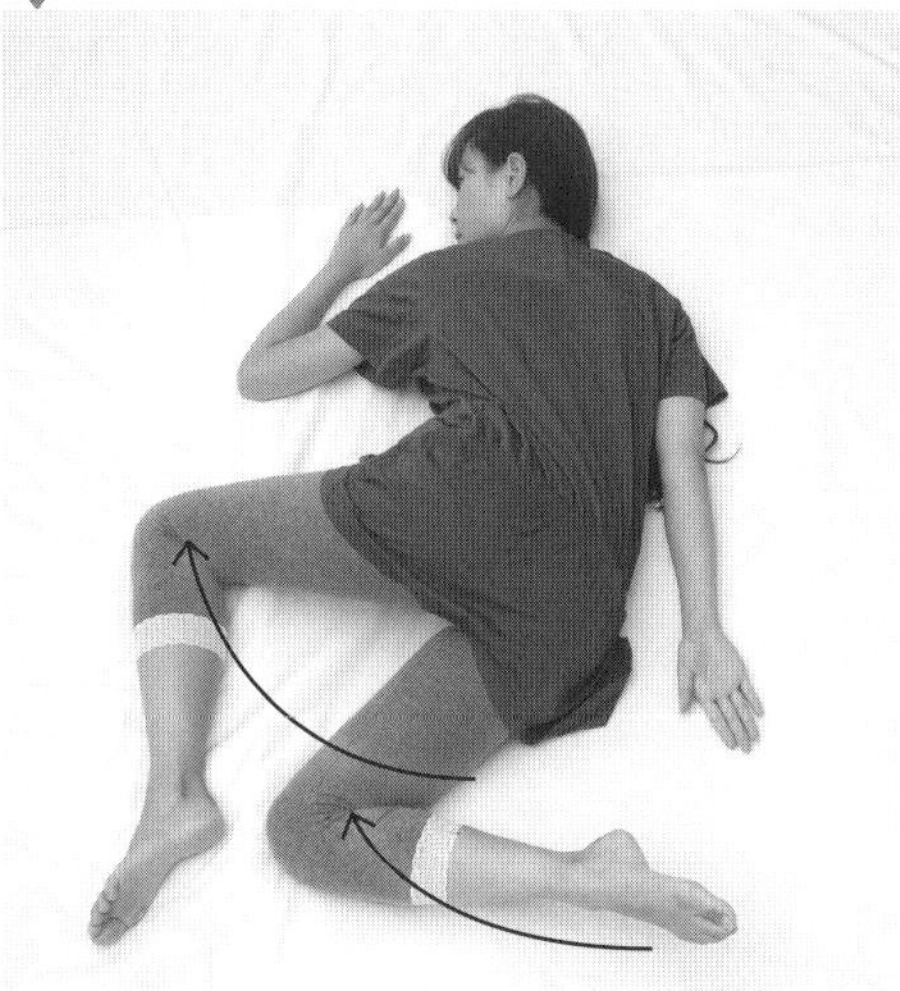

④左脚を左脇に向けて引き上げ、右脚を左脚に近づける

⑤につづく

④から

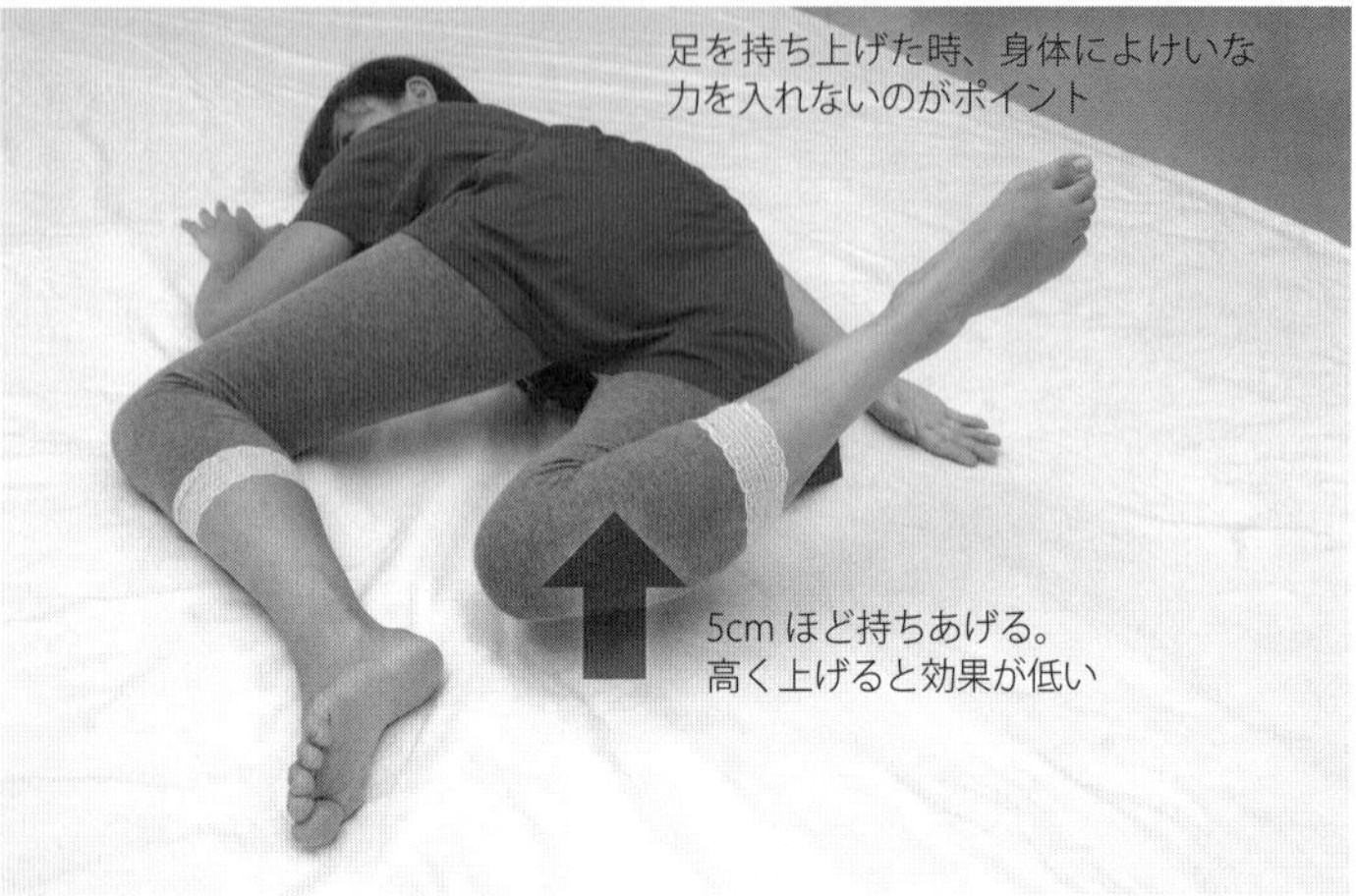
足を持ち上げた時、身体によけいな
力を入れないのがポイント
5cm ほど持ちあげる。
高く上げると効果が低い

⑤右脚を 5cm ほど持ち上げ、3～5 秒ほど保ったら

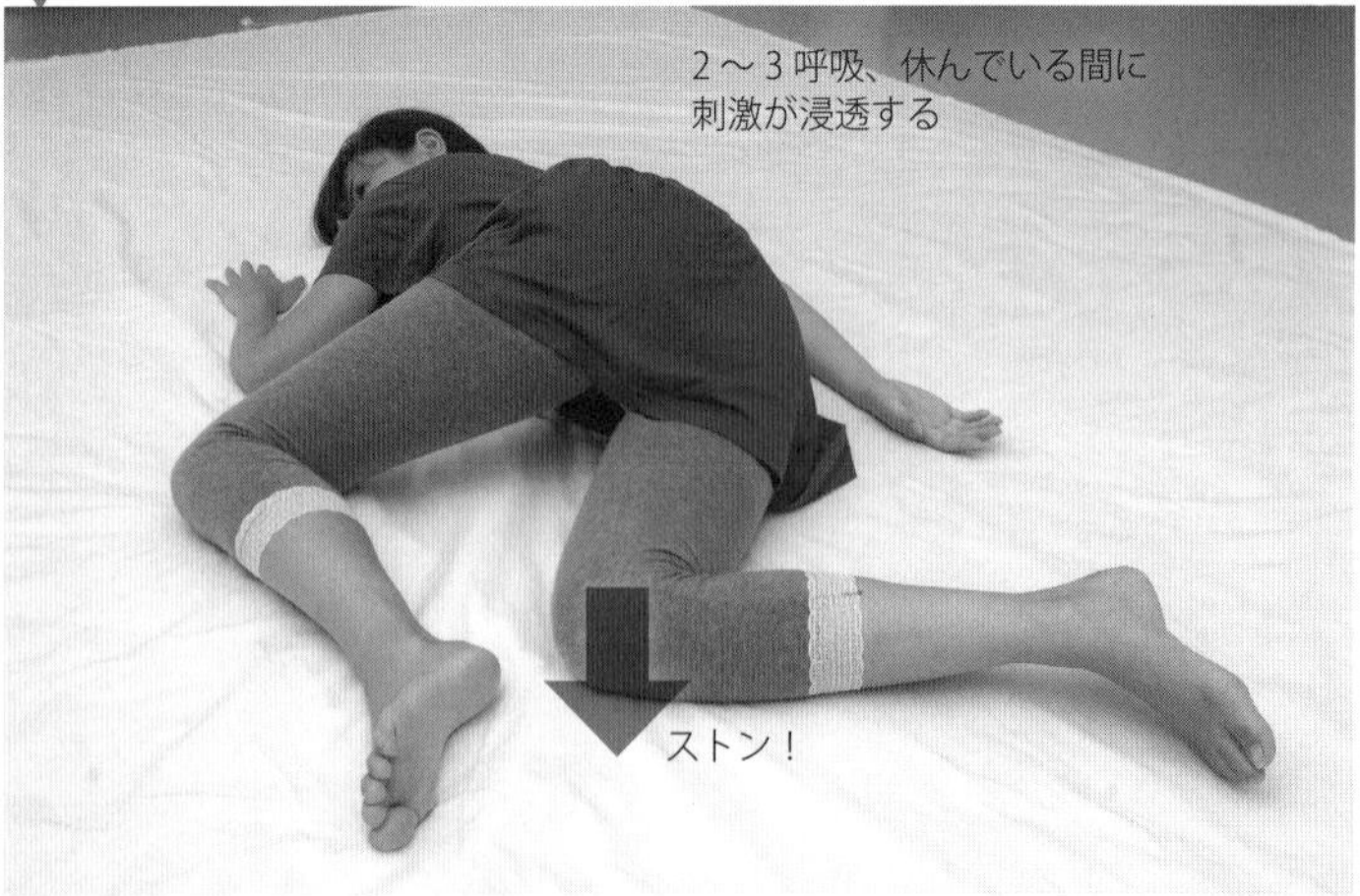
2～3 呼吸、休んでいる間に
刺激が浸透する
ストン！

⑥全身脱力し、脚をストンと落とす。2～3 呼吸し、
息が整ったら⑤から 2～3 回繰り返す

ある日の出来事

筆者自身、操体法と「新正体法」について、認識を新たにすることになった出来事がありましたので、参考までに記します。

平成22年11月3日のことです、変な格好で重いものを持ち上げた時、ゴクンと右腰から音がしました。人生で2度目のいわゆるギックリ腰です。こんなうかつなことは滅多にないのですが、ちょっと油断していました。

結構、痛くて、特に靴下を履く動作ができません。こういう場合は、痛くない動作を行う操体法がファーストチョイスとして適切です。

動診をしてみると、仰向け立膝で、右には床に付くほど倒れるのですが、左には中心から数cm倒すだけで激痛が走ります。

まさに操体法の適応症ということで、右にグーッと倒してポッと瞬間脱力を何度かしました。しかし、再動診しても改善していません。

そこで今度は、瞬間脱力法ではなく、とにかく快適感覚を味わうような手法を行ってみました。しかし、やはり改善しません。

さてどうしたものかと考えましたが、「新正体法」ではどうだろうかと思いつきました。それまで、筆者の中には、操体法は間接法でソフトな方法、「新正体法」は直接法で操体法と比べると、若干、ハード系という固定観念がありました。ですので、こういったギックリ腰のケースに、「新正体法」が本当に適切か、正直言って、よく分かりませんでした。それまでの臨床でも、痛みがある場合は操体法、痛みが軽減し、矯正を行う際には「新正体法」という感じで使い分けていたのです。

ところが、今回のギックリ腰は、54ページで示した腰‐Lのケースなのですが（膝を左に倒しにくい）、うつ伏せで矯正の形を作っても、不思議なことに痛みが全く出ないのです。仰向けだと、同じ格好だと激痛なのにです。

そこから右脚を持ち上げてストンと落としてみたのですが、落とした際のショックもなく、まったく問題ありません。

3回ほど行い、仰向けになって再動診して驚きました！　先程まで、中心から左に膝を数cm倒しただけで痛くて仕方なかったのが、完全に痛みが消え、床まで倒れるようになっていたのです。予想もしていなかった結果に、本当に嬉しくなりました。

押してもダメなら引いてみな

筆者は基本的に、自分で体験し、良いと思った技術を患者さんに提供したいと考えています。ですので、色々な先生の元に施術を受けにも出かけましたし、自己療法も研究しています。

ただ、幸か不幸か丈夫すぎて、ケガや病気をすることが滅多にないのです（15才から30数年間、医薬に無縁です）。ですので、本当にその療法が効くのかどうか、自らの体で確かめる機会が、なかなか無いのです。

自分の中では、間接法でソフトな操体法が主で、「新正体法」はそれを補うものであると思い込んでいました。ところが、この出来事は、自らの固定観念を覆すものになったのです。

それにしても驚いたのは、仰向けだと膝を少し左に倒すだけで痛くて仕方ないのに、同じような格好をうつ伏せで行うと、痛みが全くないということです。まさに表裏関係という言い方がピッタリです。もちろん、全てにこういった関係性が当てはまるとは思えませんが、このようなことを実際に体験したのですから、筆者にとって、これは事実です。

この一件以来、筆者の操体法と「新正体法」に対する認識は変化しました。また、どういう局面で操体法を行うのが適切で、どういう場合に「新正体法」を使うのが効果的か、めどが付いてきました。

「押してもダメなら引いてみな」という言葉がありますが、両者はそのようなものとして使い分けることが可能であることを、身をもって理解しました。

もちろん、このような考え方の変容は、操体法、「新正体法」の優劣には全く関係なく、これを契機に両者に対する興味が増し、お陰でますます研究を進展させることができたのです。まさに怪我の功名と言えましょう。

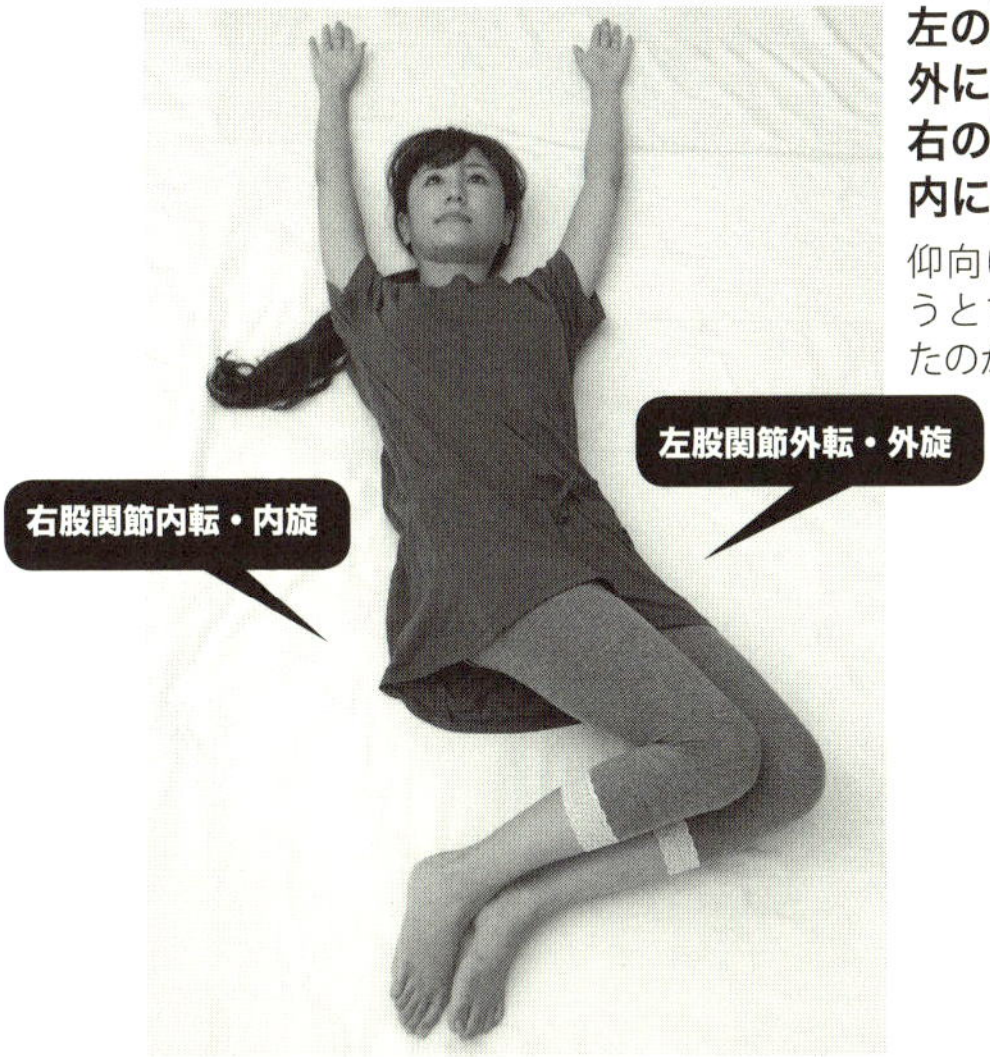
左股関節外転・外旋
右股関節内転・内旋

左の股関節が
外に開き、
右の股関節が
内に閉じている

仰向けで左に膝を倒そうとすると激痛が走ったのが…

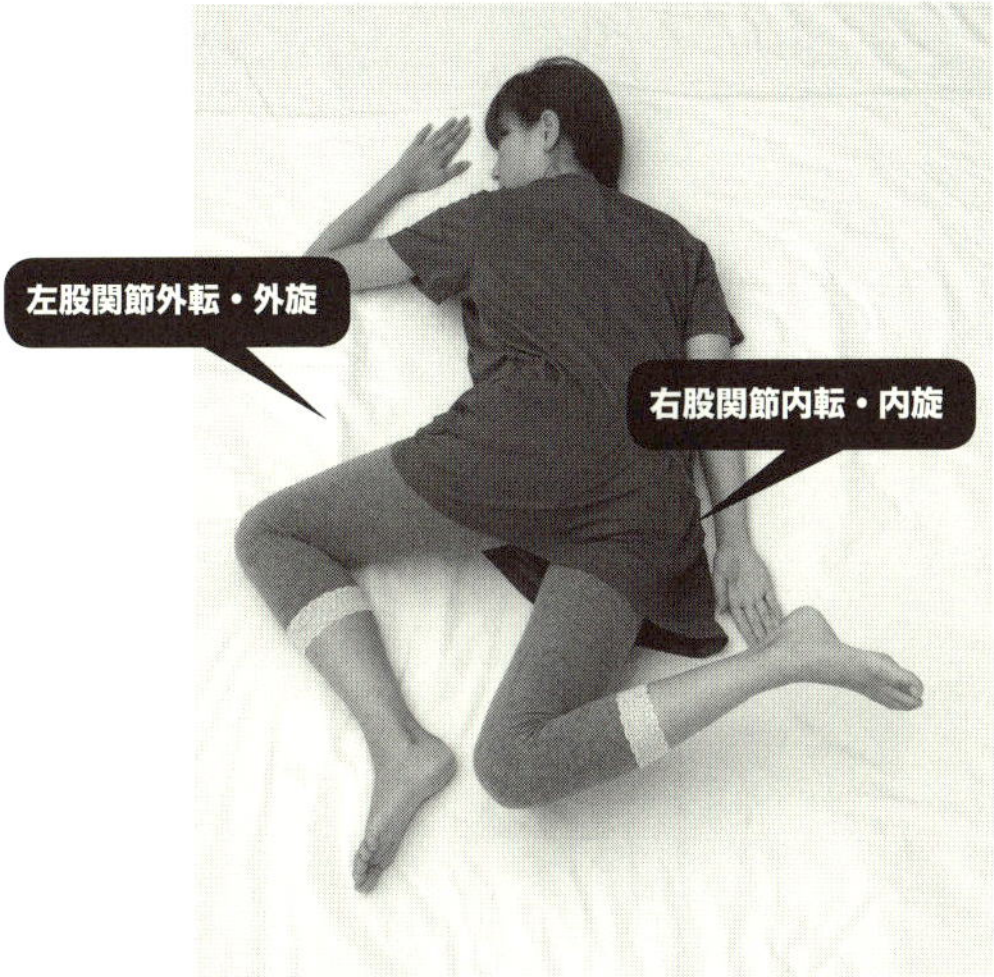
左股関節外転・外旋
右股関節内転・内旋

上と同様に
左の股関節が
外に開き、
右の股関節が
内に閉じている

同じ格好がうつ伏せだと、全く痛くなかった！よく上下の写真を見比べてください。下の格好は、本質的に上のものをひっくり返したものだということが分かるはずです

「新正体法」、実践のポイント

ここで少し話をまとめておきます。

2章以降で、実際に「新正体法」をやって頂くのですが、終始一貫して頭に置いて頂きたい大切なポイントは1つ！

それは、

歪みを矯正する形を作ること

です。

そして、矯正の形ができたら、トントン矯正によって、持ち上げた脚を落とすことを何度か繰り返して形を整えていきます。

では、どうやって歪みを矯正する形を作るかというと、動診を手がかりにするのです。動診をして、動かしにくい方が、「新正体法」では矯正方向になります。

例えば、首が右には捻りにくくて、左にはよく捻れるとします。すると、矯正形における顔の向きは、捻りにくい右になります。他の部位でも同じように考えます。

動診は、形を作る手がかりを得るために行うだけでなく、矯正を行った後、効果を判定するためにも行います。つまり、**「新正体法」は、動診に始まり、動診に終わる**のです。

これから、いくつもの体操が出てきますが、捻り、左右、前後の動作を行い、難しいことは考えずに、どちらが行きにくいかということだけを意識するようにください。これが分かれば、行きにくい方向を組み合わせさえすれば、自然と矯正の形ができますから、あとは脚を持ち上げてストンと落とすだけです。

巻頭(16ページ)に動診表を付けておきましたので、これをコピーして書き込めば一目瞭然、誰にでも行えます。

「新正体法」の現状

生前、宮本氏には何人もの内弟子がおり、また「新正体法」のインストラクターも、全国に300人は下らなかったといいます。それだけ、往時は勢いがあった訳です。

しかし、宮本氏が亡くなられてから20年以上もの月日が経過してしまうと、さすがに近

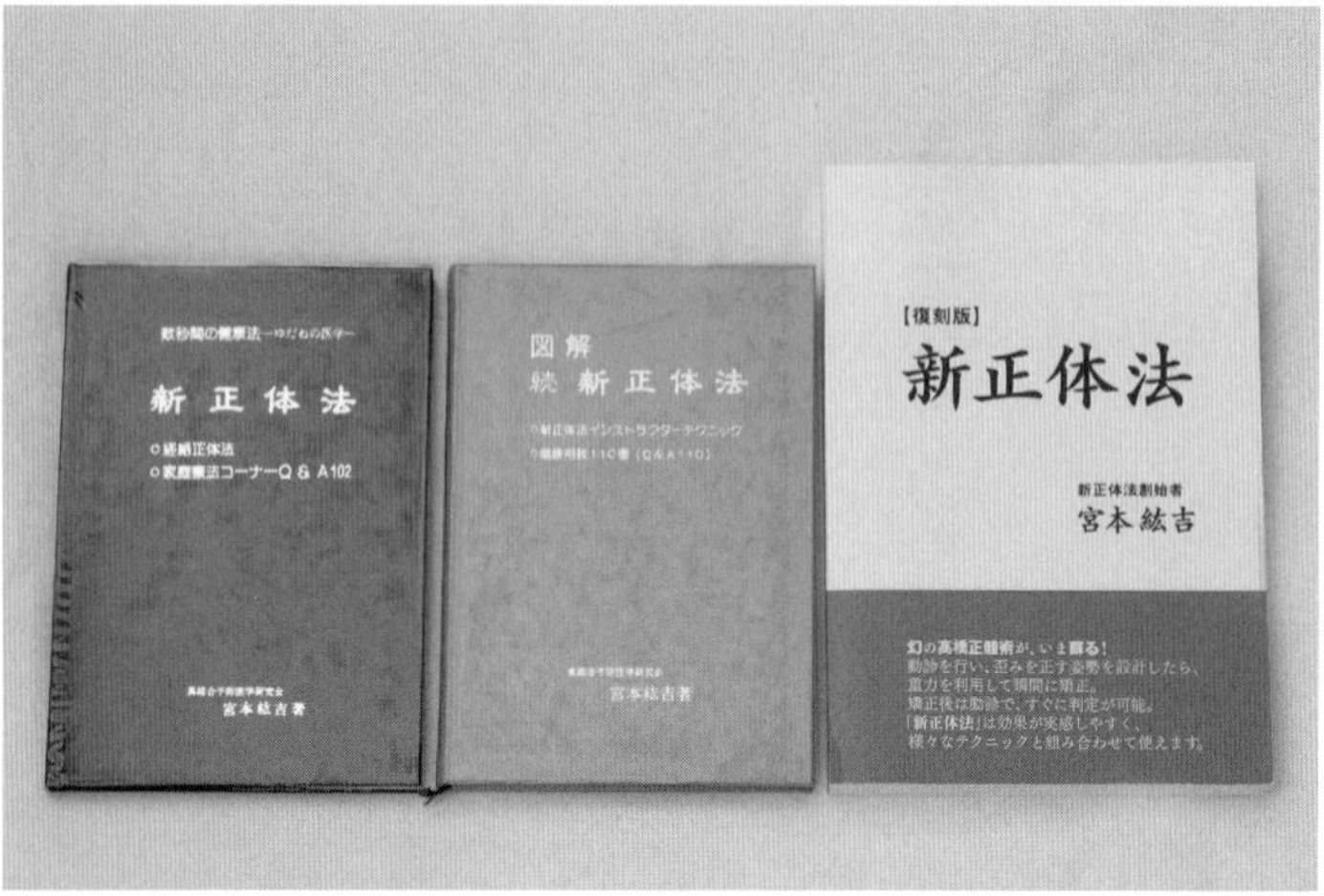

佐々木氏が所有する、オリジナル正・続２冊の「新正体法」（左２冊）。
現在は１冊にまとめられ、新療術研究会から復刻されている（写真右）

年は、「新正体法」を行っている人は、ごく少数となっていました。

筆者は鍼灸学校の学生時代、羽間先生という大学教授の論文で「新正体法」の存在を知り、すぐに正・続2冊の「新正体法」の書籍を入手しました。しかし、何しろ内容が膨大で、深く研究するまでには至りませんでした。また、当時は講習会が行われているなどという話も、耳にすることはありませんでした。

それが一昨年、正統な継承者がおり、20年以上にわたって「新正体法」をメインにした治療をしていることを偶然、知りました。それが、本書の監修を担当してくれた佐々木繁光氏です。

佐々木氏は、元々、薬剤師だったのですが、偶然、宮本氏と知り合い、それで人生が変わったといいます。そのエピソードが、なかなかユニークですので、ここで紹介することにしましょう。

エピソード2／「人生を変えた出会い」　新正体法継承者・佐々木繁光

私の人生に最も影響を与えた、宮本整復療院について記していきます。

私と宮本先生との共通点は、ある団体に所属していたことにあります。

宮本先生と出会ったのは、その団体のボランティア活動において、富士登山のサポートをした時ではなかったかと記憶しています。

その頃は今より体力があって、若かったので、重い荷物を担いで登りました。今から考えると、これをきっかけに、急に親しくさせて頂くようになりました。

治療法との縁は、宮本先生の「新正体法」のセミナーに参加したことから始まります。不思議な偶然が、この頃から始まっていました。

というのは、友人から「宮本先生の治療法のセミナーに、佐々木君も参加しない？」と誘われたのです。その時は知らなかったのですが、後になって分かったことは、薬剤師の私以外のメンバーは、全員、有資格者（あん摩マッサージ指圧師、はり師、きゅう師、または柔道整復師）だったということです。つまり、実はプロ向けのセミナーだったのです。何を思ったのか、友人は私がプロの治療家ではないことを知っていたにも関わらず、私をセミナーに誘ったのです。また、宮本先生も、私が当然、プロであると思い込んでいたみたいです。それが最後のセミナーの日に、はじめて事実が判明したというわけです。最初から有資格者ではないと分かっていたら、おそらく断られていたことでしょう。

宮本先生曰く、「どうもおかしいと思った、専門用語になると反応がなかったのに、体操法となるとよく習得していたので…」とのことでした。

偶然、セミナーに参加させて頂いていなければ、「新正体法」に興味を持つことはなかったでしょう。何かに導かれた感じです。ちなみに誘ってくれた友達とは、その後、ほとんど交流はなくなりました。

こうした偶然の出会いがあって、私は宮本先生に弟子入りすることになりました。

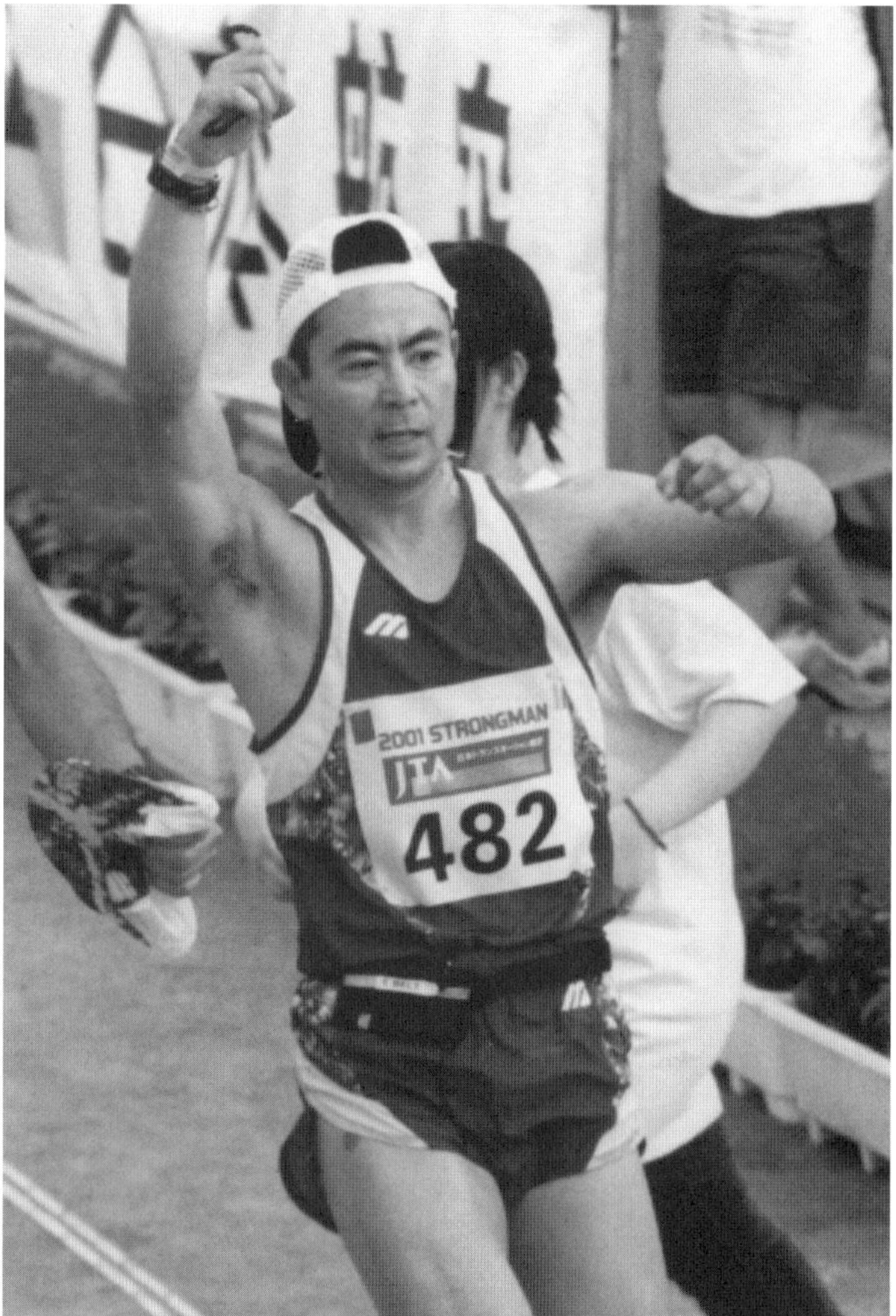

「新正体法」継承者・佐々木繁光氏。トライアスロンでゴールする瞬間

そして、私が薬剤師の職を辞し、宮本整復療院に入門するにあたって、5つの条件が出されました。

1つ目は、鍼灸学校の試験に入学すること。

これに関しては、その当時、入試科目に英語や数学がありましたので、すんなり合格しました。私は理系でしたので、数学は大の得意。英語は英語学校を夜間で卒業していますので、その当時ペラペラでした。

2つ目の条件は、「新正体法」の2冊の本をマスターすること。

整体関係は、もちろん大好きな分野ですので、これに関しても難なくクリアーしました。

3つ目の課題は、延命学、整神術、皇法指圧を、治療できるレベルまでマスターすることでした。

これが今思うと一番大変だったはずですが、当人は別に大変とは思わず、宮本先生に治療を習えるのだという喜びで一杯でした。この課題もクリアーすることになりました。

4つ目は、東京の小金井市に住むことです。

その当時、私は千葉県の市川市に住んでいましたので、そこから通うつもりでした。しかし気がついてみたら、もう既にアパートが用意されていたのです。アパートの家賃は、もちろん自分で払うのですが…。何とスピーディーな展開でしょうか！ その後も幾度となく、このスピーディーさを体験してゆくことになったのです。

5つ目は面白いことに、ベンチプレス（仰向けになって、バーベルを挙げる運動）で100キロを挙げるという課題でした。

これは1年近くかかりましたが、見事100キロを挙げることに成功しました。

かくして、全ての課題をクリアーして、宮本整復療院で働くことを許されたのです。

そして、宮本整復療院での生活が始まりました。


宮本氏は生前、「佐々木には全て教えた」と言い、没後、ご遺族も正統な継承者と認めておられます。佐々木氏は研究を繰り返してきましたが、宮本氏の残した遺産を、多くの方に分かりやすく伝えるには、より学びやすい形に体系化する必要がありました。それがまさにこの本の内容であり、本書には宮本整復療院時代を含め、佐々木氏の20数年にわたる経験のエッセンスが凝縮されています。「新正体法」が、本書のような分かりやすい形で、創始者の没後20年以上経て誕生したことを、宮本氏も喜んでおられることでしょう。

なお、佐々木氏は現在、「新正体法研究会」(http://sasaki-seitai.com)を主宰し、「新正体法」を主体とした手技療法全般を指導しています。

身体の構造

この章の最後に、「新正体法」を理解するのに必要な身体の構造に関する内容を、少しだけ記しておきます。「新正体法」では、主に骨格や筋肉にアプローチしていきます。ですので、最低限の身体構造について解説します。

まずは脊椎です。

首の骨は頸椎といい、7つの骨から成り、英語ではCervicalということから、一般的にCと略記されます。頸椎1番のC1から7番のC7まであります。

頸椎の下には、胸椎が連なります。12個の骨から成り、英語ではThorathicと言い、一般的にTと略記されます。胸椎1番のT1から12番のT12まであります。

胸椎の下には、腰の骨がきます。これを腰椎といい、5個の大きな骨から成り立ちます。

英語ではLumberということから、一般的にLと略記されます。腰椎1番のL1から5番のL5まであります。

腰椎の下には骨盤（P：Pelvis）があります。一言で骨盤といわれていますが、実はいくつかの骨が組み合わさったものの総称です。骨盤は、腰椎5番のすぐ下に隣接する仙骨(Sacrum、略称S)、仙骨の左右に位置する腸骨、椅子に座った時にお尻が当たる位置にある坐骨、前面ではおへその下方に恥骨があります。これらの複合体を骨盤と呼びます。

骨ではありませんが、骨盤には大事な関節があります。仙骨の左右に腸骨が隣接しているのですが、このジョイント部を仙腸関節といいます。「新正体法」には、直接的に仙腸関節を調整する体操はありませんが、様々な体操を行うことにより、間接的に仙腸関節も調整されることになると考えられます。医学的には動かない関節（不動関節）とされていますが、手技療術の世界では、仙腸関節の微妙な動き(可動性)は、身体運動において、とても重要な役割を果たしていると考えられています。

「新正体法」においては、基本的に筋肉の名前は出てきません。出てはこないのですが、「新正体法」で身体が矯正される仕組みに関しては、筋肉の持つ記憶能力や、筋肉の位置情報

【骨盤図】

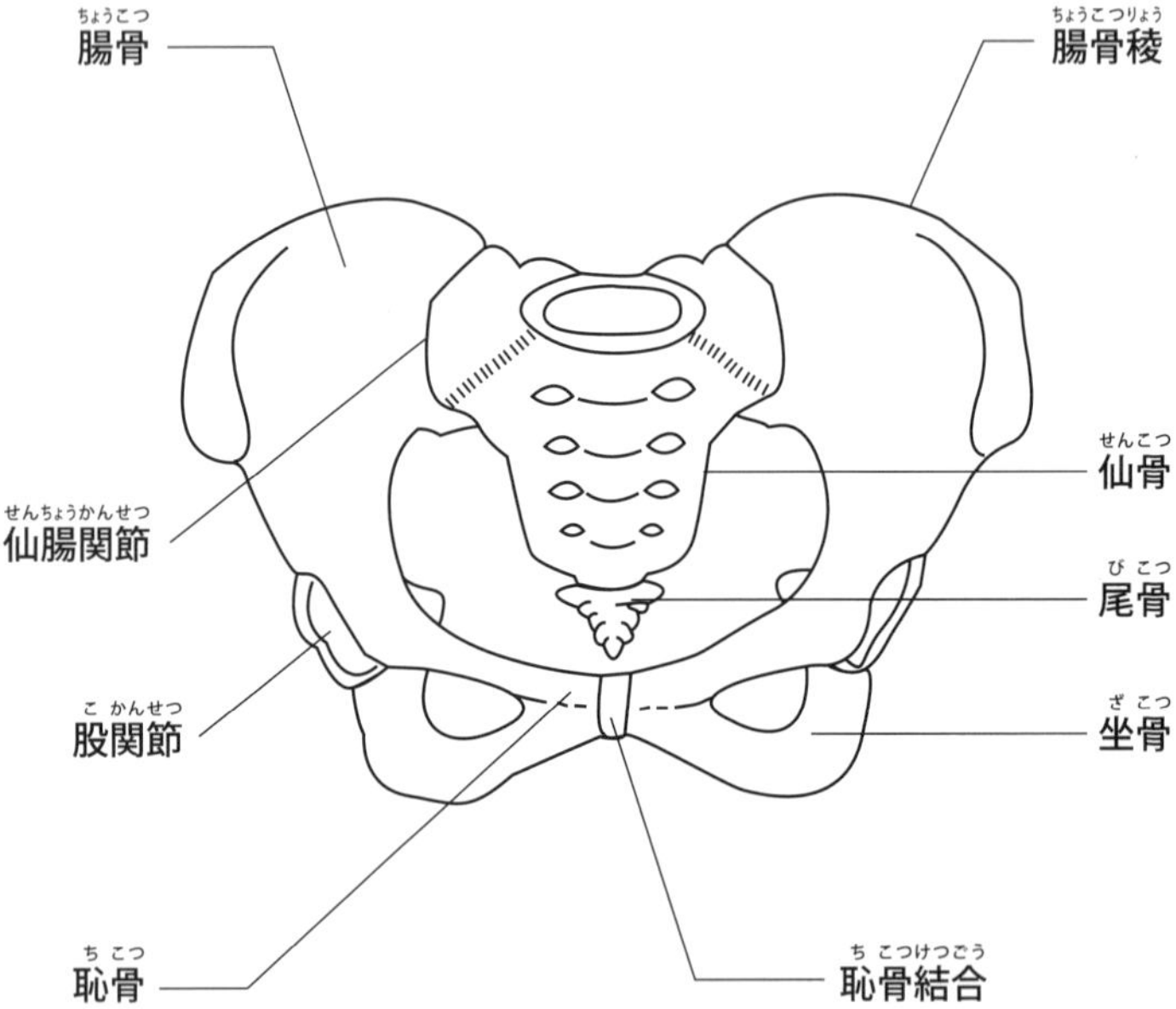

腸骨《ちょうこつ》
腸骨稜《ちょうこつりょう》
仙骨《せんこつ》
仙腸関節《せんちょうかんせつ》
尾骨《びこつ》
股関節《こかんせつ》
坐骨《ざこつ》
恥骨《ちこつ》
恥骨結合《ちこつけつごう》

【椎骨図】

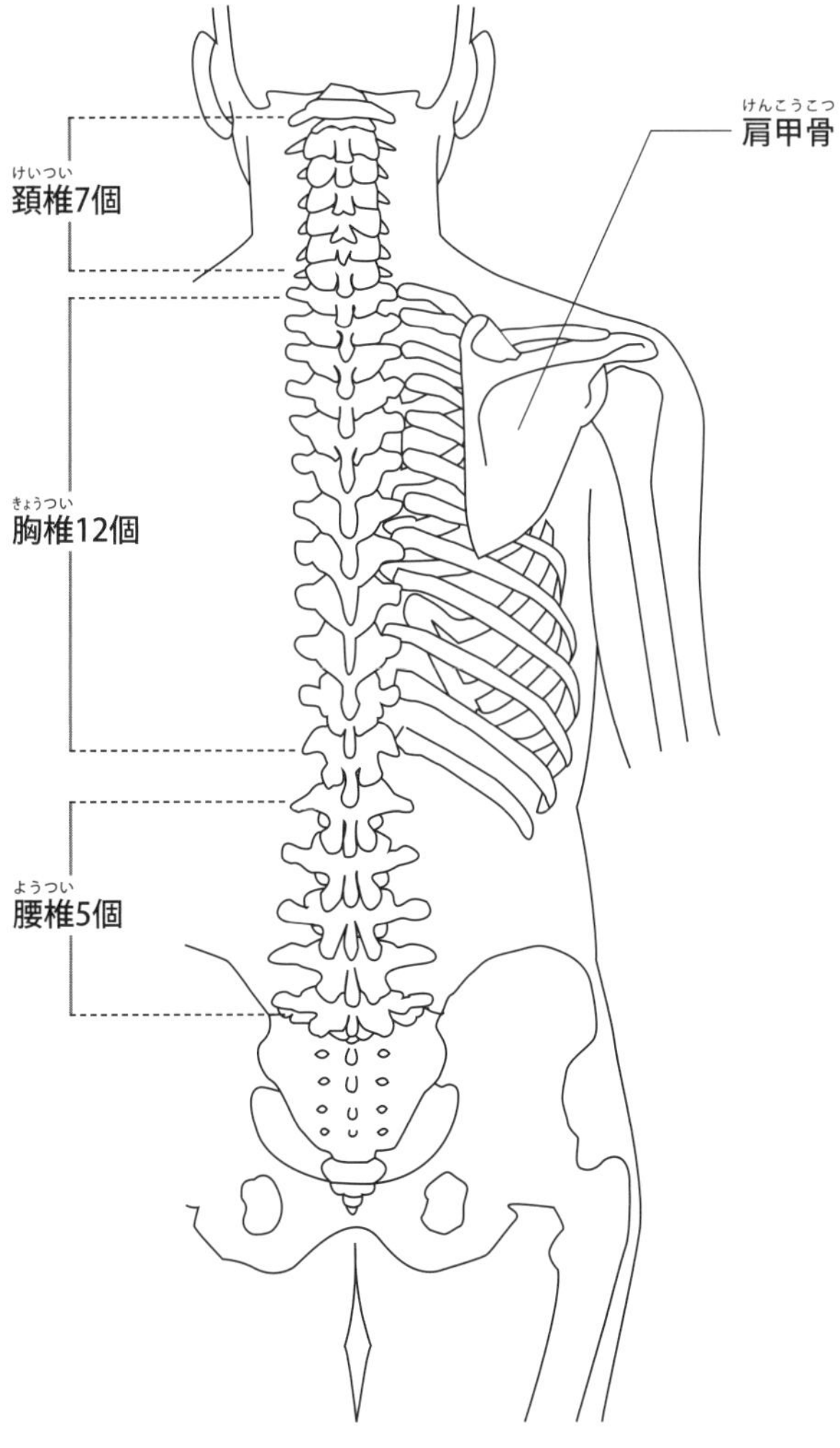

けいつい
頚椎7個

きょうつい
胸椎12個

ようつい
腰椎5個

けんこうこつ
肩甲骨

を司る筋紡錘やゴルジ腱器官といったセンサーが、何かしらの役割を果たしていると思われます。

解剖の専門用語が出てきたので、心配される方もいるかもしれませんが、その必要は一切ありません。実際に「新正体法」で出てくるのは、頚椎、胸椎、腰椎、骨盤といった程度です。また、できるだけ専門用語や略記号を用いず、ビジュアルな表形式にしてありますので大丈夫です。

それでは実際に2章では、最も簡単な矯正体操「リセット操法」をやってみましょう！

第2章

やってみよう！
すぐできるリセット操法

リセット操法

「新正体法」は、故・宮本紘吉氏が高橋正體術を元に、さらに操体法の知見を加味して創り上げた身体矯正法です。

宮本氏はアイデアマンで、1つの矯正法を作り、それを臨床で活用しているうちに、また新たな考えが浮かぶと、さらに有効なもの、さらに簡単なものを、次々と作り出していきました。

そのため、「新正体法」には膨大な数の操法（体操）が存在します。最初は3章で紹介する動診と4章で取り扱うシングル操法だけでした。

しかし、

1・既存のものだけでは矯正できないケースに対応するための体操と、

2・考えたものを組み合わせることで、できるだけ一度で歪みを取るための体操

という、二系統の方向で進化していった結果、多くの体操が誕生することになりました。

これはこれで素晴らしいことではあるのですが、少々、煩雑な印象は免れず、それがゆえに、プロといえども、なかなか手を出しにくい技術になってしまった観があります。

そうした中で、「あくまで一般の方が毎日のケアとして取り組めるもので、しかも相応の効果が期待できるものは何か？……」と、佐々木氏に尋ねたところ、20数年の経験に照らして、即座に返ってきたのが、「ＩＳＴ」という答でした。

ＩＳＴというのは、「インストラクター・シンプル・テクニック」の略称で、宮本先生がご存命中、３００名以上いた新正体法インストラクターにのみ教えていたといわれるテクニックです。

「インストラクターにのみ」というと、何か難しいテクニックではないかと思われるかもしれませんが、実際はその逆です。後述するシングル操法だけですと、歪みを取る場合、複数の体操を次々と行わなければならない場合があります。そこで、インストラクターは1つの体操で、いくつもの歪みを手品のように取れるように…ということで伝授されていたのです。

これだと誰でも行えて、しかも慣れればわずか数分で終わります。本書では、これを「リセット操法」として取り上げ、ビジュアル化により、徹底してやさしく解説していくことにします。

身体の動作原理

人間が生きている一つの証として、動くということがあげられます。動く、すなわち可動性があることが、動物である人間の一つの特徴になっています。

人間は身体を動かすことにより、複雑な身体運動を行うことができるようになっています。ただ、一見、複雑に思われる動きでも、分析すると、それはいくつかの動きが複合されているだけであることが分かります。

このような観点から、人の動きというものを考察すると、どんなに複雑なものでも、基本となるのは

・捻り（回旋）
・左右
・前後

であることが分かります。

他に、上に伸びたり下に縮んだり（上下）、外に広がったり内に縮む（開閉）という動

きもありますが、最も基本となる原初的な動きは、捻り、左右、前後です。ですので、動診も、これらの動きが主体となります。

矯正の基本ルール

人の動きは、捻り、左右、前後の組み合わせといいましたが、ということは、身体の歪みも、それらの組み合わせということになります。つまり、身体を矯正するということは、捻り、左右、前後の偏りのバランスを修正するということになります。

では､どうやって歪みを解消するかという話になるのですが、これには原則的なアプローチがあると考えられます。昔から療術界の一部においては、まず身体の捻れ（回旋）を取るということが、比較的、重視されてきました。もちろん、これは医学的根拠のあるような話ではありませんが、着目する価値ある伝承だと思います。痛い系統の病気の際には、身体が捻れているという口伝もあります。

また、身体のどこかが一方向にしか捻れなくなっているとします。すると、必ず代償作用として、他の箇所で大きく捻らなければいけなくなります。例えば、腰が一方向に捻れていると、股関節や膝でそれを補おうとし、異常が出やすくなります。異常が他に波及しやすいという意味でも、まずは捻れからアプローチしていくのが妥当だと考えられます。

身体が捻れる理由

ところで、なぜ身体は捻れるのでしょうか？

いろいろな考え方があると思いますが、やはり普段の身体の使い方は、1つの要因であると思われます。一日中、パソコンに向かい、しかもモニターが正面ではなく、机の右左どちらかに置いてあるとしたら、身体が捻れるのも無理はありません。

スポーツも要因の1つだと考えられます。真っ正面に相対して行うスポーツは、案外、少ないのではないでしょうか。野球の右打者は、首を左に捻り、上半身は逆の右に、下半身は左に捻ります。テニスや卓球も同様の捻れ方をします。そして、身体を捻った状態で、強い衝撃を受け、身体に力を入れて、それに耐えることを繰り返します。これで身体が捻れないとは思えません。

心理的な要因もありそうです。1枚の柔らかいティッシュも、捻ってこよりにすれば、それなりに強くなります。気難し屋さんは、往々にして身体を捻って斜に構えていますし、へそ曲がりという言葉もあります。また、現代のような競争社会において、弱い者が強い者に互していくには、常に身体を捻って身構えなければやっていけないのかもしれません。

また、寒いと容易に身体が捻れ、捻れると強情になり、小便が出やすかったり、逆に出にくくなったりと、泌尿器系に問題が生じたり、血圧に異常が表れたりしがちです。

このように、現代社会においては様々な要因により、身体が捻れやすい環境にあるようです。そういう意味でも、まず身体の捻れを矯正するというのは、妥当なアプローチであると考えられます。

捻れ→左右→前後

捻れとともに、歪みやすいのが左右の偏りです。左右の耳や肩の位置が違っているなど、一目瞭然で左右に偏っている人は少なくありません。

これは、左右一方の肩にだけカバンをかけているなどという、身体の使い方からくる要因もありますが、内臓系の問題の表れである場合もあります。

人の身体は、必ずしも左右対称（シンメトリー）ではなく、それは内臓に関して特に当てはまります。心臓や肝臓、脾臓、膵臓などは片側にしかありません。これらの中でも、肝臓は左右の偏りに与える影響が大きいようです。

というのも、肝臓は成人の場合、重さが1・5キロにも達します。右側にだけ1・5キロもの重りを抱えているようなものですから、それが与える影響は小さくはありません。普通、右に荷重がかかりますと、左側でバランスを取ろうとします。ところが、そういう能力が低下しますと、大きく片側に傾いてしまいます。

このように、内臓との関連で、左右に偏りが表れる傾向があると考えられるので、捻れに次いで左右の矯正を行います。こうして、捻り↓左右を経て、前後の歪みを矯正します。

初期の「新正体法」

このような矯正の原則に基づき、最初に発明された頃の「新正体法」が、どうやって矯正を行っていたかを示すことにします。これを知らないと、これから説明するリセット操法のありがたみが分からないからです。

既に述べたように、「新正体法」では動診が非常に重要です。動診を行わなければ、自分がどう歪んでいるか分かりませんし、それが分からなければ、何を矯正すべきか判定することができません。「新正体法」は、ただ左右均等に動かすエクササイズではありません。歪みを判定した上で矯正体操を行い、再度、動診で確認する。そこに意義がありますということで、通常は3章で解説する頸椎、胸椎、腰椎、骨盤の動診を行います。「新正体法」の場合、動診は、やりにくい動作を割り出すために行うというのがポイントでした。

こうして、やりにくい動作を割り出したら、矯正の原則に基づき、まずは腰椎か骨盤の捻れを、4章で説明するシングル操法で矯正します。腰椎や骨盤というのは、身体の要ということで、「新正体法」では重要視しているからです。また、これらの部位は、他の箇所に与える影響も大きいからでもあります。

こうして捻れの矯正を行ったら、再び動診を行います。この、動診→矯正→再動診という流れが、「新正体法」の根幹になっています。

再動診を行ったら、

・その結果を踏まえた上、最も左右偏りが大きく表れている箇所（最もやりにくい動作のこと）を矯正し、

・続いて、前後の矯正（後述する正体術）を行います。

こうして、捻れ↓左右偏り↓前後のシングル矯正（４章）を行い、最後に再び動診を行い、最初と較べて、どの程度、歪みが取れたかを確認します。

この一連の過程は、チェックシートに記しておくことが極めて重要です。これをしておかないと、どこが良くなったか分からなくなってしまいます。

また、他人を指導する際は、きちんと紙に書いておかないと、「いや、元から大して歪んでなかったんですよ」などという話になり、歪みが取れても体操の効果だと思わない方もいます。ですので、自分で行うにしろ、他の人を指導する場合にせよ、ビフォー／アフターをしつこいくらい、きちんと確認するのが肝要です。

以上が初期の「新正体法」です。もちろん、このように、最もやりにくい動作を、1つ1つ矯正していっても良いのですが、宮本氏は、もっと簡単に、もっと早く行えないものかと考えたのです。

リセット操法の誕生

そこで宮本氏が考えたのが、捻れと左右偏りを1つの体操で一度で矯正し、続いて前後の偏りを正体術で矯正する方法です。それが本書のメインである「リセット操法」です。昭和57年6月26日、所用で訪れていた佐渡島でひらめいたそうです。

動診を行い
←
捻れと左右偏りを一度に矯正
←
続いて正体術で前後偏りを矯正

←
そして再動診

という非常にシンプルな流れになります。再動診の結果、歪みが残っている場合はシングル操法を行います。

見ての通り、動診と体操を、それぞれ2回ずつ行うだけです。動診といっても、リセット操法の場合は、首を捻って倒すだけです。体操も、形を作ったら脚を持ち上げてストンですから、とても短時間です。ですので、慣れると本当に2〜3分で済みます。たった2〜3分で、その日の歪みを、相当リセットすることができるのです。

リセット操法の仮説——歪みは首に表れる!

リセット操法がシンプルである理由は、その動診法に端的に表れています。

リセット操法の動診は、

・首を左右に捻ることと
・首を左右に倒すこと

だけです。

首を左右に捻って左右に倒し、やりにくい方向を判定します。リセット操法における左右＋捻れの矯正体操は、後述するように、基本的に4種類しかありません。4種類のうちの1つを行うのですが、どれを行うのかは、難しく考えずとも動診結果から自動的に導き出されます。

3章で扱う動診は、頚椎、胸椎、腰椎、骨盤の、それぞれを行うようになっています。ところが、リセット操法の場合は、首の捻りと左右倒しだけです。どうして、こんなに簡単な動診で良いかというと、そこには宮本氏が長年の経験から導いた仮説があるのです。

89ページの図を見てください。最初の小さな差が、先に進むほど大きく拡大することが分かります。宮本氏は人の身体も同様に考え、土台の小さな歪みが上に行くほど大きく表れると仮定しました。これが、リセット操法における仮説になっており、それゆえに首の動診だけで、全身の歪みを想定することができるのです。

もちろん、これは宮本氏が唱えた仮説ですから、あらゆるケースに当てはまるとは限らないのは確かです。しかし、まずはこの単純かつ簡単な仮説に基づいた矯正法を行ってみて、それでダメだったら他のことを考えたら良いのです。仮説を立て、実践し、結果を検証。仮説に誤りがあれば、それを修正する。思いこみを排し、こういう地味な作業を繰り返すのが科学的な態度です。私たちはひたすら、このようなステップを経ながら進歩するしかないのです。

では、実際に首の動診からやってみましょう。

首の動診

動診は、次の章で述べるように、頸椎、胸椎、腰椎、骨盤の、それぞれにやり方があります。こうして細分化して、システマティックに歪みを判定し、矯正するところに、「新正体法」

【宮本仮説】

人の身体も、土台の小さな歪みが上に行くほど大きく表れる

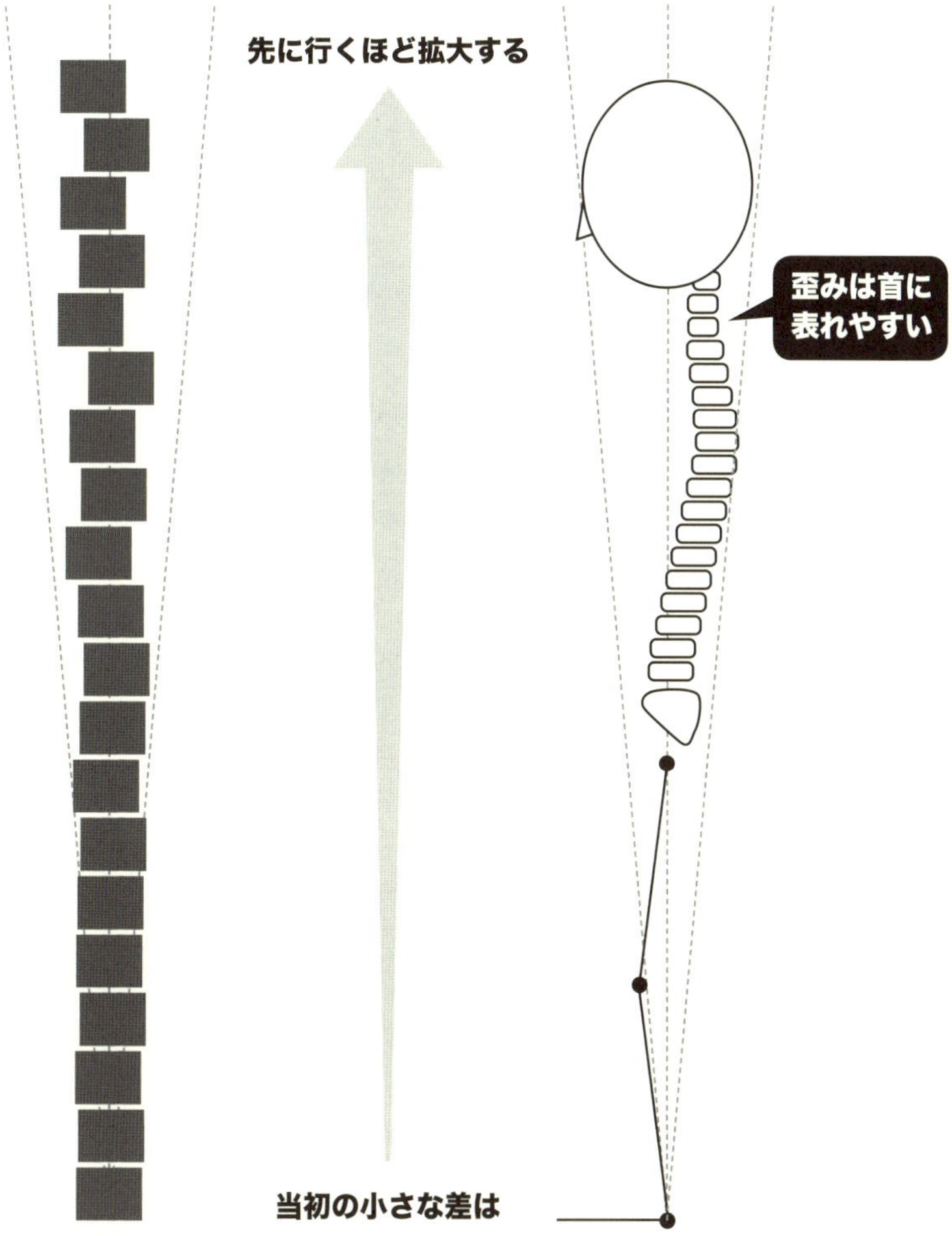
先に行くほど拡大する
歪みは首に
表れやすい
当初の小さな差は

の醍醐味があると言えましょう。ですので、矯正前に全ての動診を行っておくのが理想です。しかし、一般の方に最初からそこまで要求すると、ハードルが高くて、結局はやらないという結果に終わってしまうことが憂慮されます。そこで、できるだけ簡単に、しかも一つの体操で、捻れと左右偏りを矯正するために宮本氏が考案したのが「リセット操法」です。

リセット操法の特徴は、動診は首だけ行い、矯正体操も動診に基づいて4種類の中の1つの体操を行うという単純さにあります。首の動診だけで全身の歪みを判定するというのは、人間の体は連動しており、下からの歪みは首に反映するという仮説に基づくものです。

リセット操法の動診は、首の左右倒しと捻りの4種類だけです。ただ、捻れ＋左右矯正の後に、引き続いて前後矯正である正体術を行いますので、首の前後運動の動診も、最初に行っておきます。

6つの動診の結果、

- **右に倒しにくいのを右**
- **左に倒しにくいのを左**
- **右に捻りにくいのをR**
- **左に捻りにくいのをL**
- **前に倒しにくいのを前**
- **後ろに倒しにくいのを後**

と呼ぶことにします。

※首に限らず、胸椎、腰椎、骨盤においても、本書では一貫して捻り動作はローマ字で（R／L）、左右に倒す動作は日本語で（右／左）で表記します。

※概念として、歪みは捻れ→左右→前後の順番で矯正していきますが（但し、リセット操法では捻れと左右は同時に矯正する）、動診は宮本氏の流れを踏襲し、左右→捻れ→前後の順番で行っています。

【動診Ⅰ：首を右に倒す】

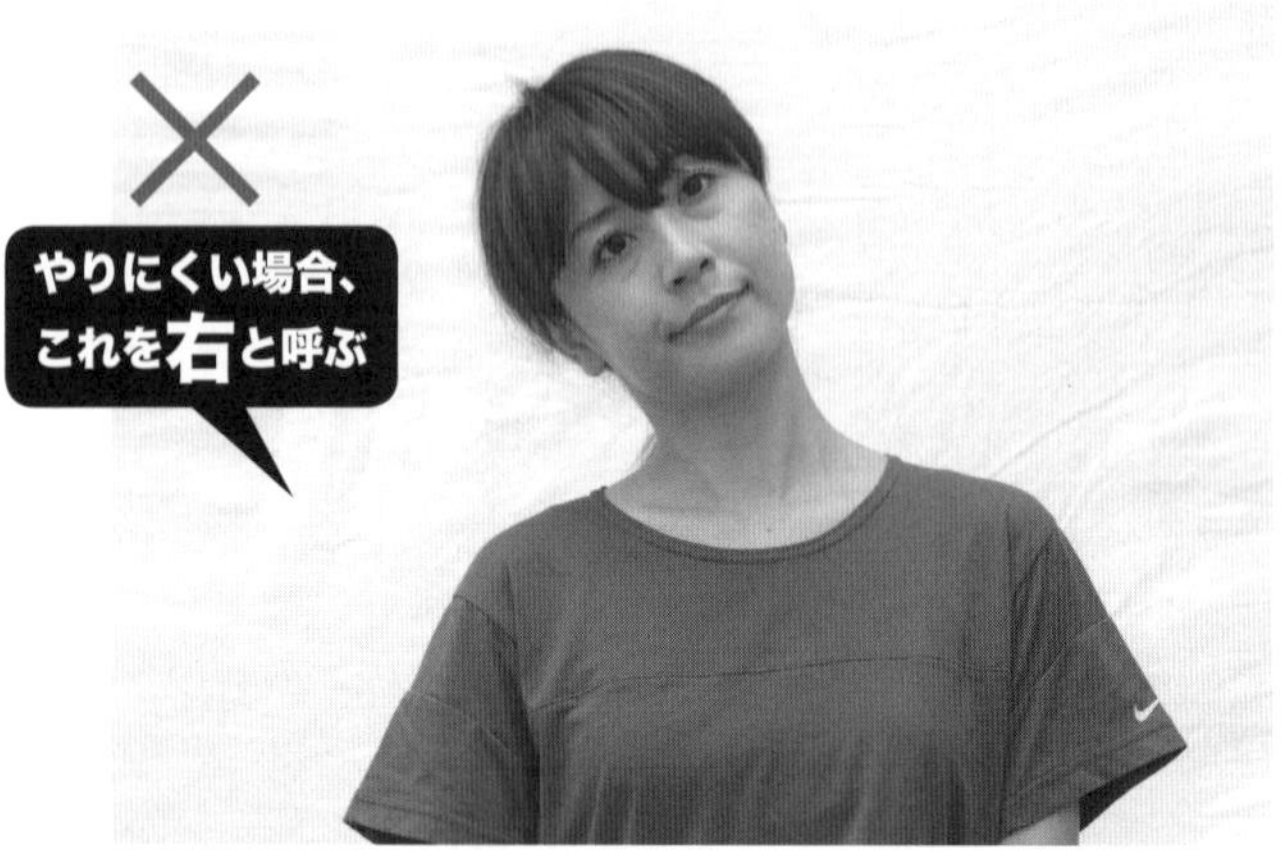
×
やりにくい場合、
これを右と呼ぶ

【動診Ⅱ：首を左に倒す】

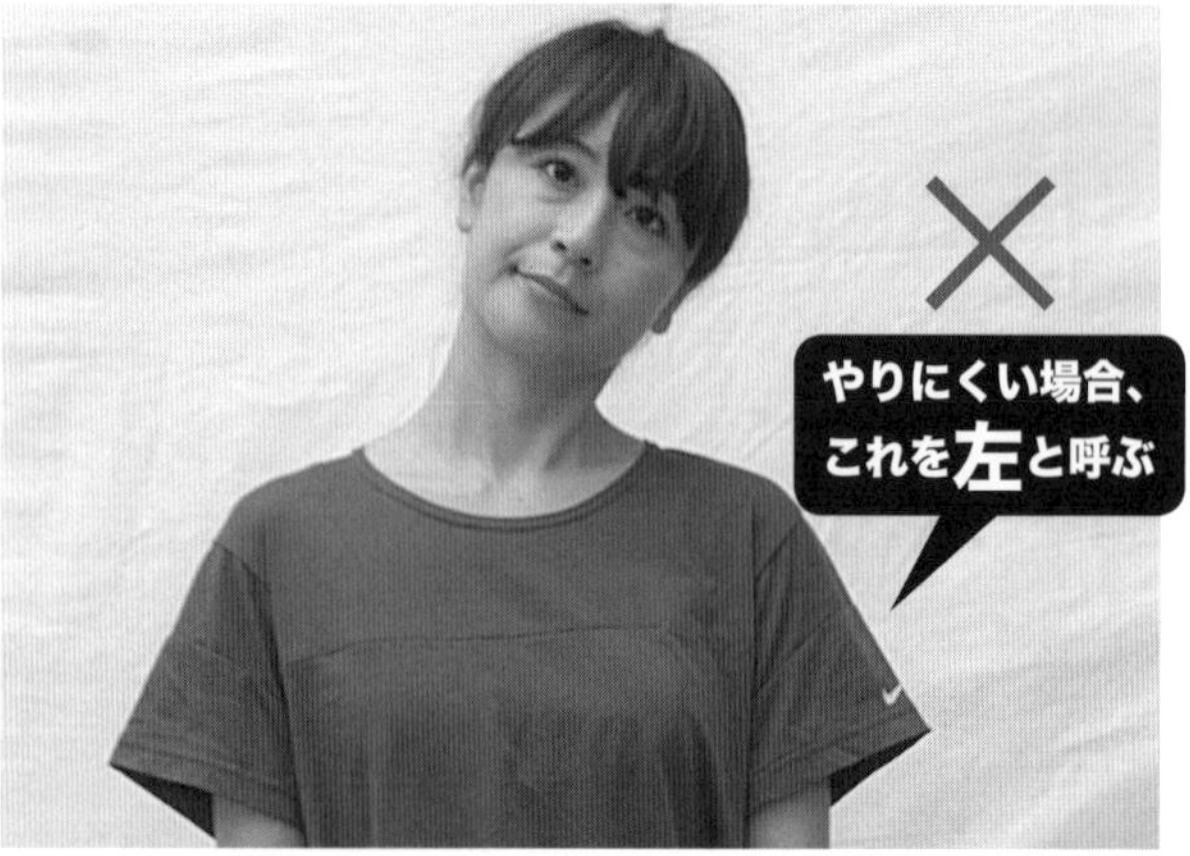
×
やりにくい場合、
これを左と呼ぶ

【動診III：首を右に捻る】

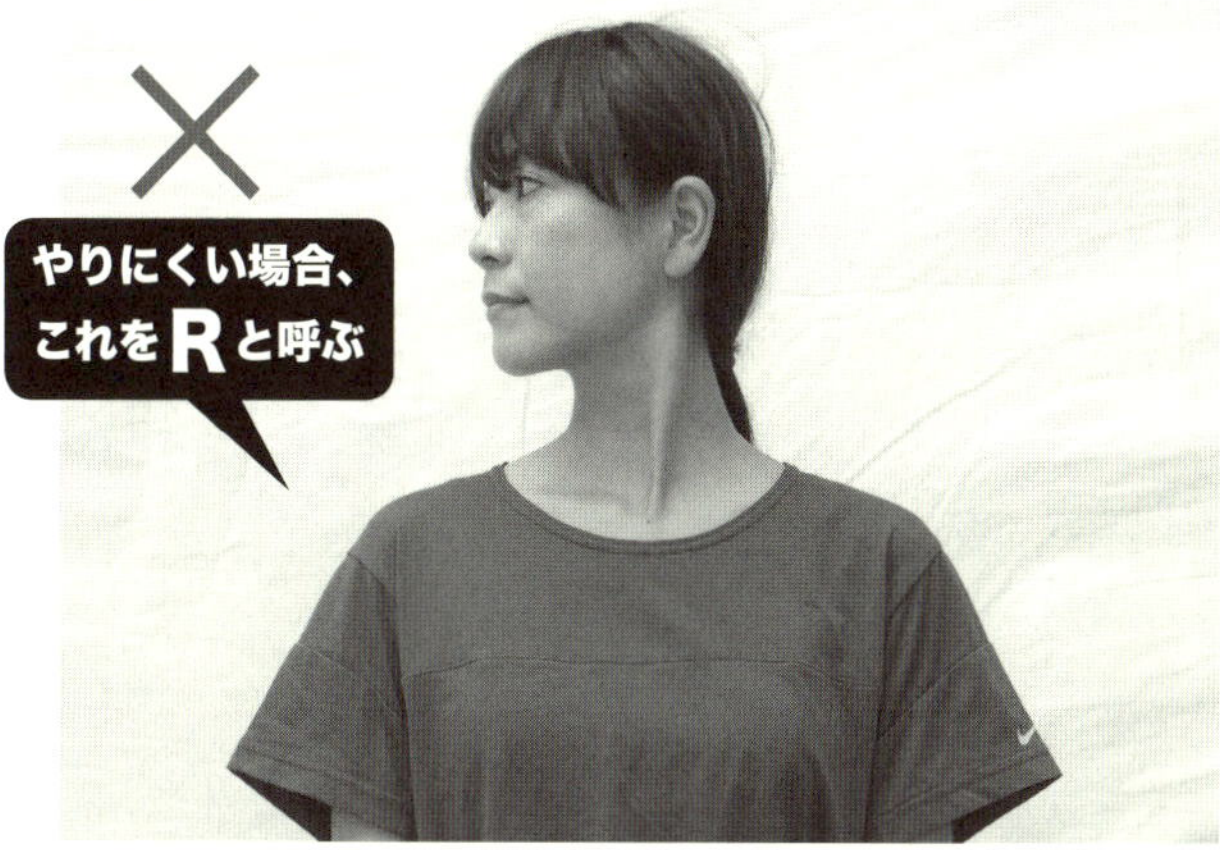
×
やりにくい場合、
これをRと呼ぶ

【動診IV：首を左に捻る】

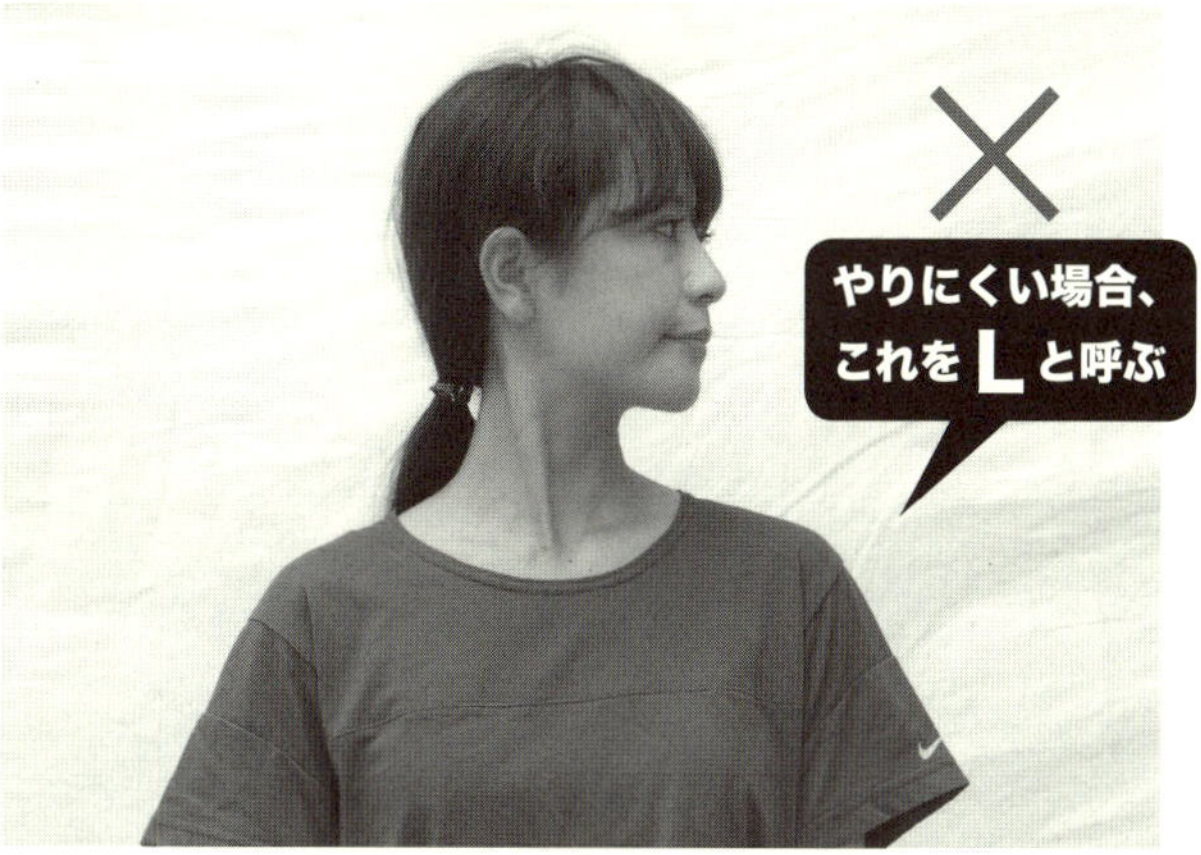
×
やりにくい場合、
これをLと呼ぶ

【動診Ⅴ：首を前に倒す】

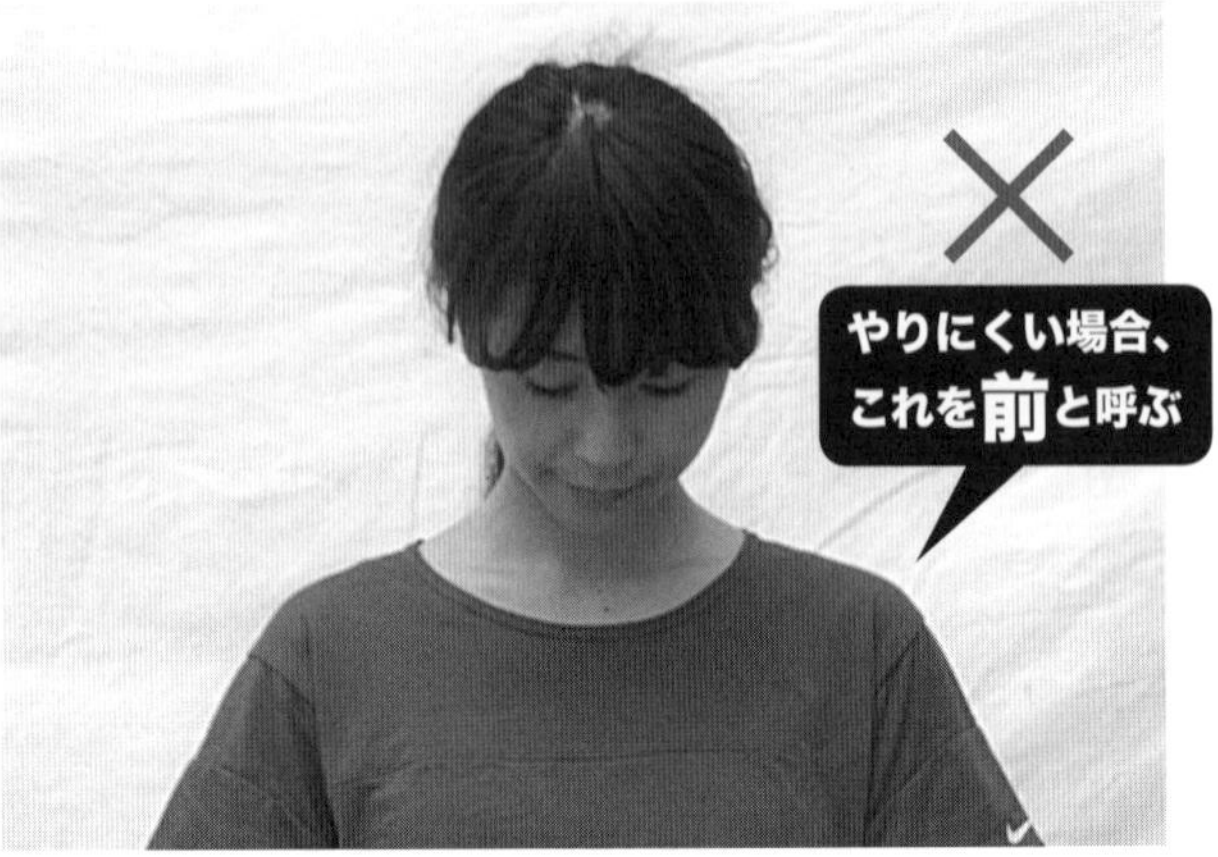
×
やりにくい場合、
これを前と呼ぶ

【動診Ⅵ：首を後ろに倒す】

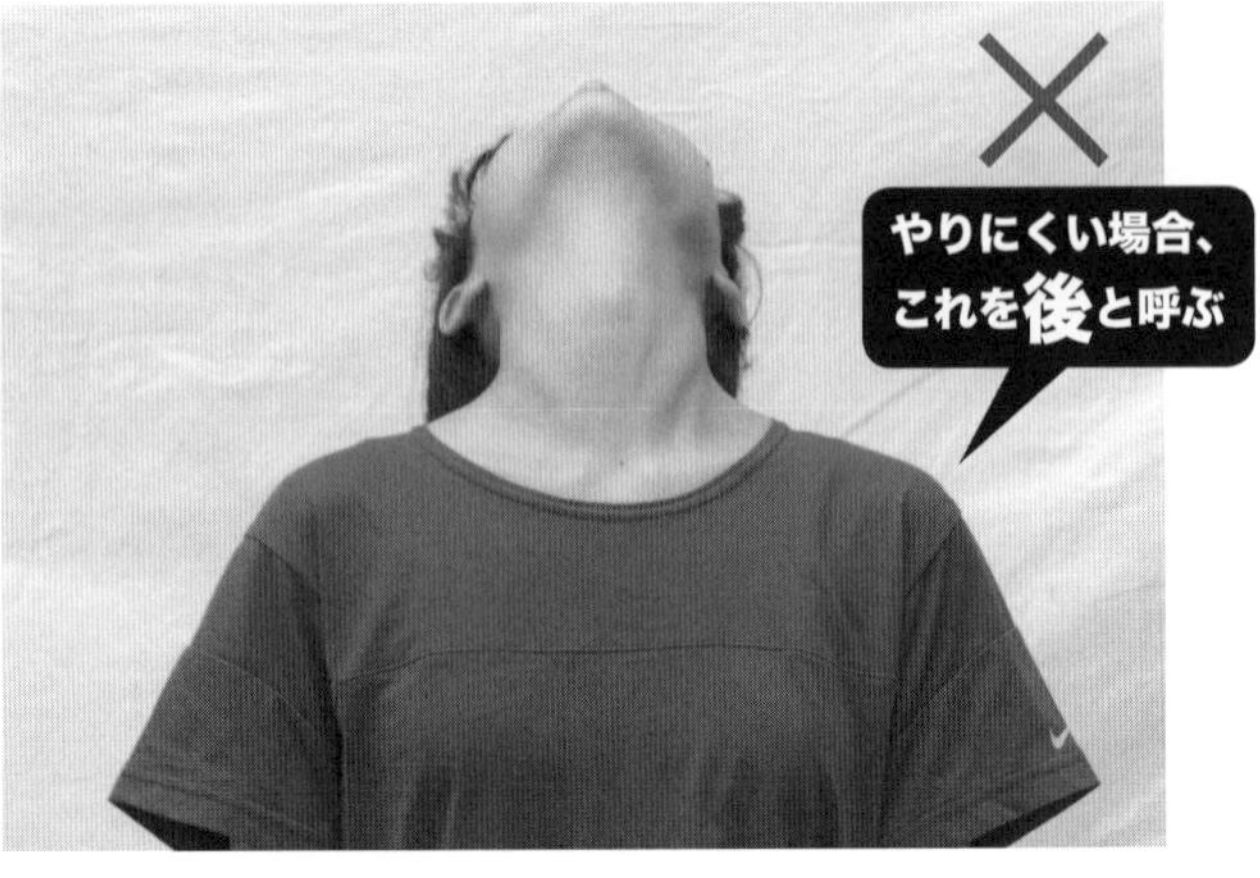
×
やりにくい場合、
これを後と呼ぶ

そして、先に述べた仮説に基づき

・首を右に捻りにくければ（R）、身体も全体的に右に捻りにくい
・首を左に捻りにくければ（L）、身体も全体的に左に捻りにくい
・首を右に倒しにくければ（右）、身体も全体的に右に曲げにくい
・首を左に倒しにくければ（左）、身体も全体的に左に曲げにくい
・前に倒しにくければ（前）、身体も全体的に前に倒しにくい
・後ろに倒しにくければ（後）、身体も全体的に後ろに倒しにくい

と想定します。

首の動診結果である右、左、R、Lの組み合わせから考えられるのは、基本的に以下の4パターンになります。

パターン1　右＋R（右に倒しにくく、右に捻りづらい）
パターン2　右＋L（右に倒しにくく、左に捻りづらい）
パターン3　左＋R（左に倒しにくく、右に捻りづらい）
パターン4　左＋L（左に倒しにくく、左に捻りづらい）

※倒しにくいのは日本語（右／左）、捻り難いのはローマ字（R／L）ですから、右＋Rという表記だけで、右に倒しにくく右に捻りにくいと、すぐに分かります。

歪みのパターンを割り出したら、あとはそれに応じた形を作って、脚を持ち上げてストンと落とすだけです。持ち上げてストンを、2〜3呼吸の間をおいて2〜3回、繰り返します。

実際に体操を行う前に、次ページに矯正におけるルールをあげておきます。必ず読んで、念頭に置いてください。

矯正の実際

では実際の方法を、詳しく説明することにしましょう。

パターン1というのは、首が右に倒しにくく（右）、右に捻りにくい（R）ということです。ですので、宮本氏の仮説に基づくと、身体も全体的に右に曲げにくく、右に捻りづらいと想定することになります。

これから矯正の形を作っていきますが、思い出してもらいたいのは、「新正体法」ではやりにくい方向に動かすという基本ルールです。頭に置いておくことは、これだけです。

新正体法のルール

①操法前に、必ず動診・視診等で歪みのポイントをつかむこと(正しく調べること)

②動診はゆっくり正確に

③前後左右を比較して、より行いづらい方を行う

④操法後は、必ず動診して効果を調べてみること。5分後より15分後というように、時間の経過とともに効いてきます

⑤操法は2~3日に一度、できれば毎日行う。1週間~10日後の動診で変化が出ていたら、行う操法を変える

⑥側弯症など、身体の変形改良主体の時は、動診で変化が出てきても、ある程度、形が変わるまでは、最初の操法をくり返す

⑦操法を行うのは、できれば寝る前が良く、やってからは風呂に入らないこと(シャワーは構いません)。筋肉が温まって弛み、せっかくの操法の刺激効果が薄れる可能性があるため

⑧操法は必ず順序通り行い(全て一番効果の出るように組み立ててあるので)、間をおきながら、呼吸数も書いてある通りにすること

⑨保持する時間は、リセット操法では3~5秒くらい。そして瞬間に全身脱力すること

⑩操法は2~3呼吸ずつ間をおきながら2~3回、くり返す。正体術は一度だけ行うこと

⑪正体術だけ行えばよいほど歪みが取れても、時々は動診・視診でチェックし、歪みがあれば各操法で随時、消してから正体術を行う

➔パターン1

右＋Rの矯正（右に倒しづらく、右に向きにくい場合）
→右向き「く」の字体操

①最初に必ず動診を行う

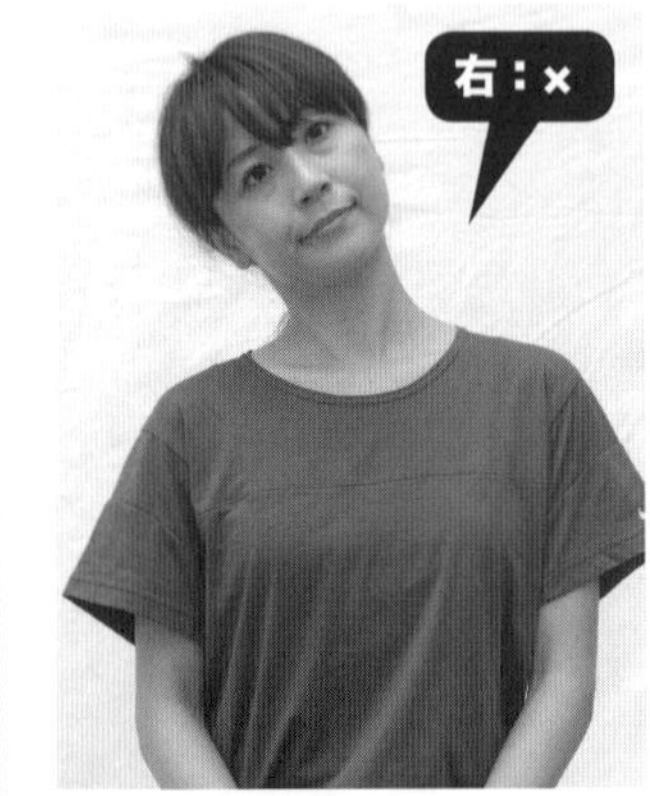

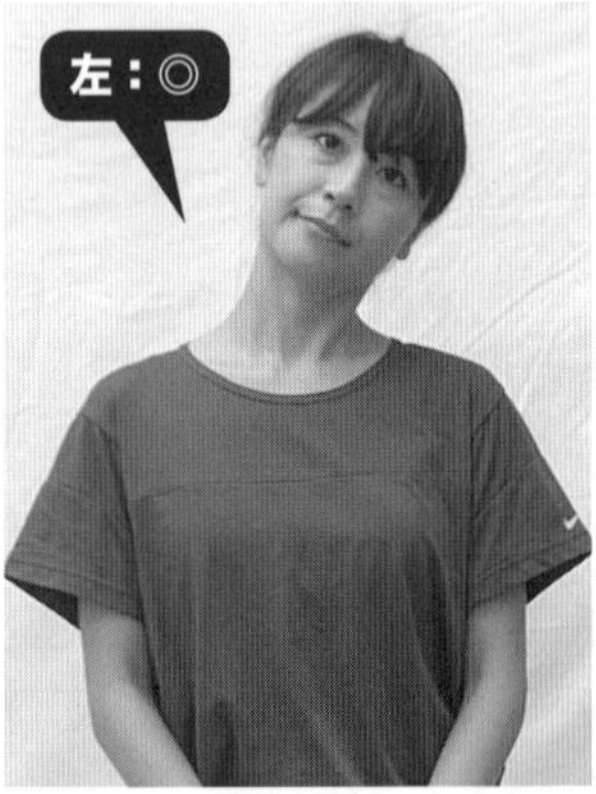

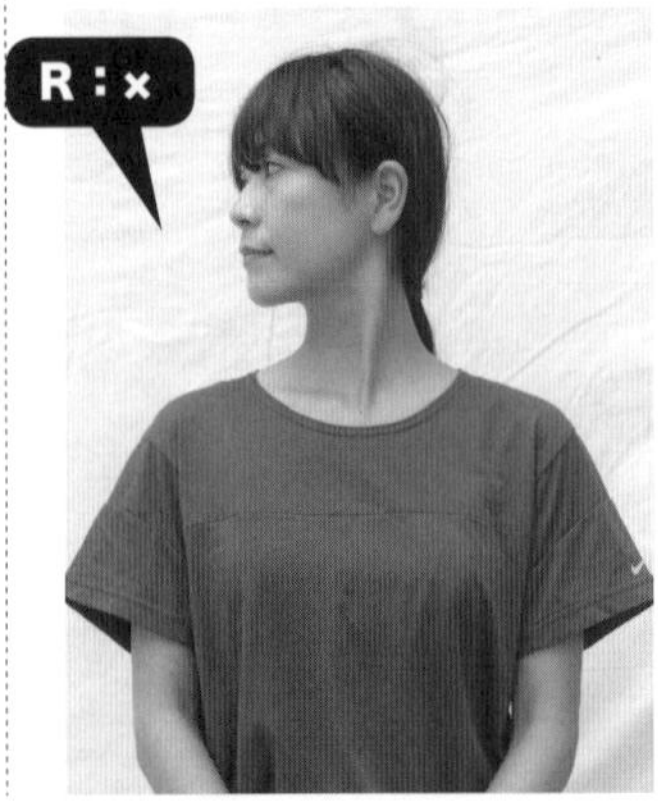

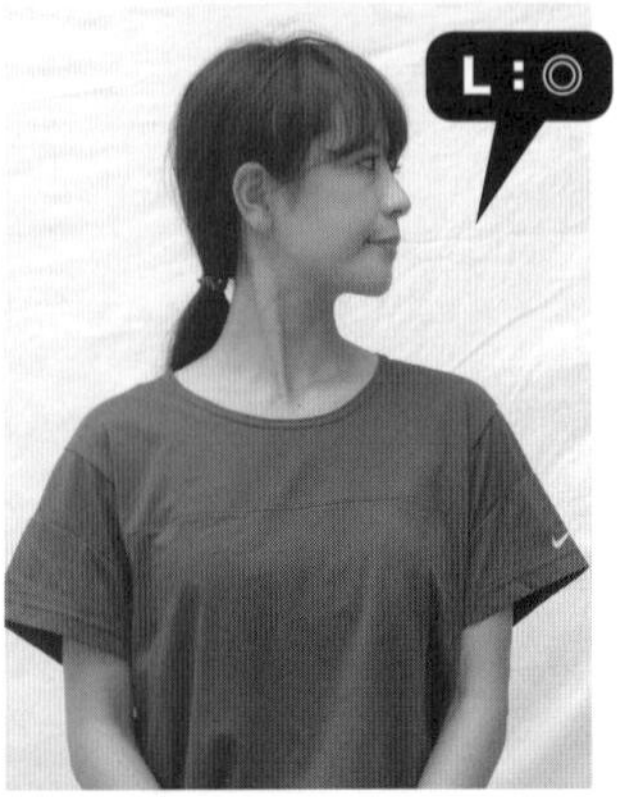

※左右と捻れの矯正に続いて正体術（前後矯正）を行うので、この時点で前後の動診も行っておく

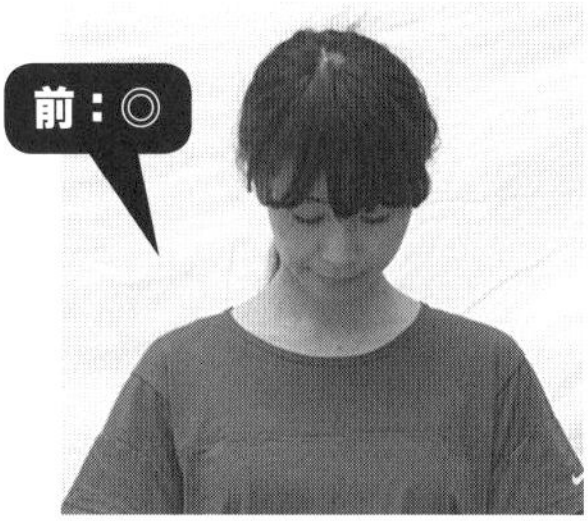

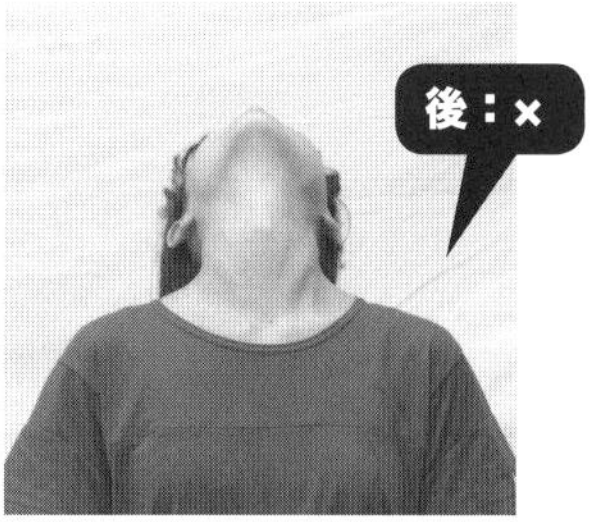

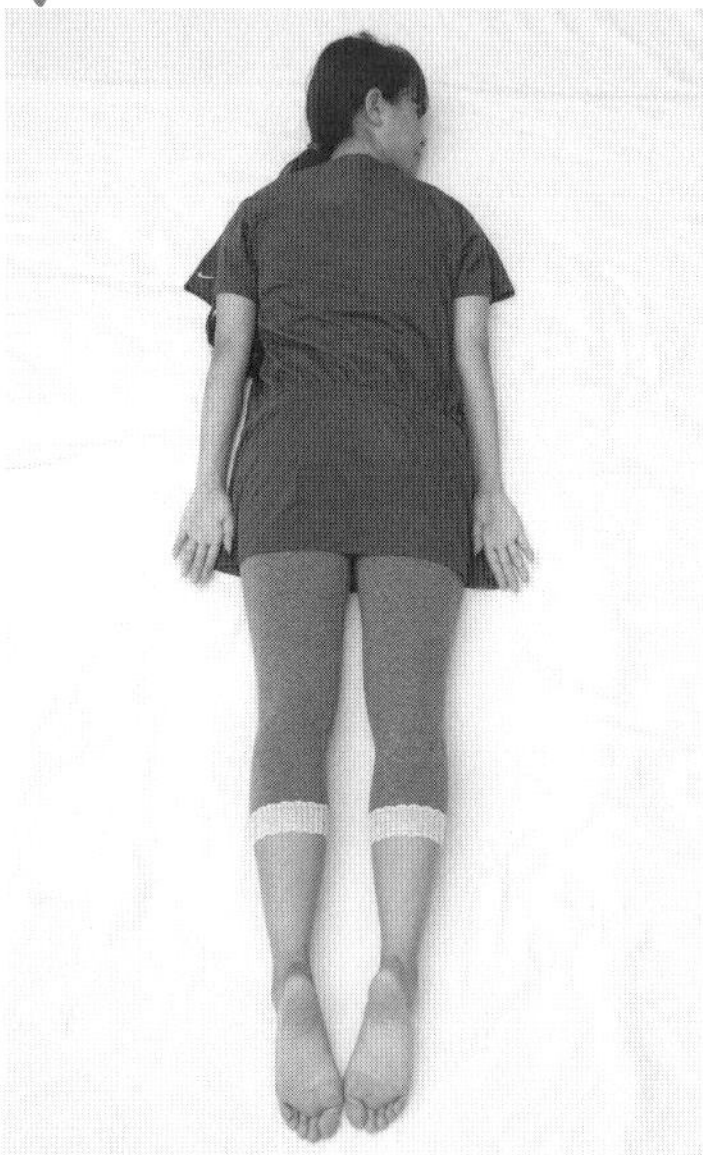

②うつ伏せになり、顔は向きづらい右を向く

③につづく

まずはうつ伏せになります。

首は右に捻りにくかったわけですから、当然、顔は右を向くことになります。

そして、右手は手の平を床につけて顔の横に置き、左手は手の甲を床につけて下にさげます。

首が右に倒しにくかったわけですから、仮説により身体も全体的に右に曲げにくいと想定します。つまり、矯正形は身体が右に曲がった格好になれば良いのです。上から見れば、ひらがなの「く」の字です。

この「く」の字の作り方は、まず右脚を横に開き、続いて左脚を右脚に寄せます。こうすると、身体は右に曲がったように「く」の字になります。この時、骨盤が極端に右に上がったり左に上がったりせず、水平になるよう、注意してください（どういう意味かは、写真を参照してください）。

身体が「く」の字になったら、右の膝を曲げ、左の膝裏に右足の甲が載るようにします。「く」の字が左右偏りの矯正形であるとしたら、この（逆）「4」の字は捻れの矯正形になります。

どちらの膝を曲げて（逆）「4」の字を作るかというと、首を捻りにくかった側、つまり、

②から

③右手は手の平を下にして顔の横に、左手は手の甲を下にして下方に

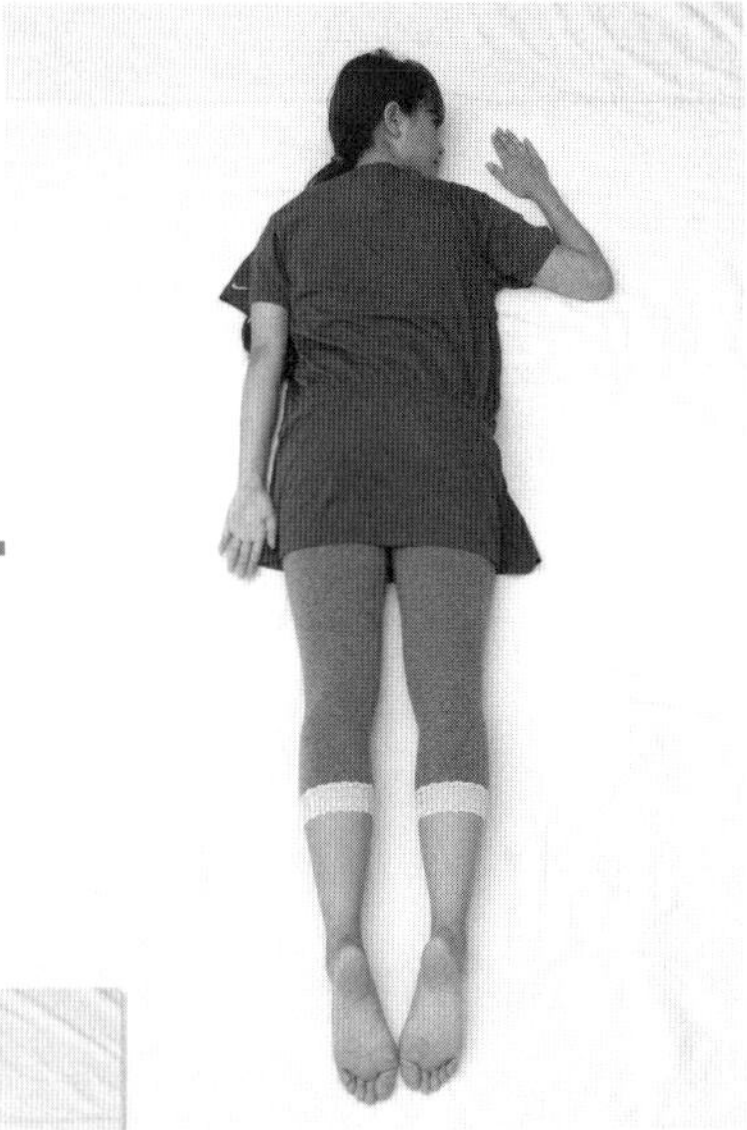

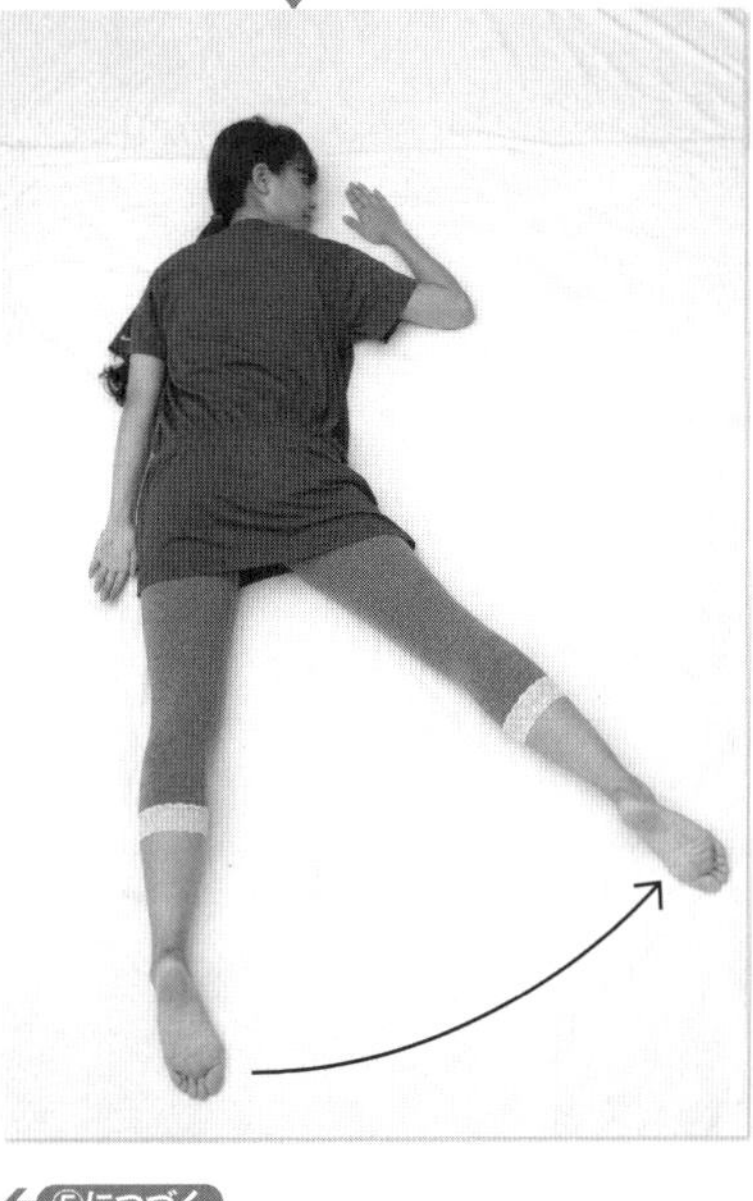

④右脚を横に開き

⑤につづく

この場合は右脚ということになります。それは当然、既に首を矯正するために向いている方向とも一致します。つまり、捻れを矯正する（逆）「4」の字を作るために膝を曲げる脚は、顔を向いているのと同じ側ということになります。

こうしたことから、左右＋捻れ矯正を一言で表現すると、左右偏りを矯正する（逆）「く」の字の形と捻れを矯正する（逆）「4」の字の形を組み合わせた体操ということになります。

そして、矯正の形を作るルールはきわめて単純、首を倒しにくい方向に、身体を（逆）「く」の字に曲げ、首を捻りにくい方向に顔を向け、顔が向いている側の膝を曲げて（逆）「4」の字を作る。あとは曲げた側の脚を持ち上げ、トントン矯正の原理に従って脚をストンと落とすだけです。

矯正のパターン（形）は4つだけです。1に続き、残りの3パターンを解説していきます。

←④から

⑤続いて、左脚を寄せる（この時、骨盤のラインは水平から大きくズレないこと）

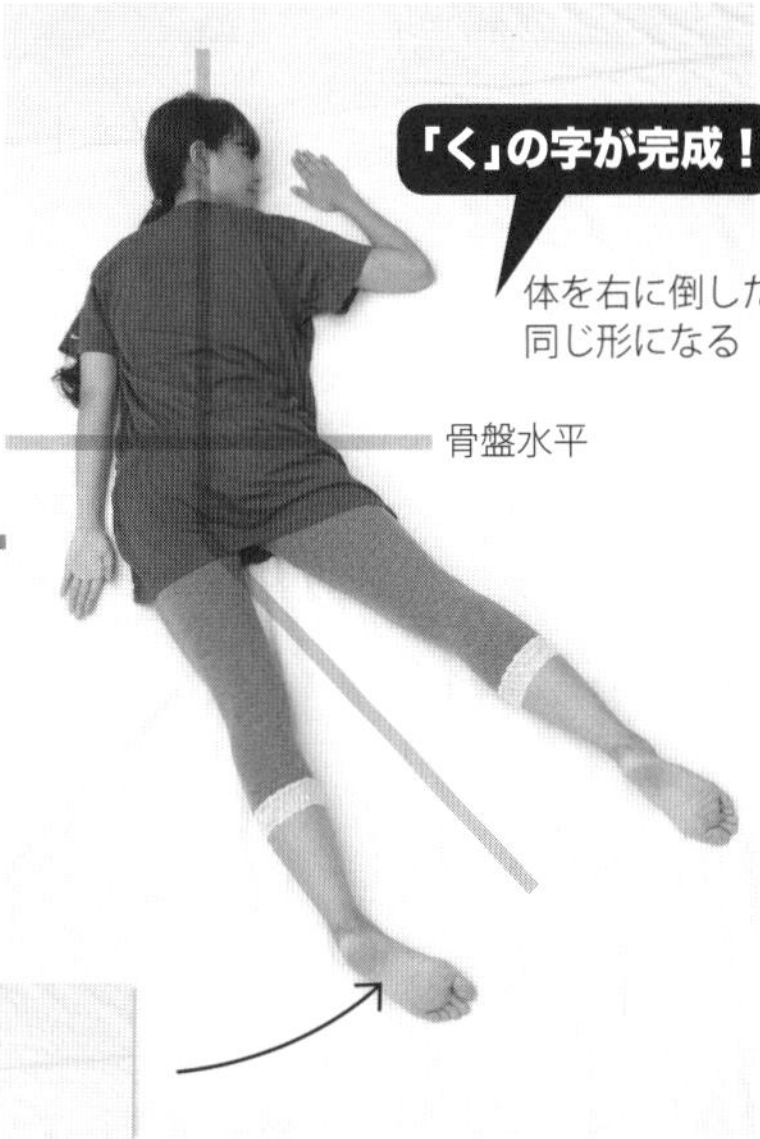

体を右に倒したのと同じ形になる

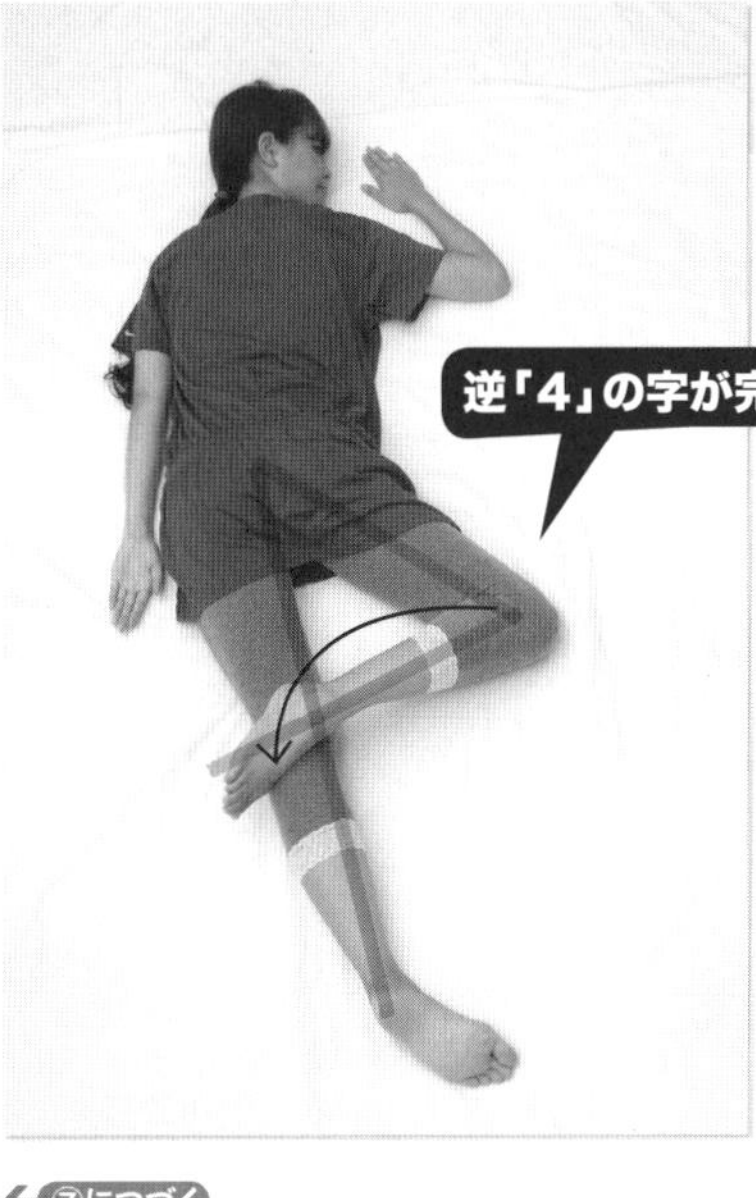

⑥顔が向いているのと同じ右側の膝を曲げ、右足を左の膝裏に載せる

←⑦につづく

⑥から

⑦矯正の形が完成したら、
右脚を 5cm ほど持ち上げ

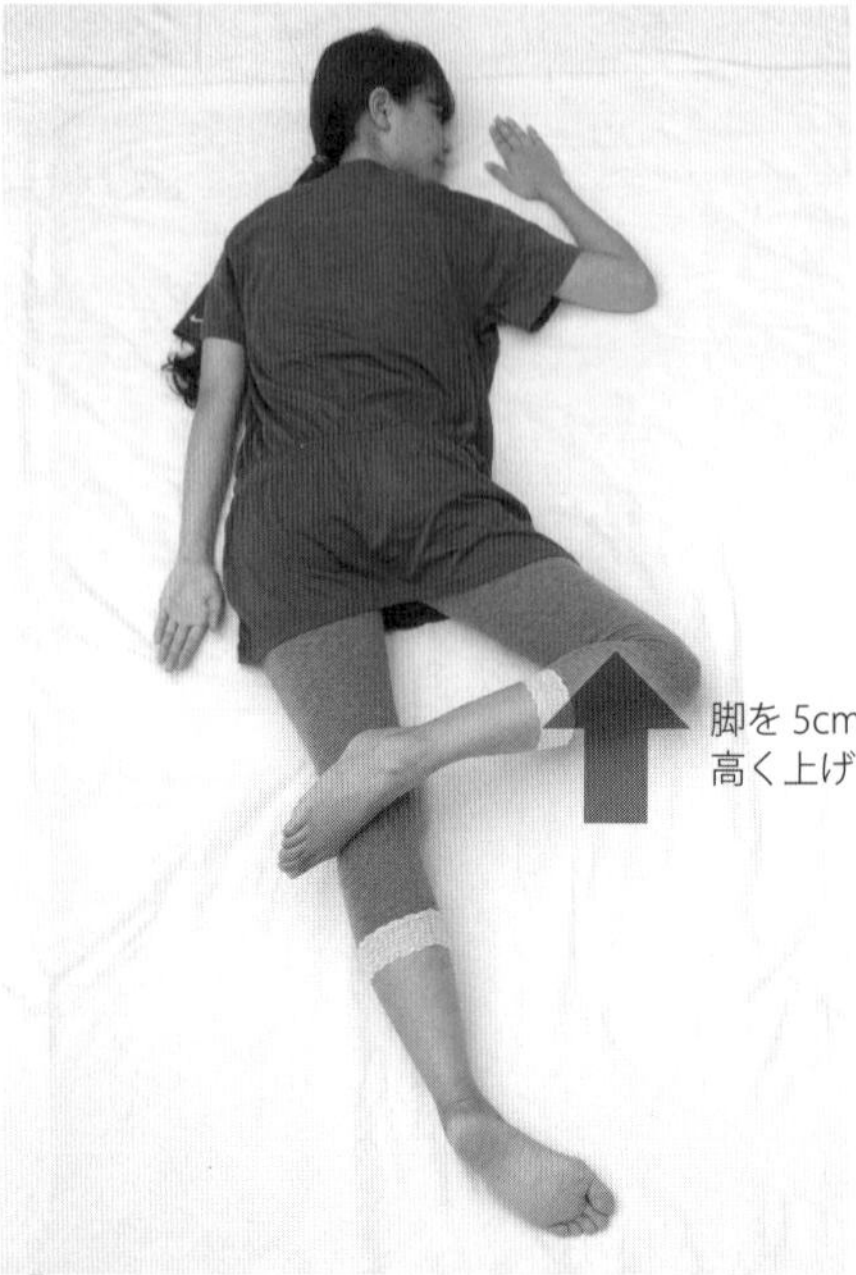

脚を 5cm ほど上げる。
高く上げると効果が低い

この時、体に余計な力を
入れないのがポイント

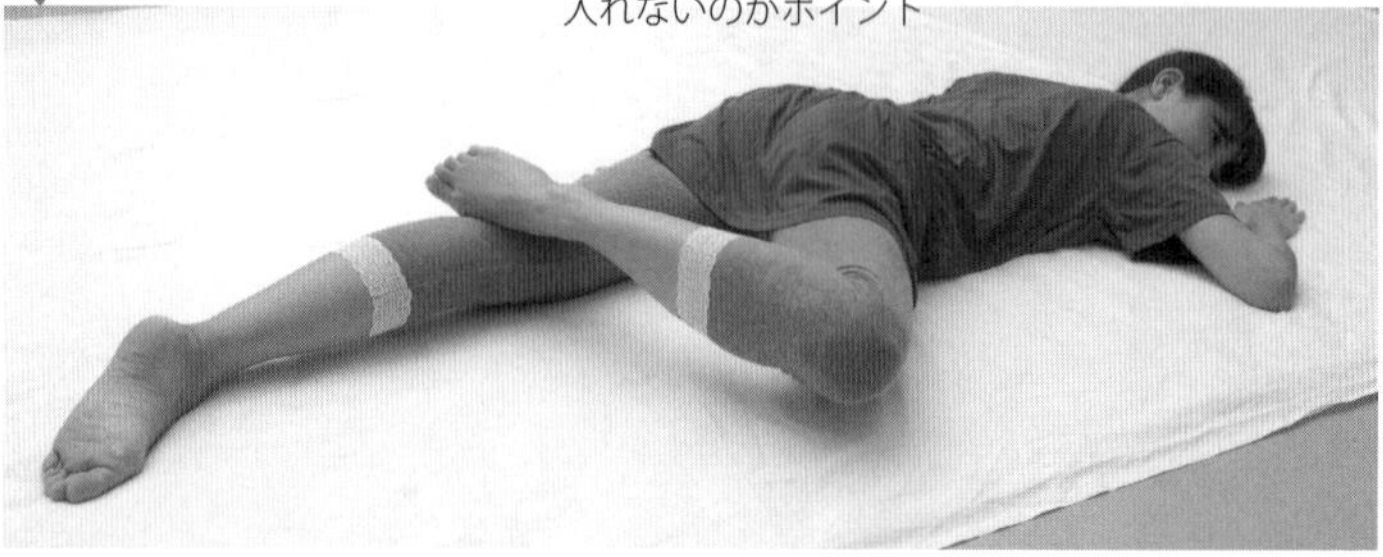

⑧ 3 ～ 5 秒間ほど保ったら

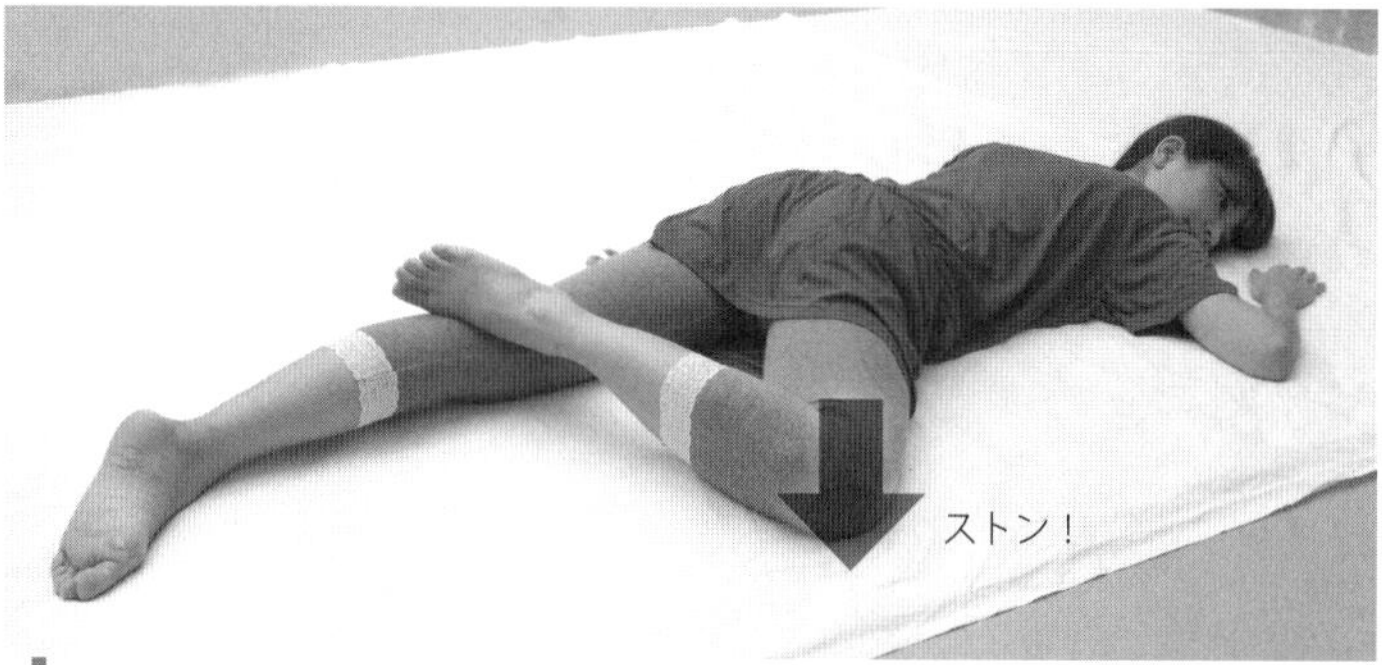

⑨瞬間脱力し、脚をストンと落とす

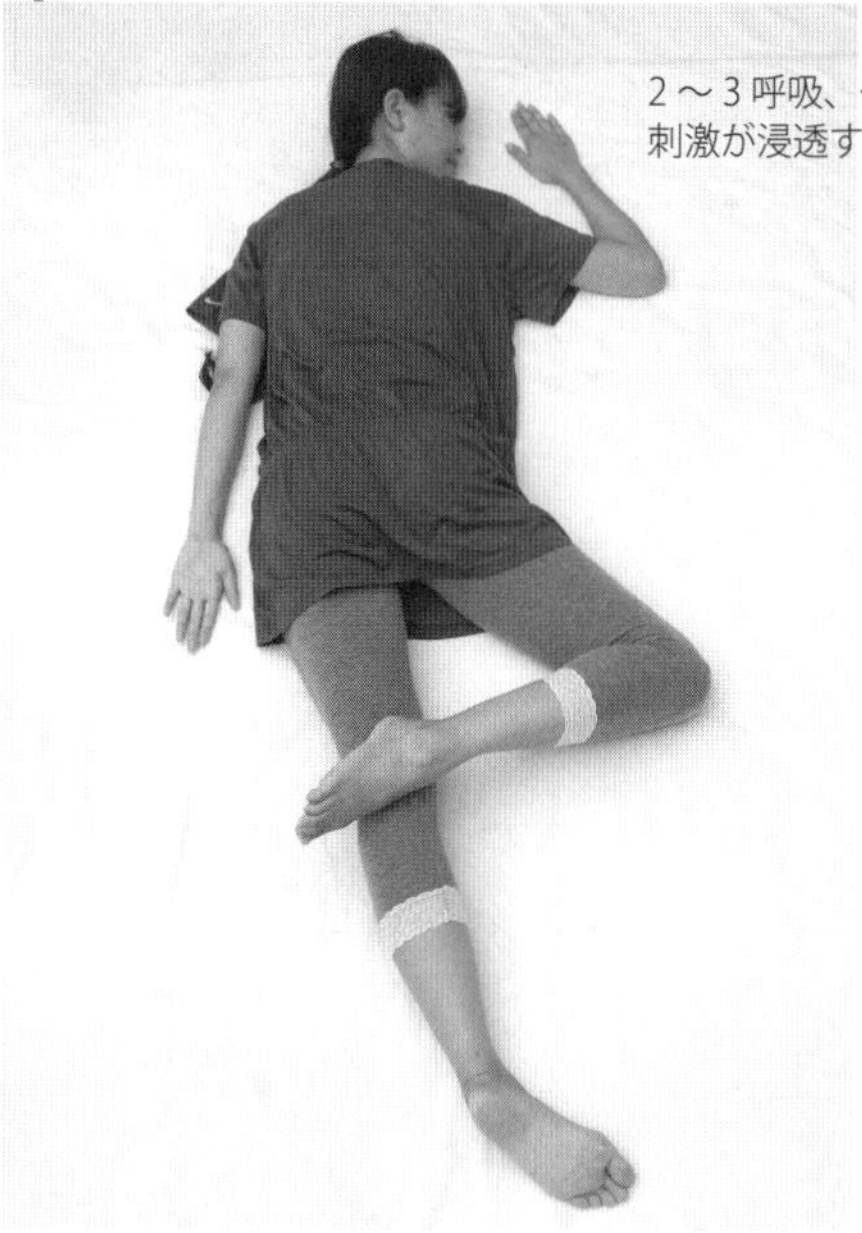

2～3呼吸、休んでいる間に
刺激が浸透する

⑩落とした時の姿勢のまま2～3呼吸し、息が静かになったら⑦に戻り、2～3回程度くり返す

➔パターン2

右＋Lの矯正（右に倒しづらく、左に向きにくい場合）
→左向き「く」の字体操

①最初に必ず動診を行う

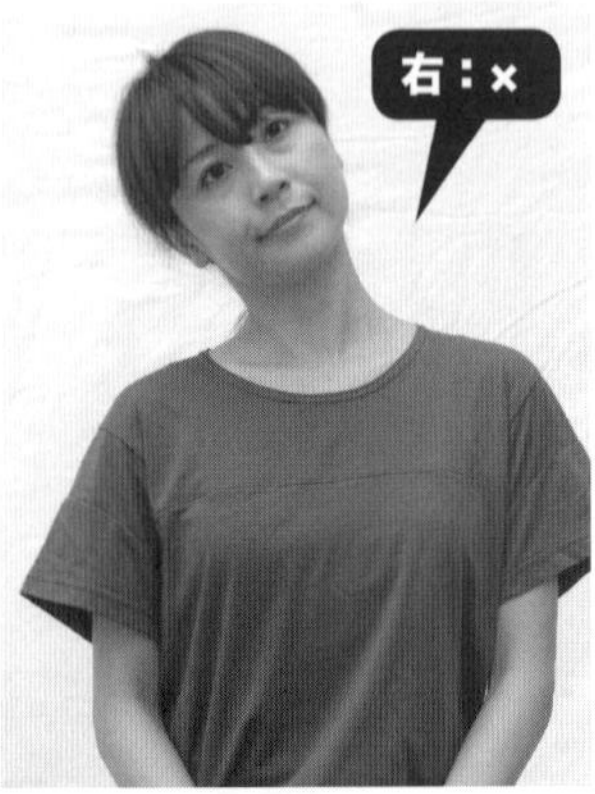

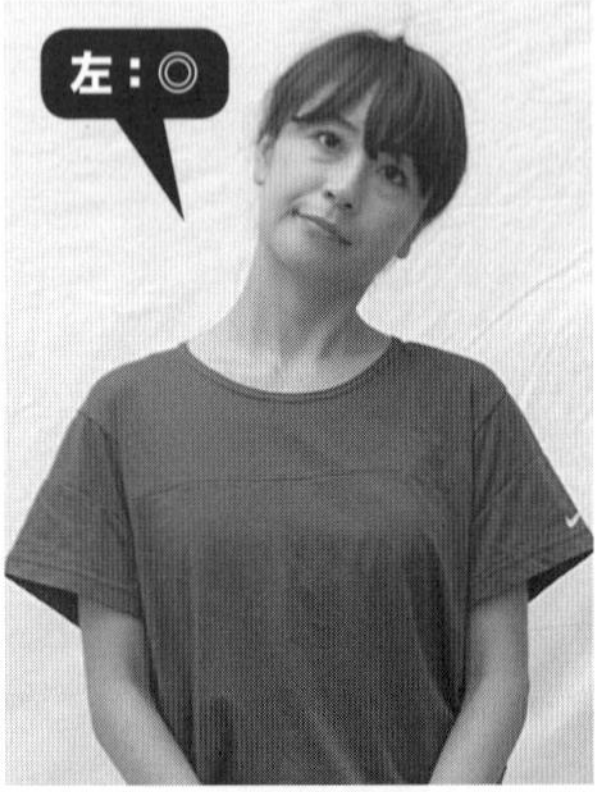

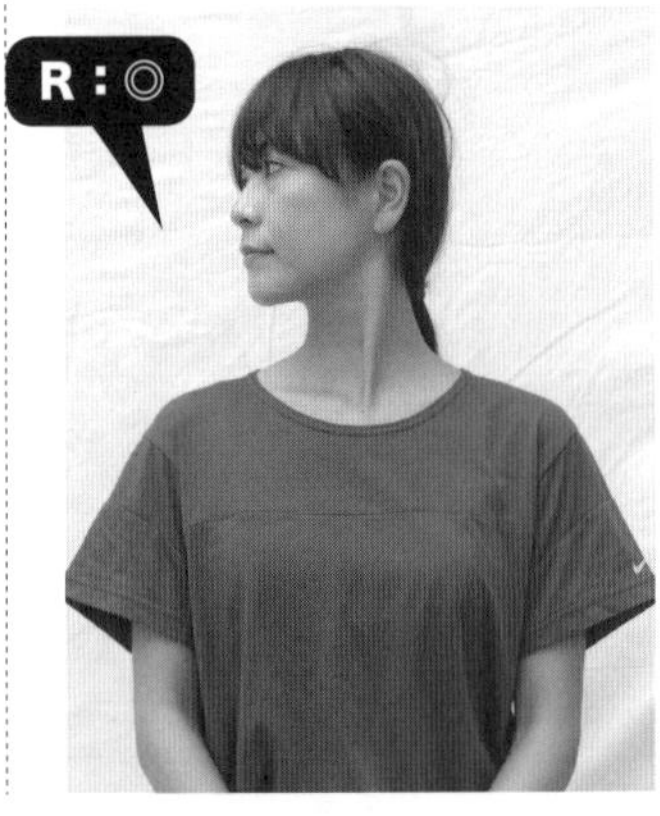

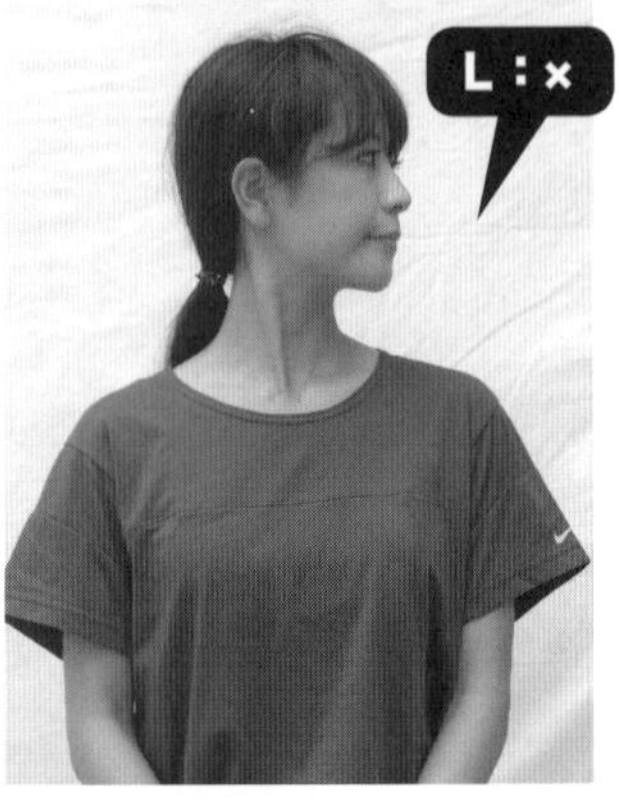

※左右と捻れの矯正に続いて正体術（前後矯正）を行うので、
この時点で前後の動診も行っておく

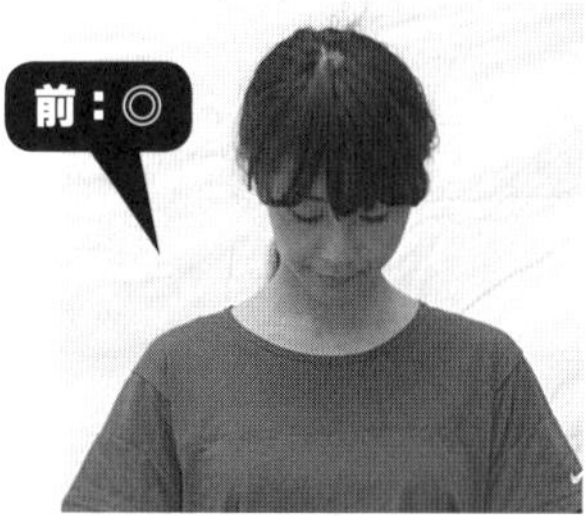

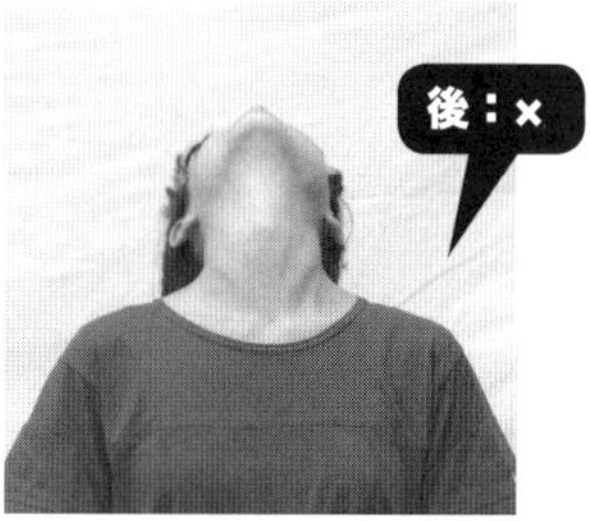

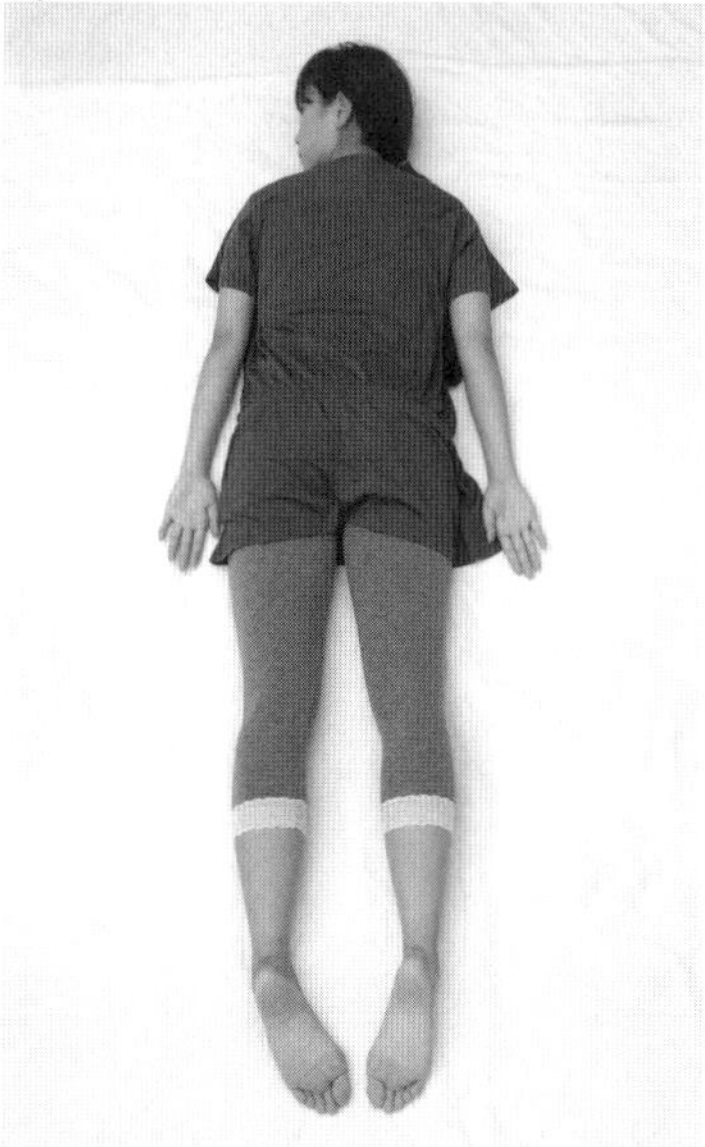

②うつ伏せになり、
顔は向きづらい左を向く

③につづく

←②から

③左手は手の平を下にして顔の横に、右手は手の甲を下にして下方に

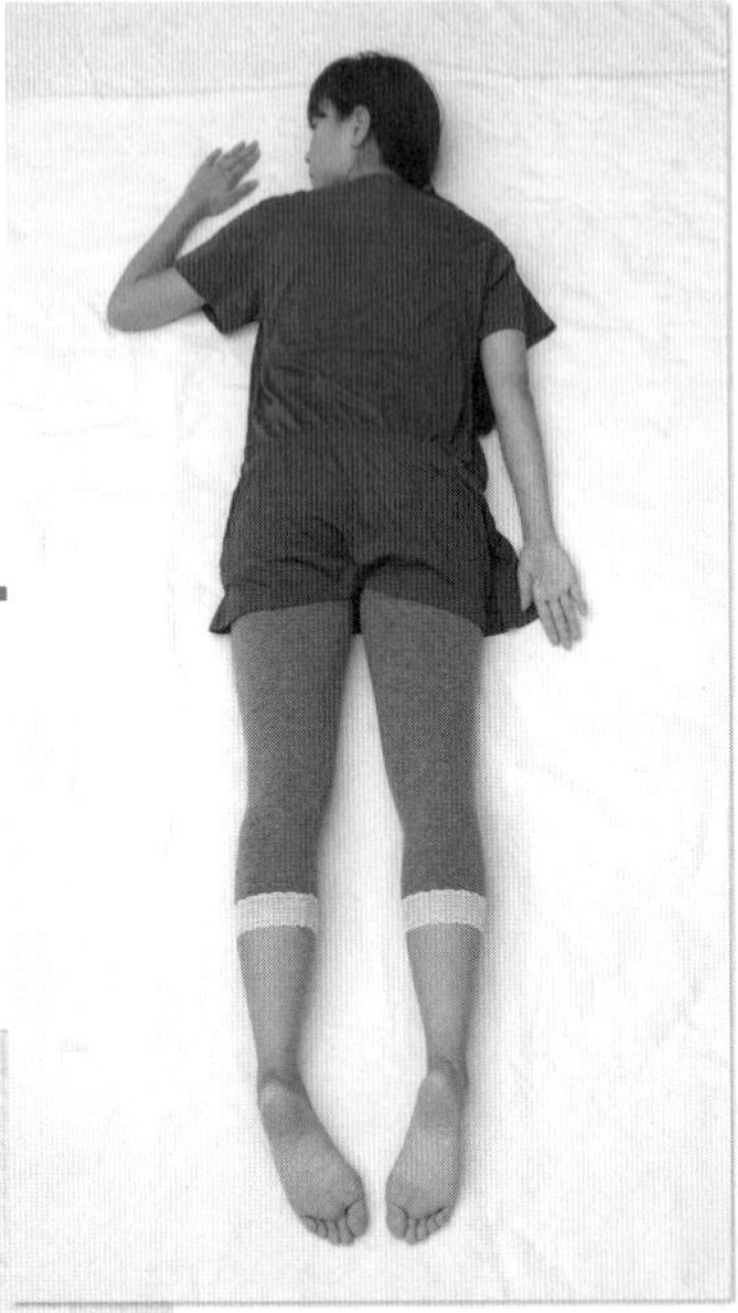

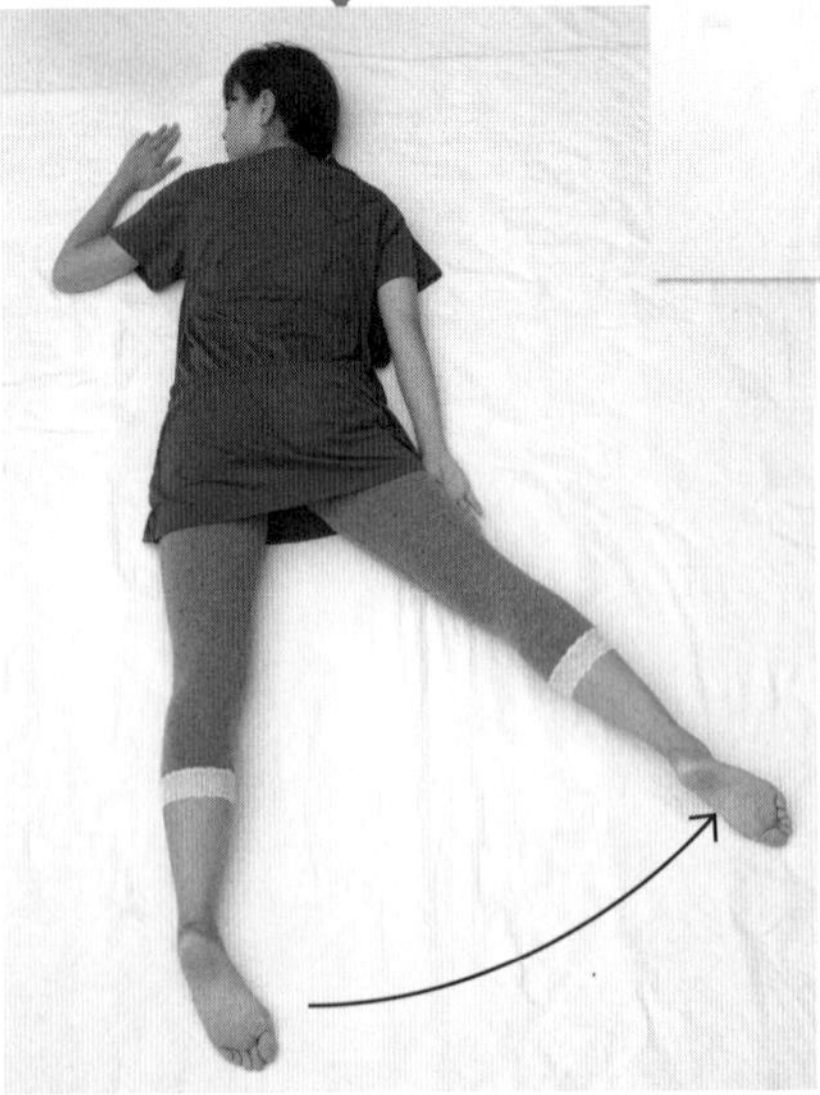

④右脚を横に開き

⑤続いて、左脚を寄せる（この時、骨盤のラインは水平から大きくズレないこと）

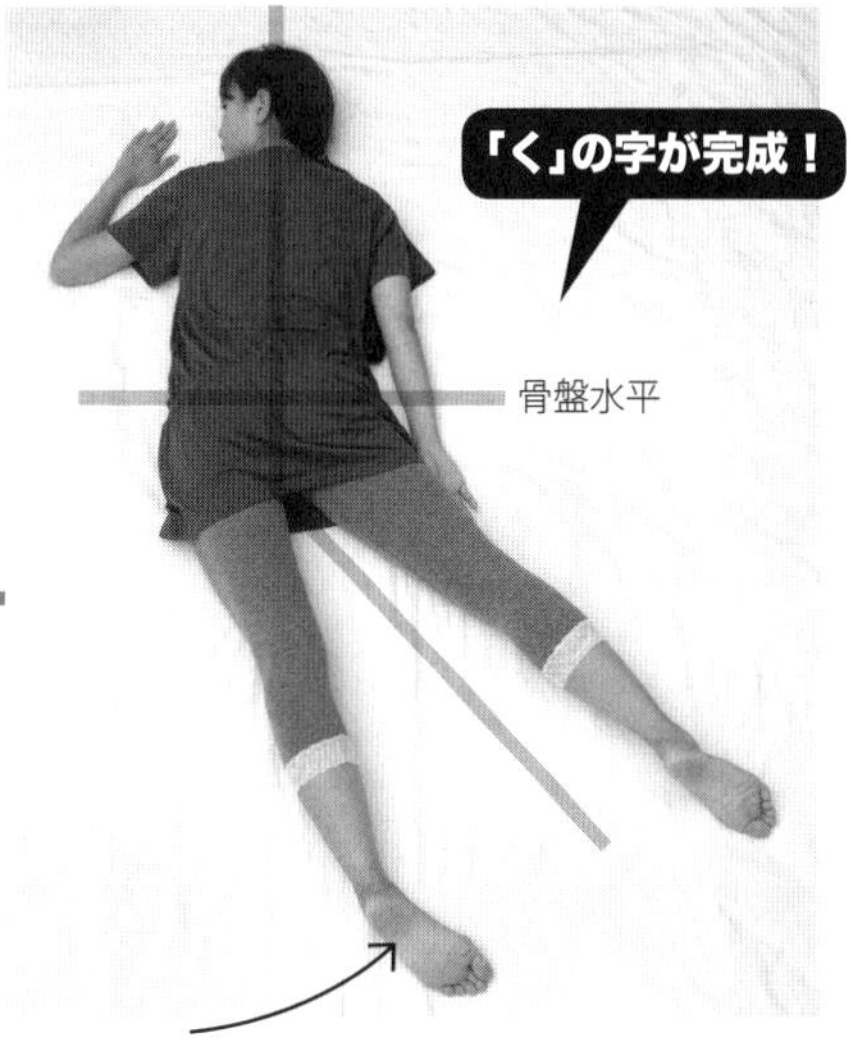

⑥顔が向いているのと同じ左側の膝を曲げ、左足を右の膝裏に載せる

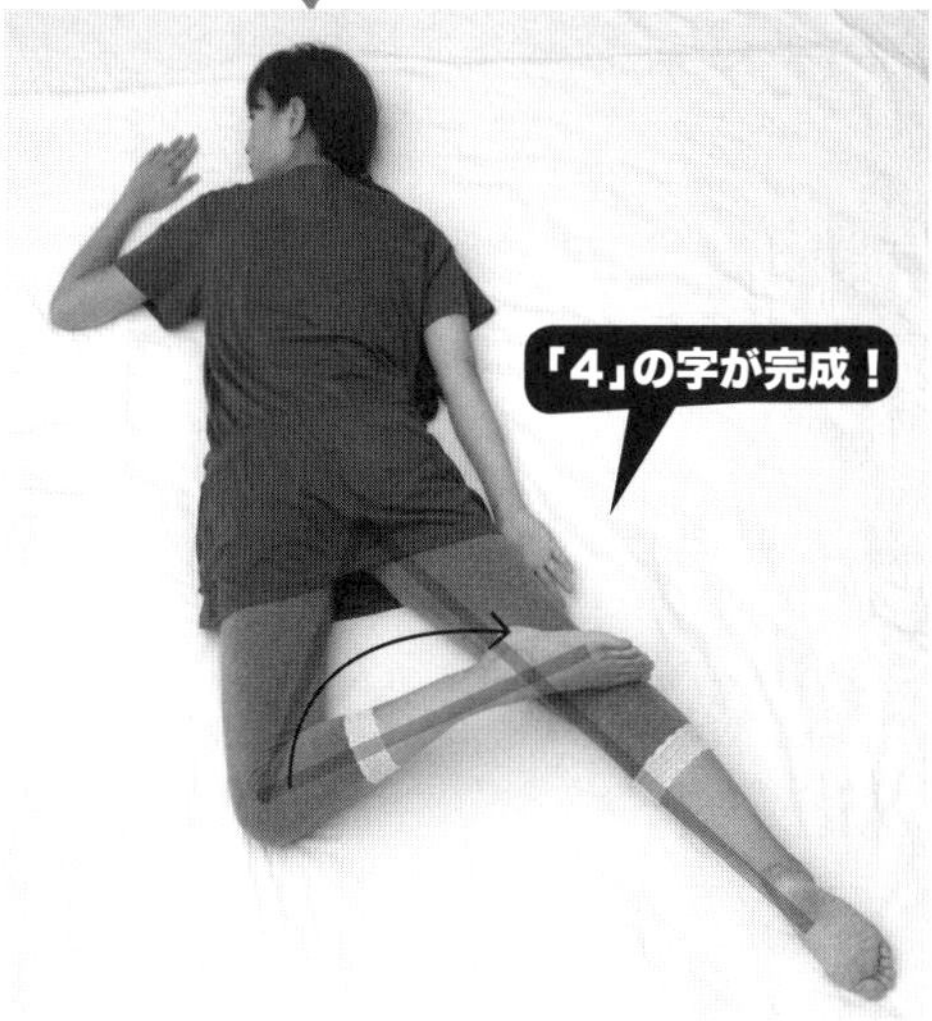

⑦につづく

←⑥から

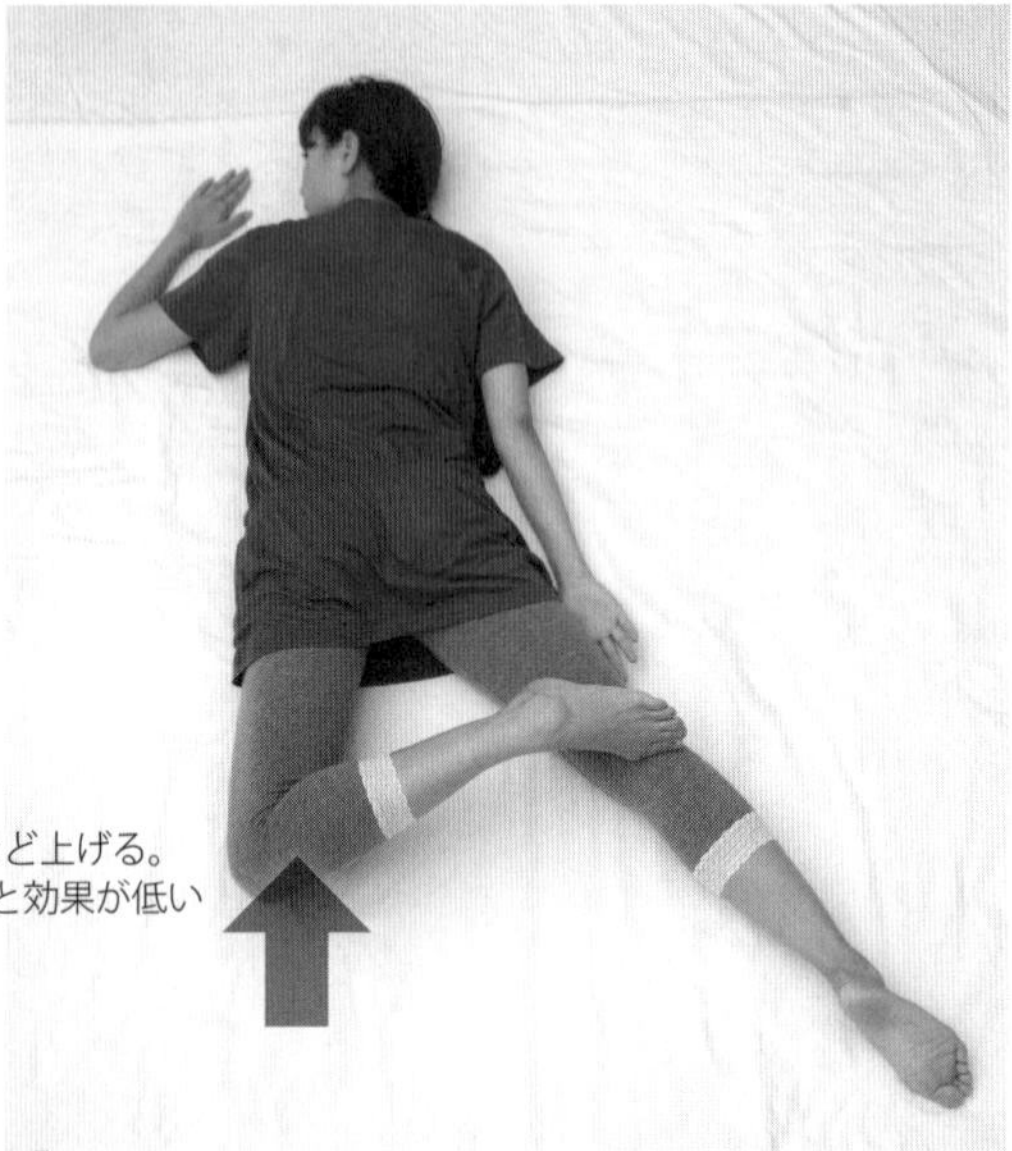

脚を 5cm ほど上げる。
高く上げると効果が低い

⑦矯正の形が完成したら、
左脚を 5cm ほど持ち上げ

この時、体に余計な力を
入れないのがポイント

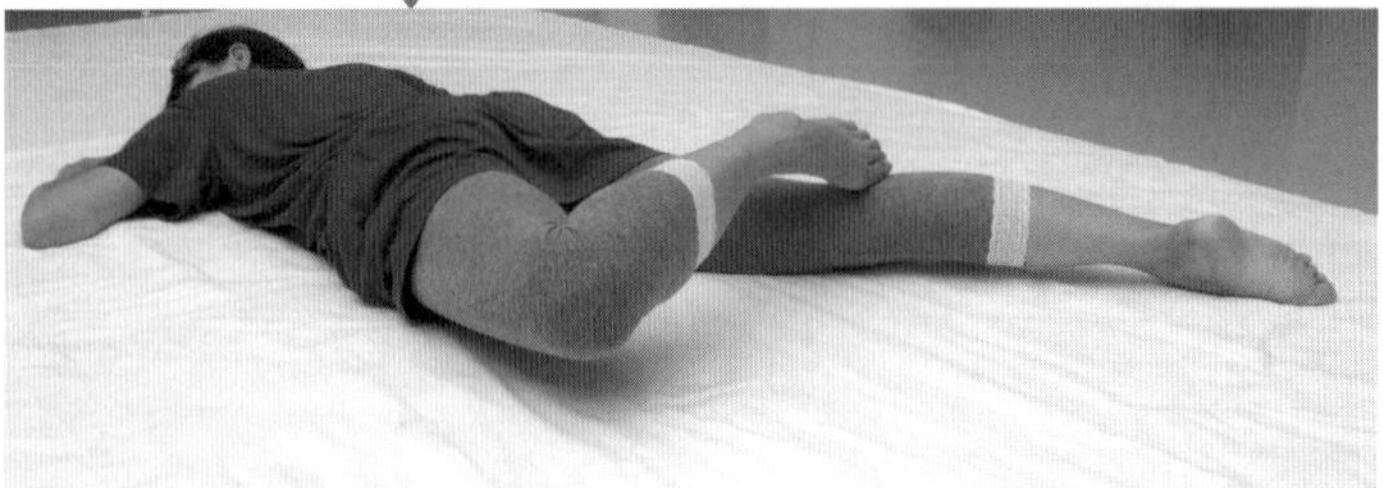

⑧ 3 ～ 5 秒間ほど保ったら

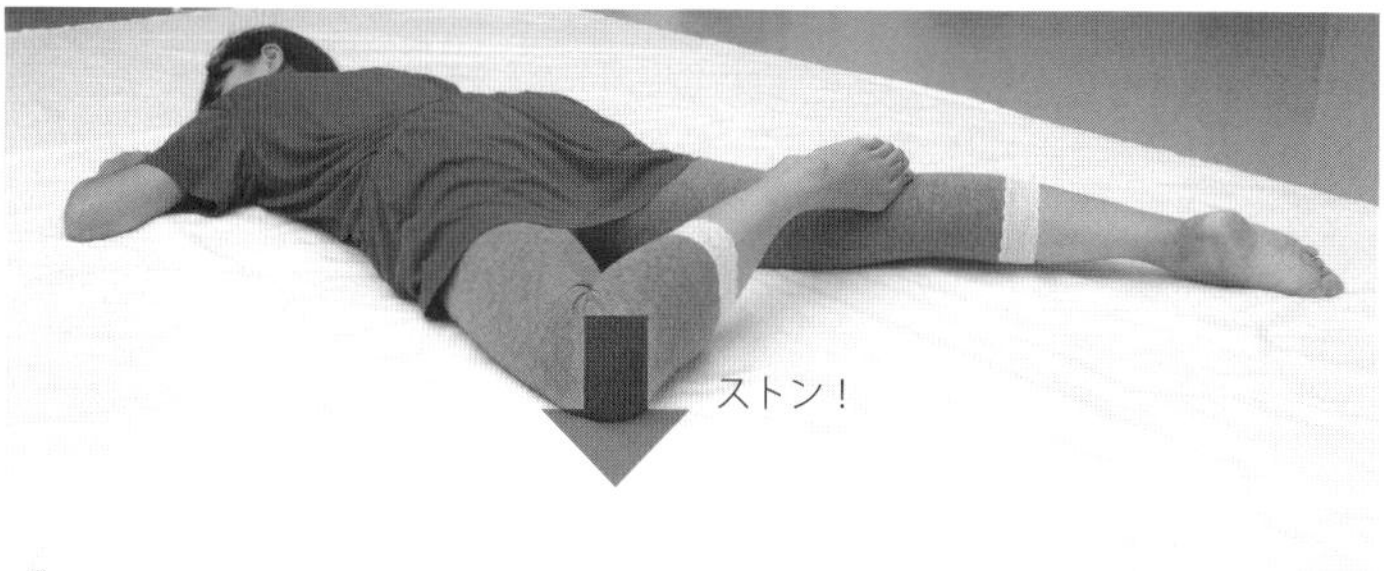
ストン！

⑨瞬間脱力し、脚をストンと落とす

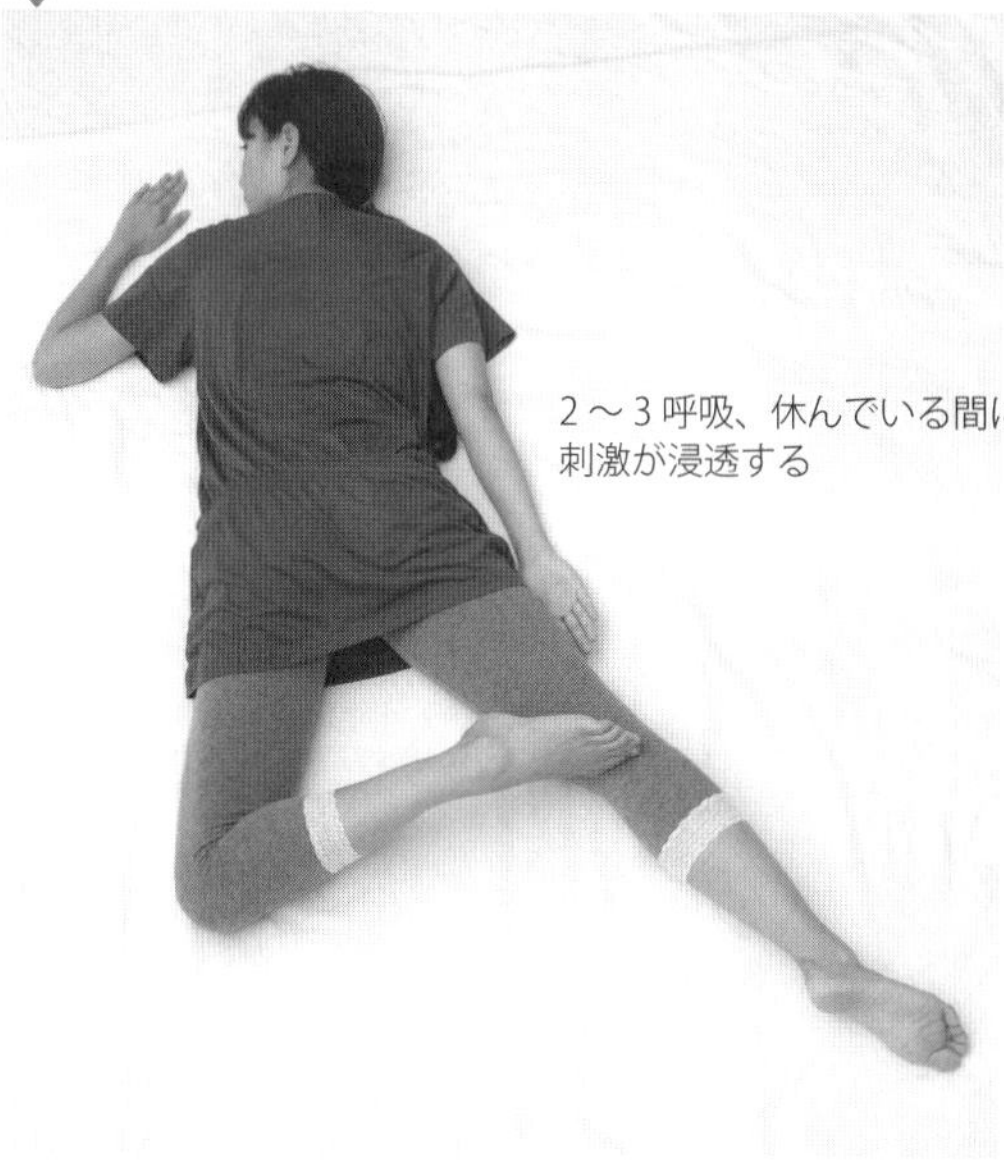
2～3呼吸、休んでいる間に
刺激が浸透する

⑩落とした時の姿勢のまま2～3呼吸し、息が静かになったら⑦に戻り、2～3回程度くり返す

➔パターン3

左＋Rの矯正（左に倒しづらく、右に向きにくい場合）
→右向き逆「く」の字体操

①最初に必ず動診を行う

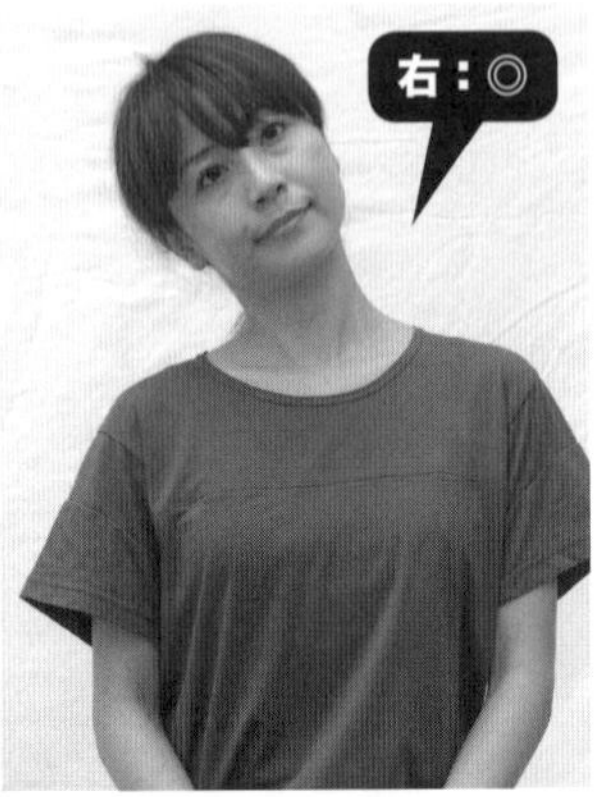

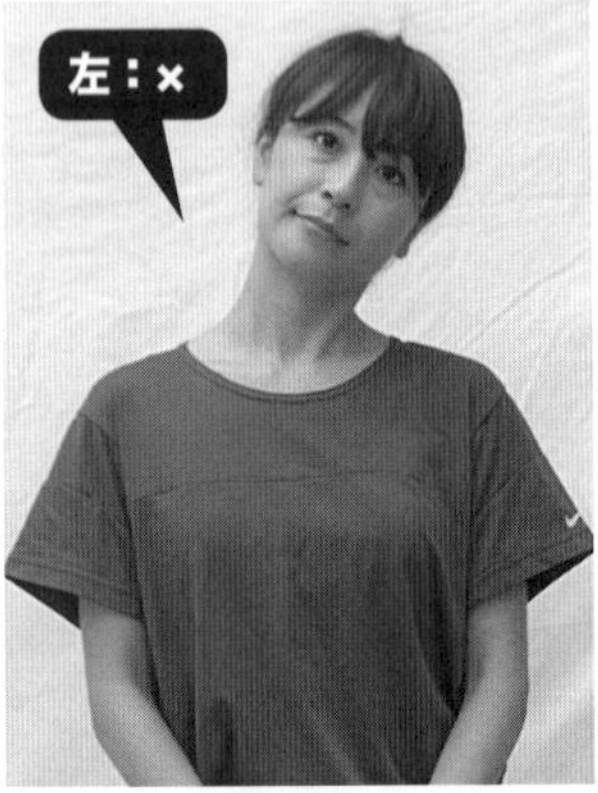

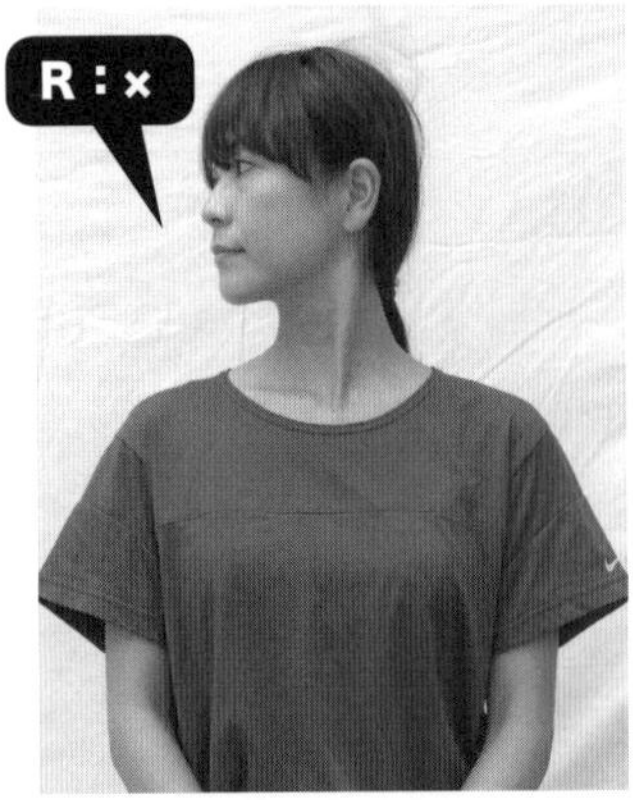

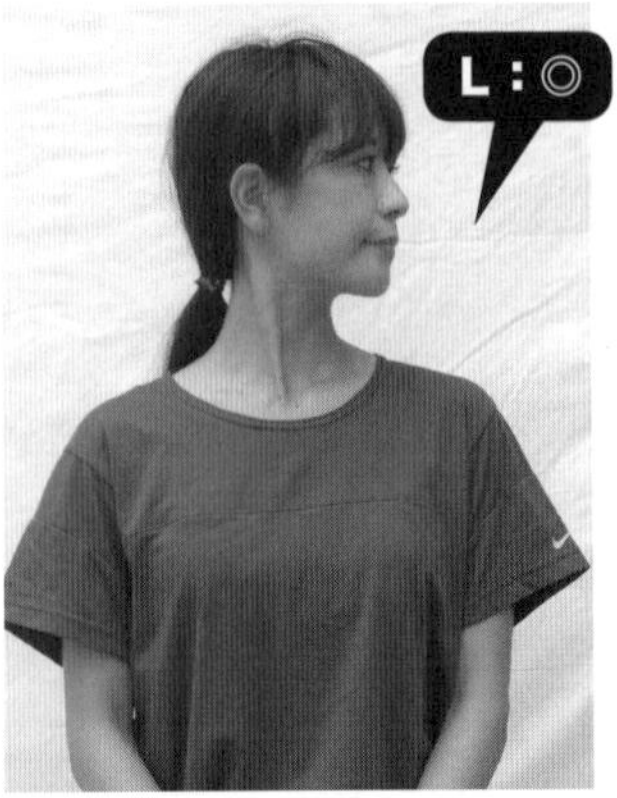

※左右と捻れの矯正に続いて正体術（前後矯正）を行うので、この時点で前後の動診も行っておく

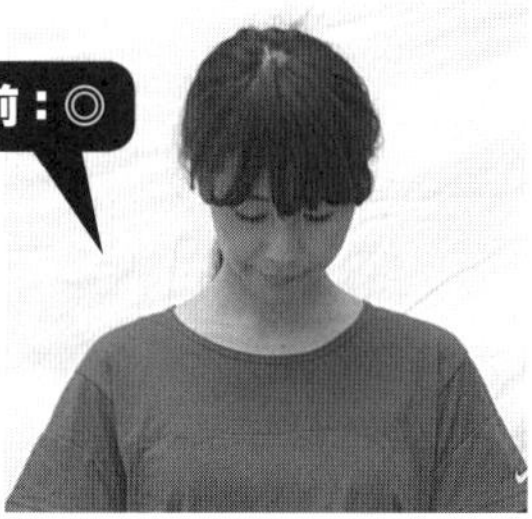

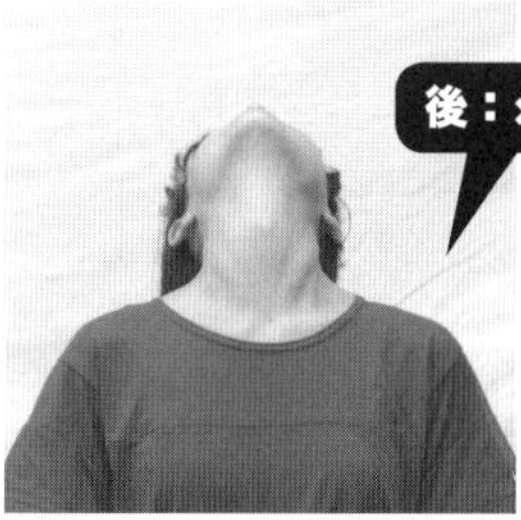

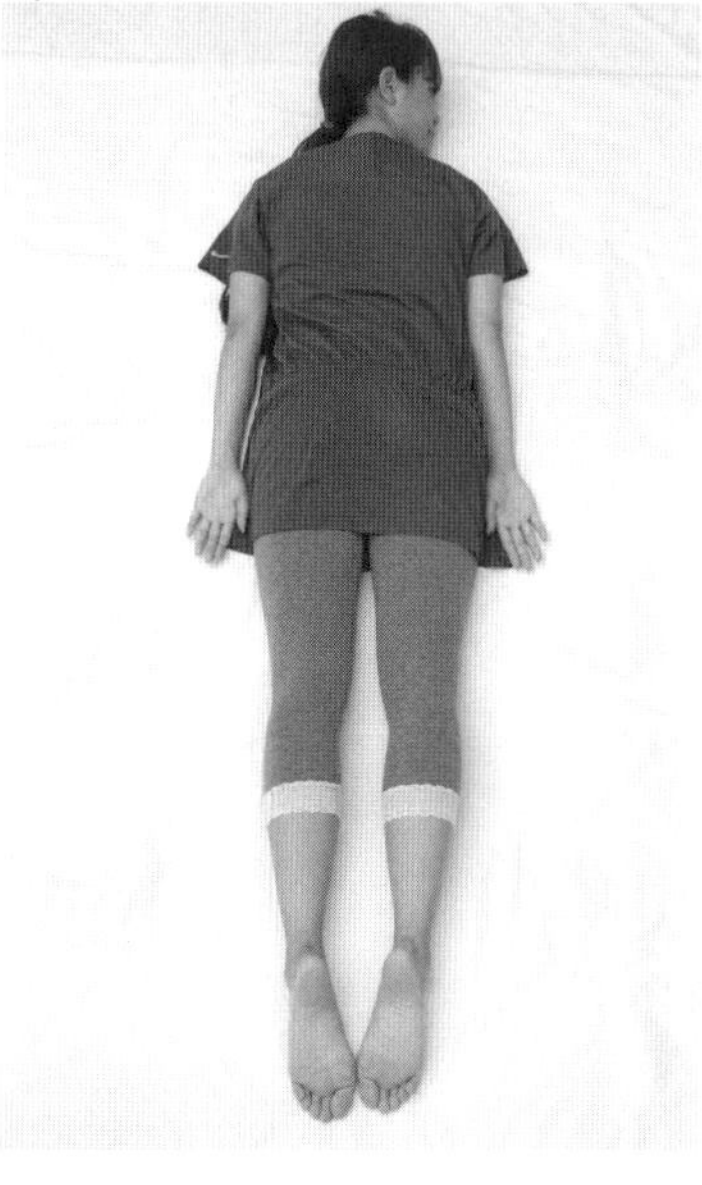

②うつ伏せになり、顔は向きづらい右を向く

③につづく

②から

③右手は手の平を下にして顔の横に、左手は手の甲を下にして下方に

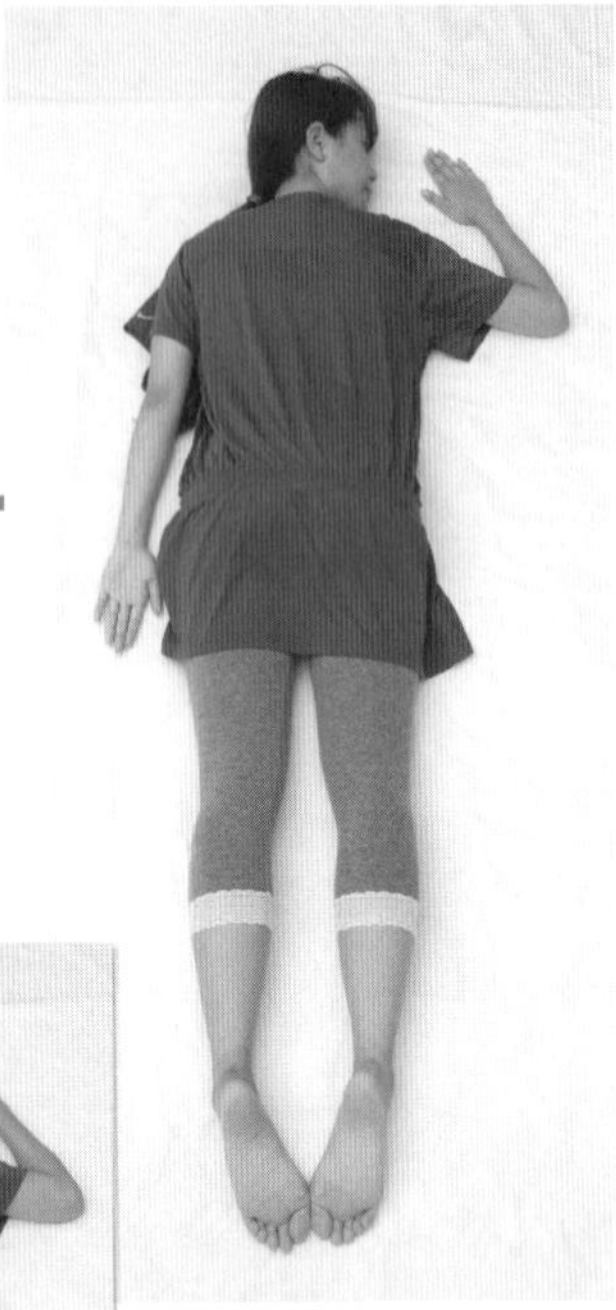

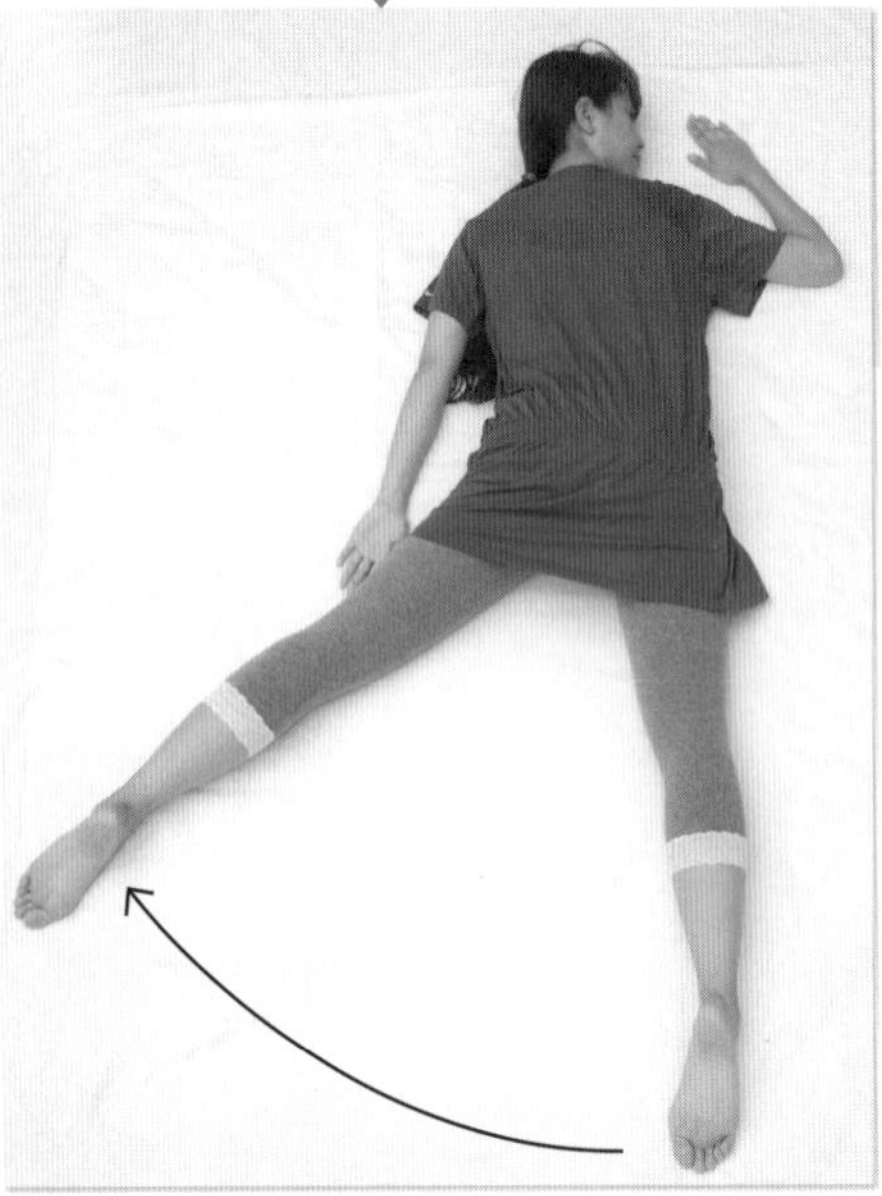

④左脚を横に開き

⑤続いて、右脚を寄せる（この時、骨盤のラインは水平から大きくズレないこと）

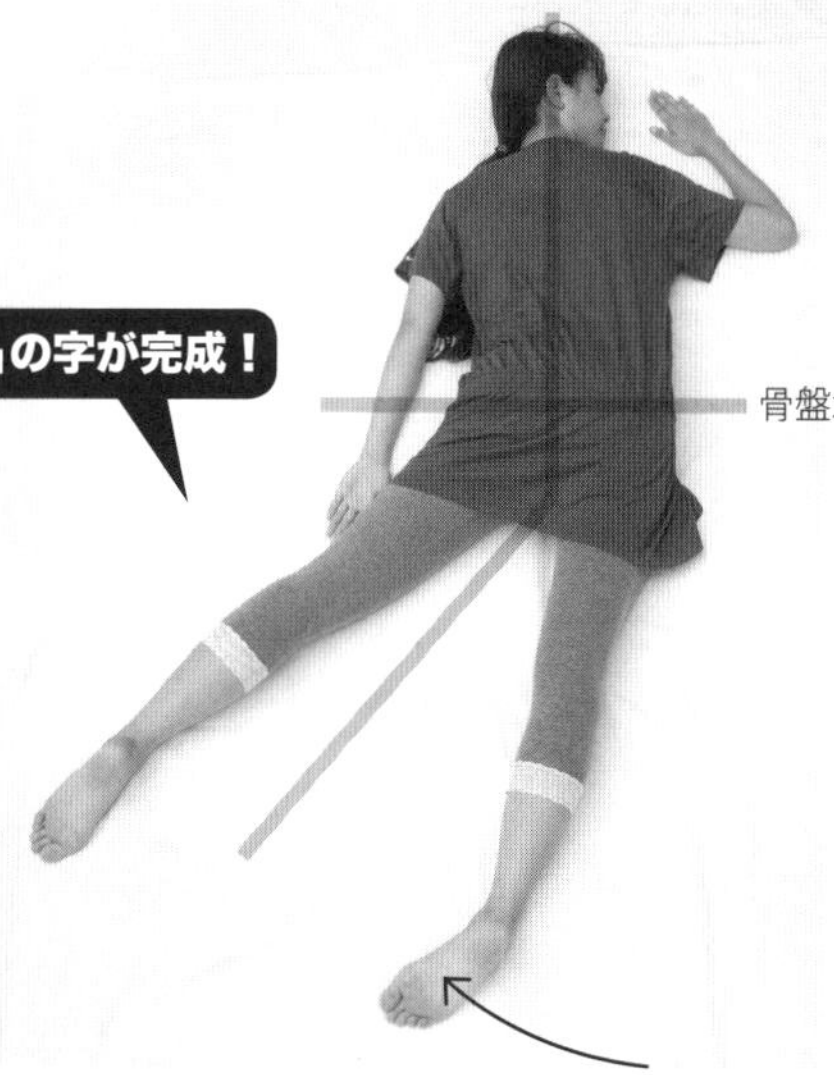

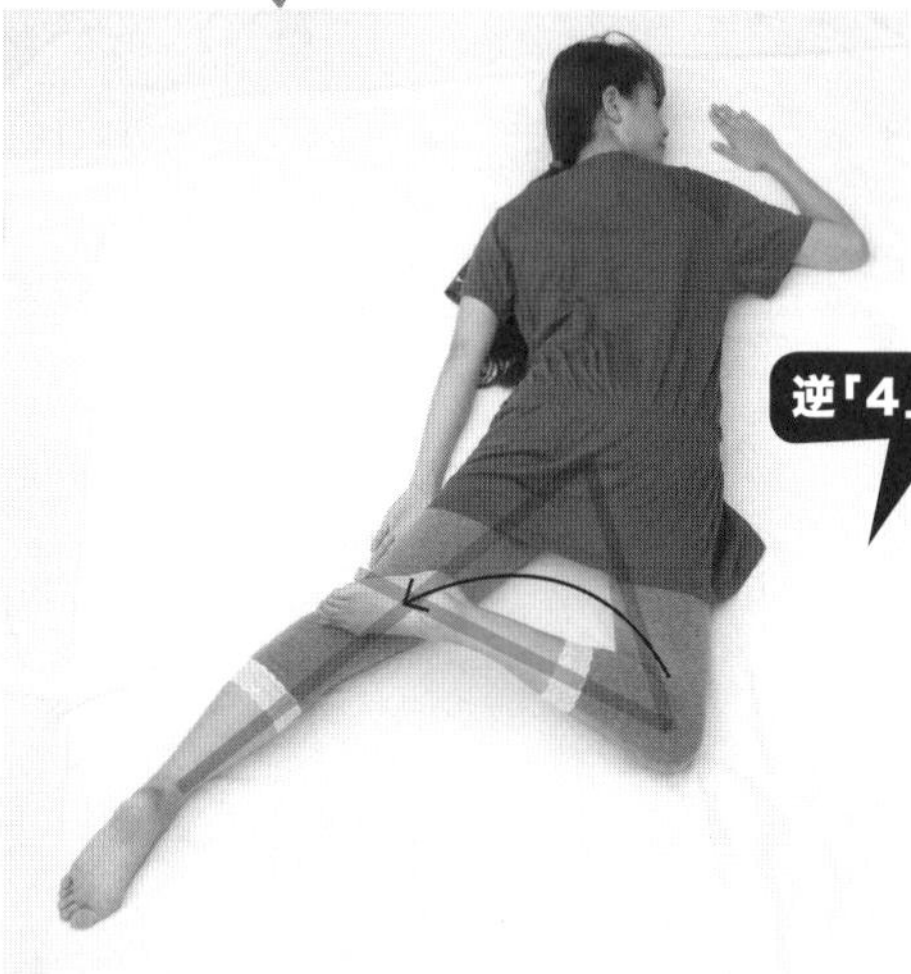

⑥顔が向いているのと同じ右側の膝を曲げ、右足を左の膝裏に載せる

⑦につづく

⑥から

⑦矯正の形が完成したら、右脚を 5cm ほど持ち上げ

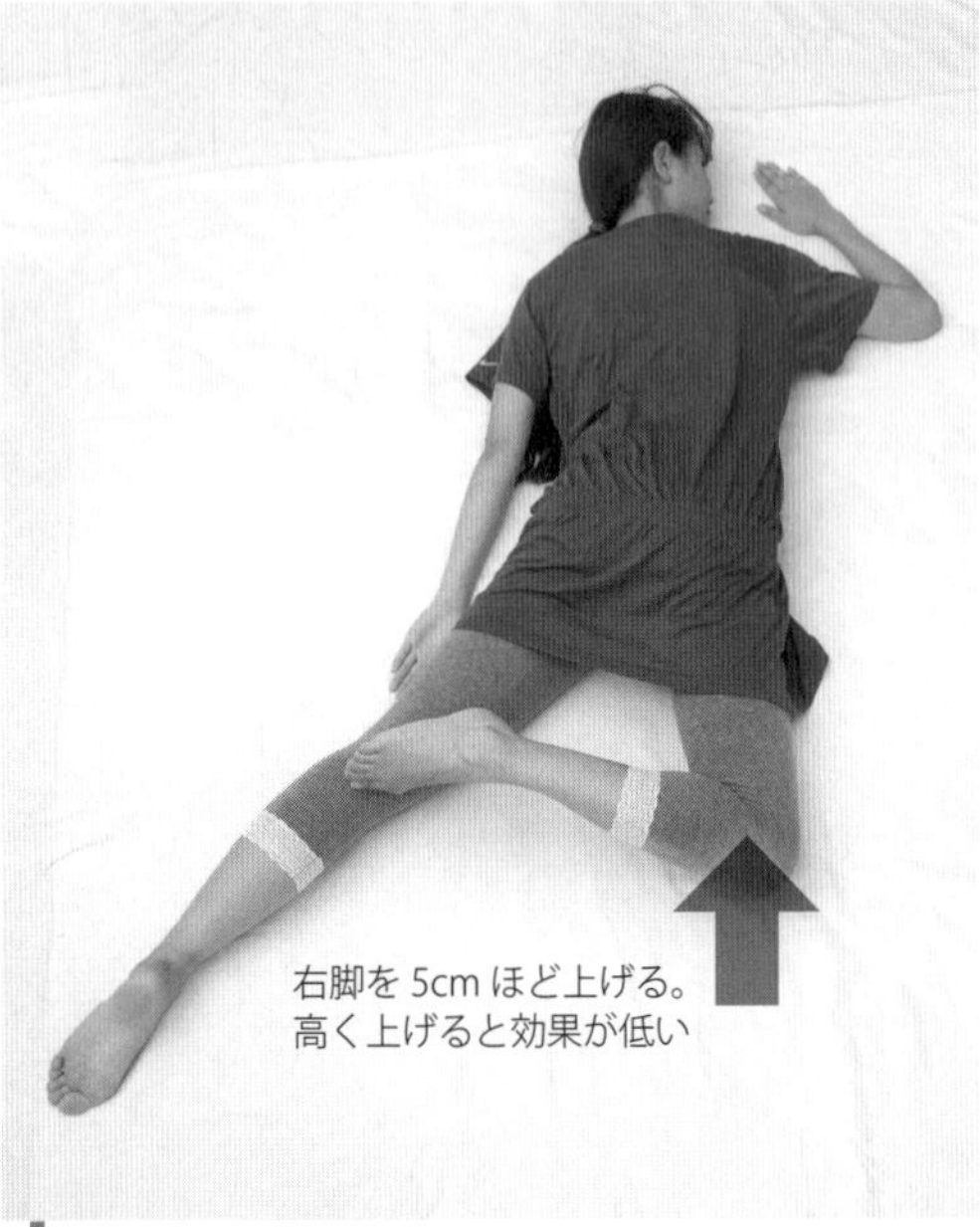
右脚を 5cm ほど上げる。
高く上げると効果が低い

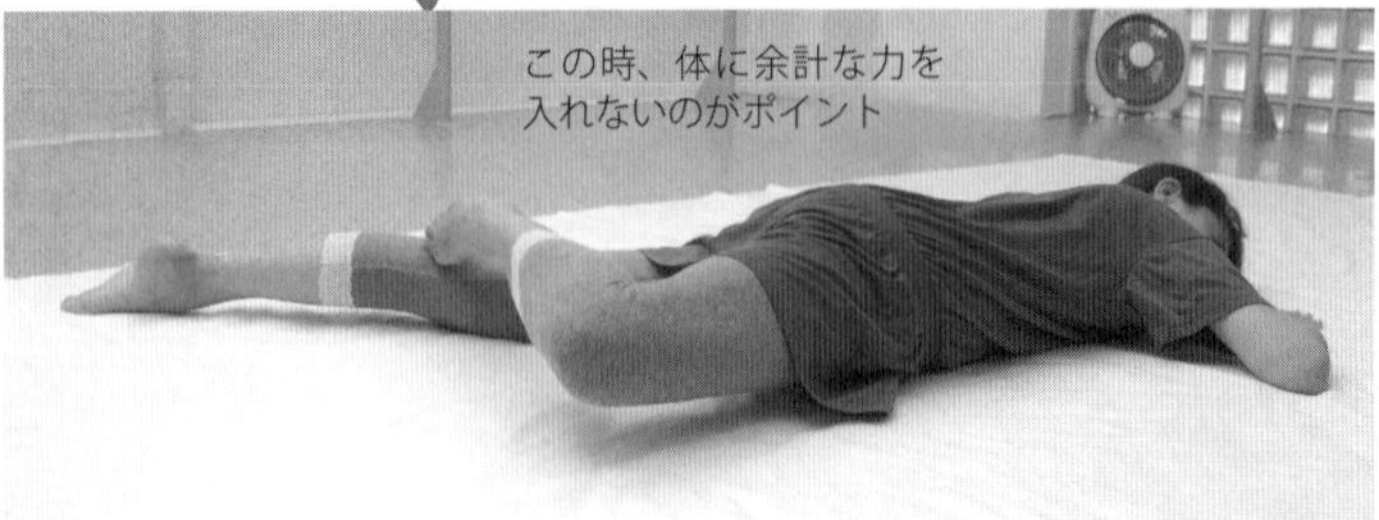
この時、体に余計な力を
入れないのがポイント

⑧ 3 ～ 5 秒間ほど保ったら

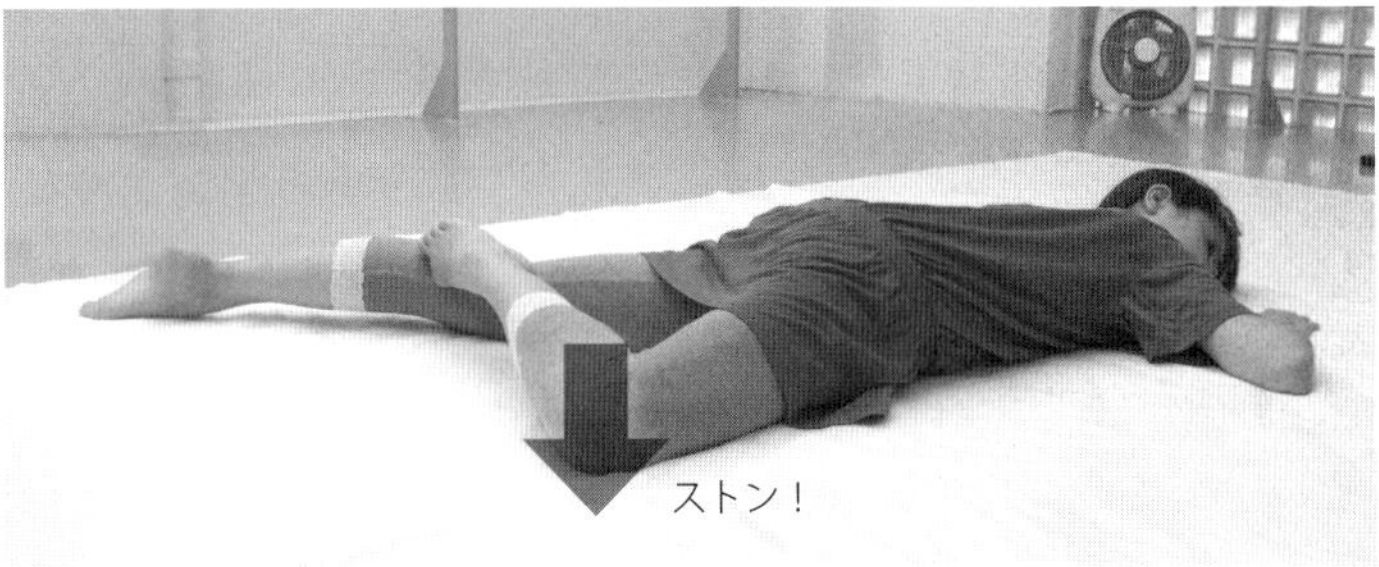
ストン！

⑨瞬間脱力し、脚をストンと落とす

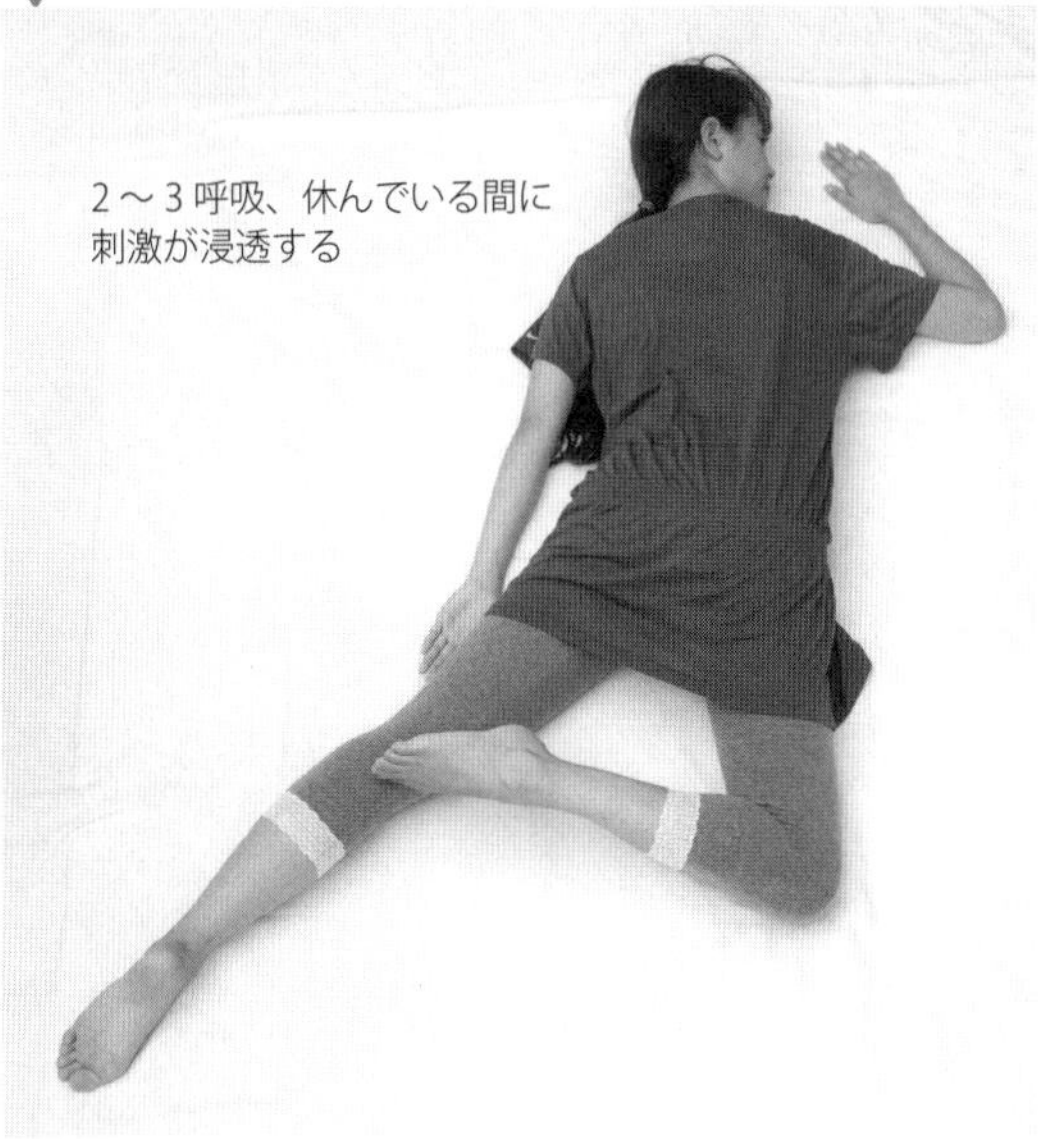
2～3呼吸、休んでいる間に
刺激が浸透する

⑩落とした時の姿勢のまま2～3呼吸し、息が静かになったら⑦に戻り、2～3回程度くり返す

➔パターン4

左＋Lの矯正（左に倒しづらく、左に向きにくい場合）
→左向き逆「く」の字体操

①最初に必ず動診を行う

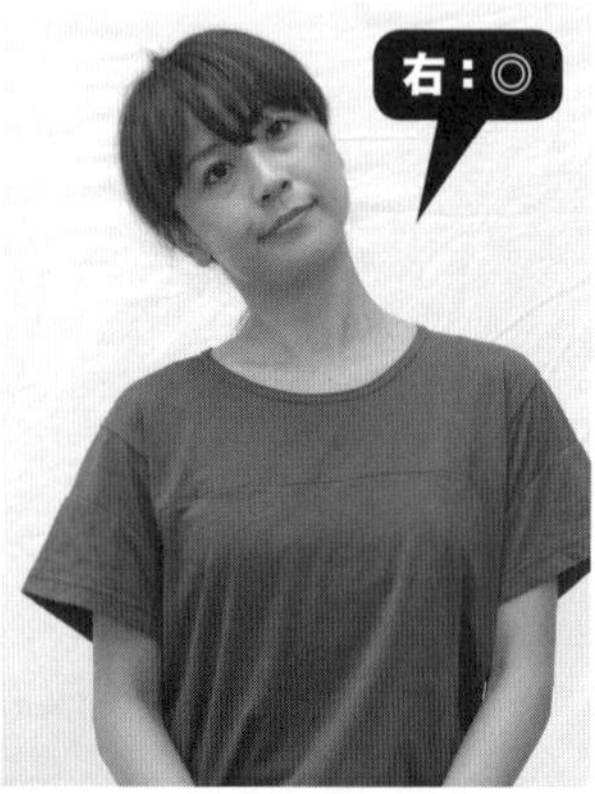

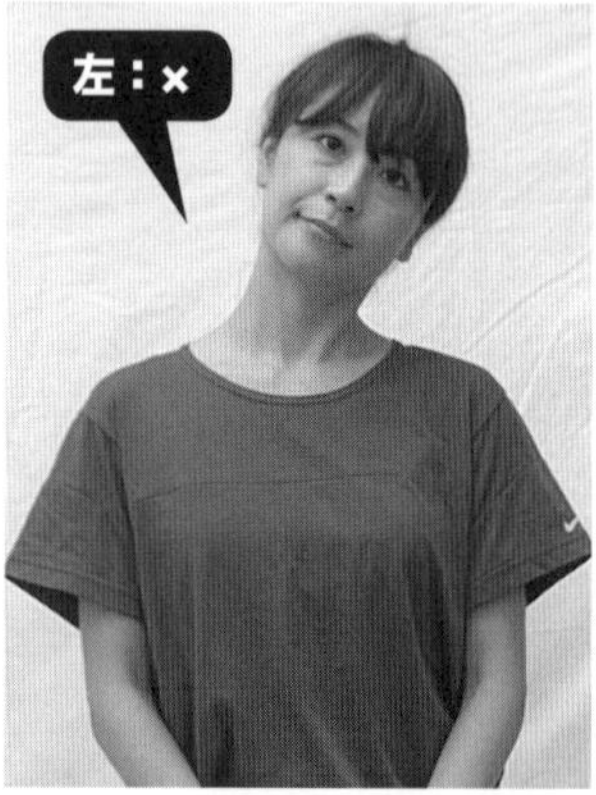

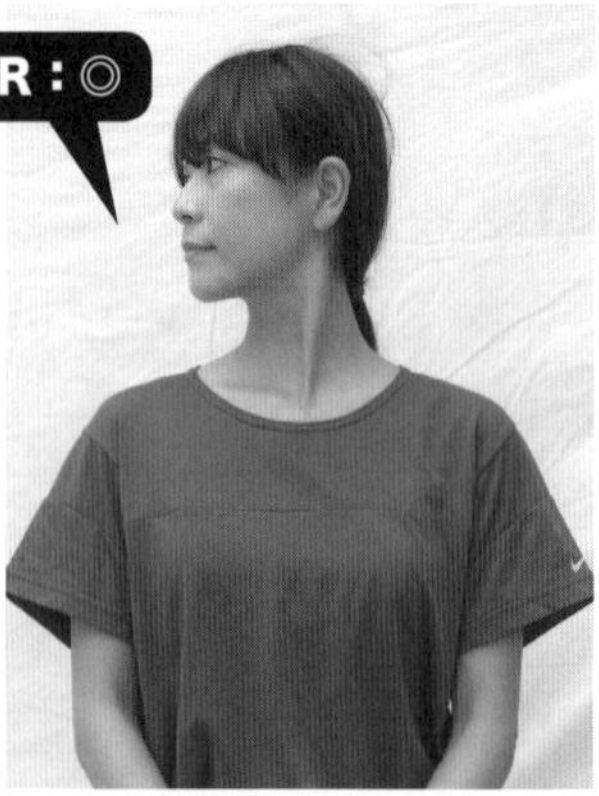

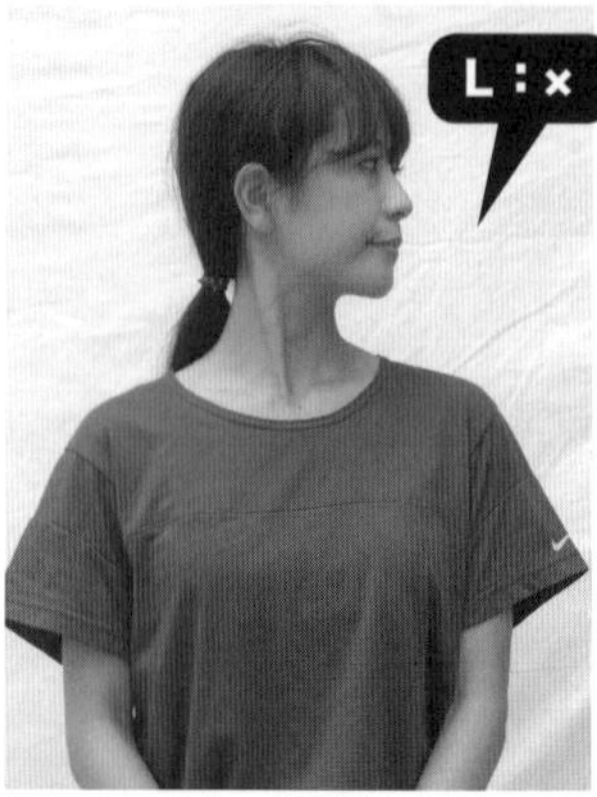

※左右と捻れの矯正に続いて正体術（前後矯正）を行うので、この時点で前後の動診も行っておく

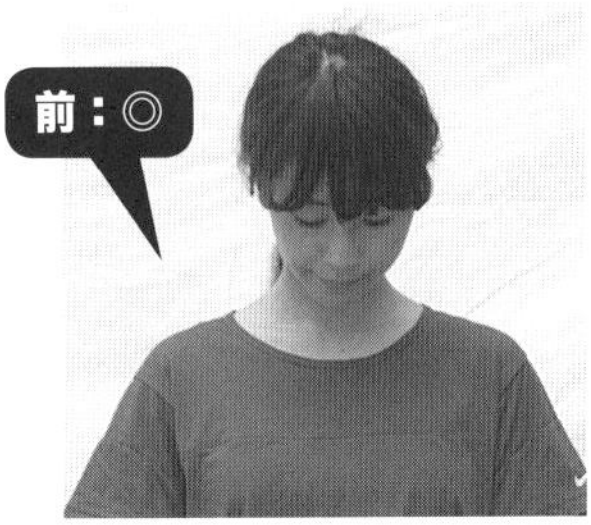

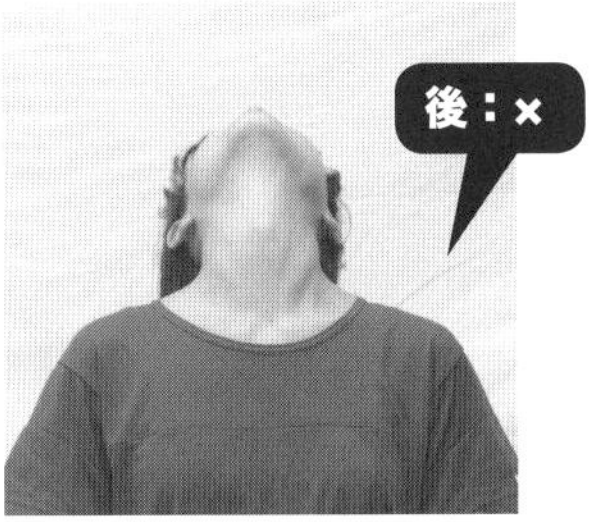

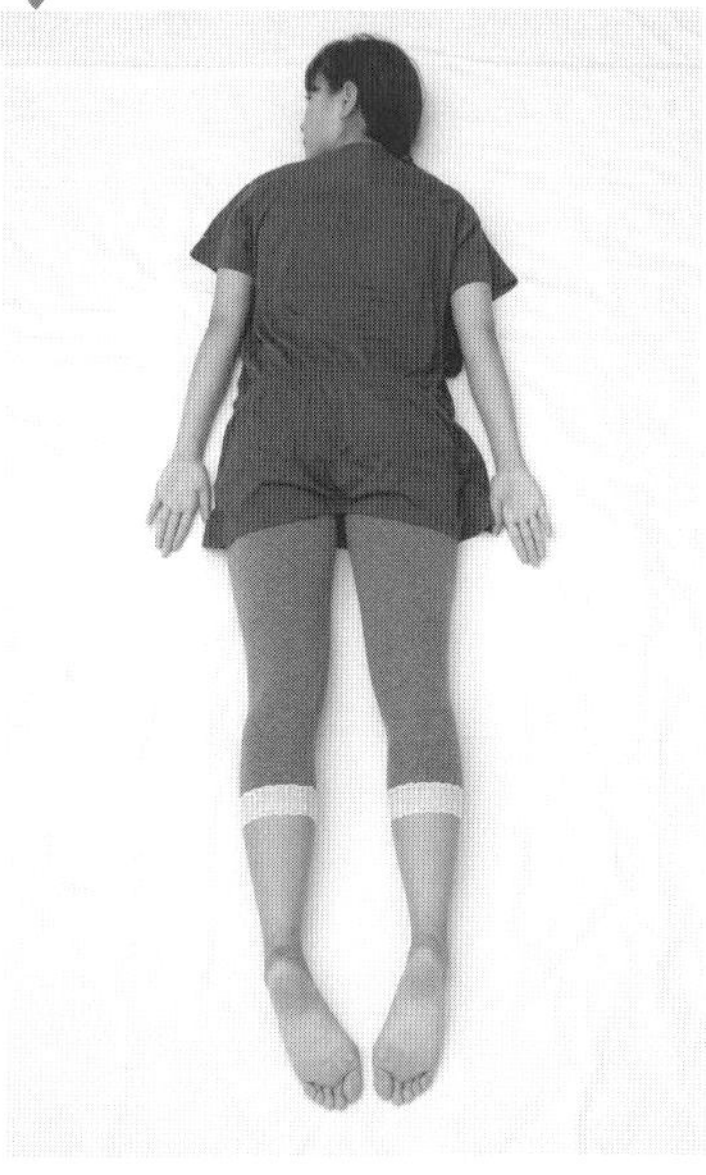

②うつ伏せになり、顔は向きづらい左を向く

③につづく

②から

③左手は手の平を下にして顔の横に、右手は手の甲を下にして下方に

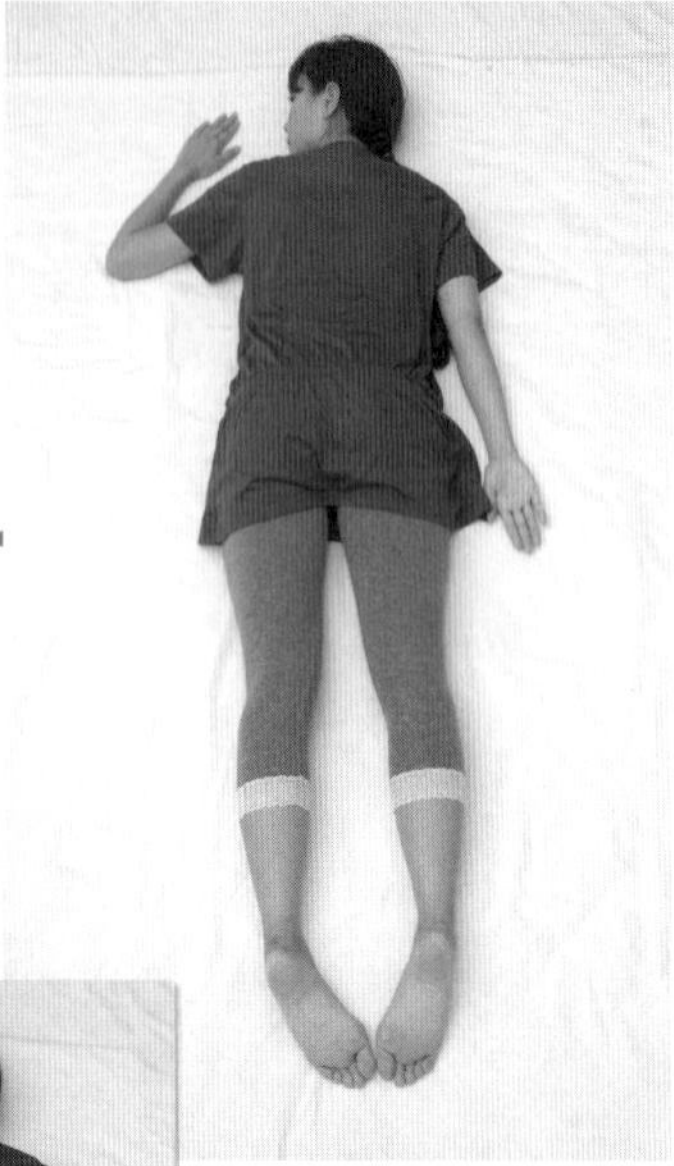

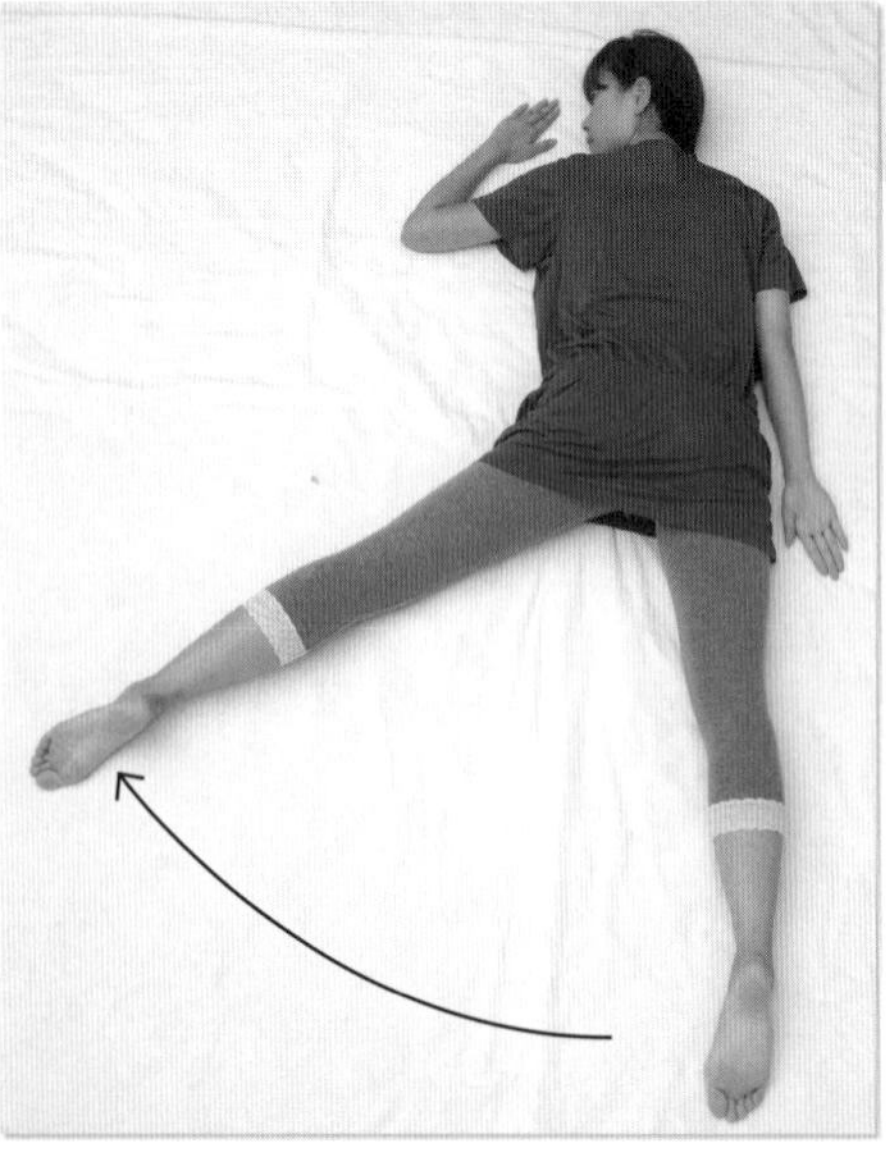

④左脚を横に開き

⑤続いて、右脚を寄せる（この時、骨盤のラインは水平から大きくズレないこと）

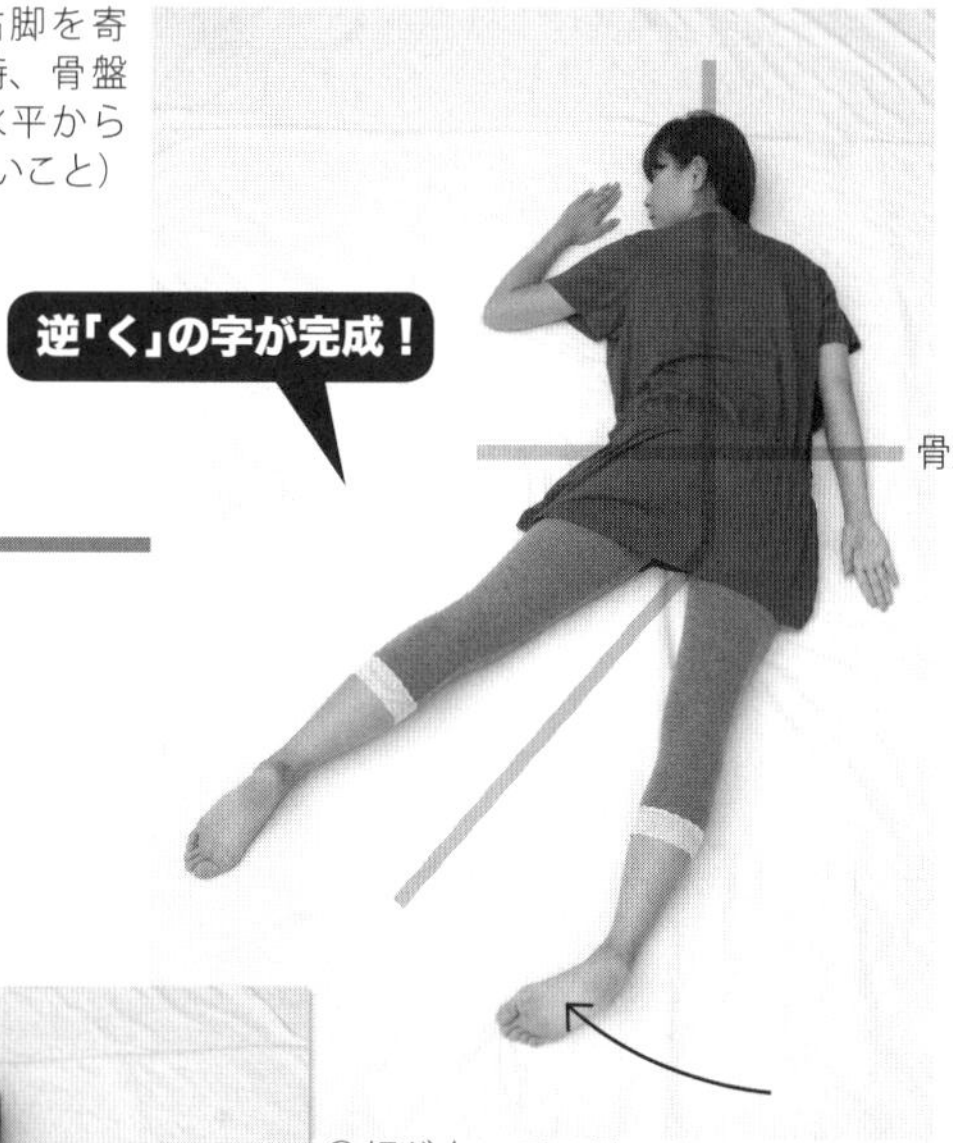

⑥顔が向いているのと同じ左側の膝を曲げ、左足を右の膝裏に載せる

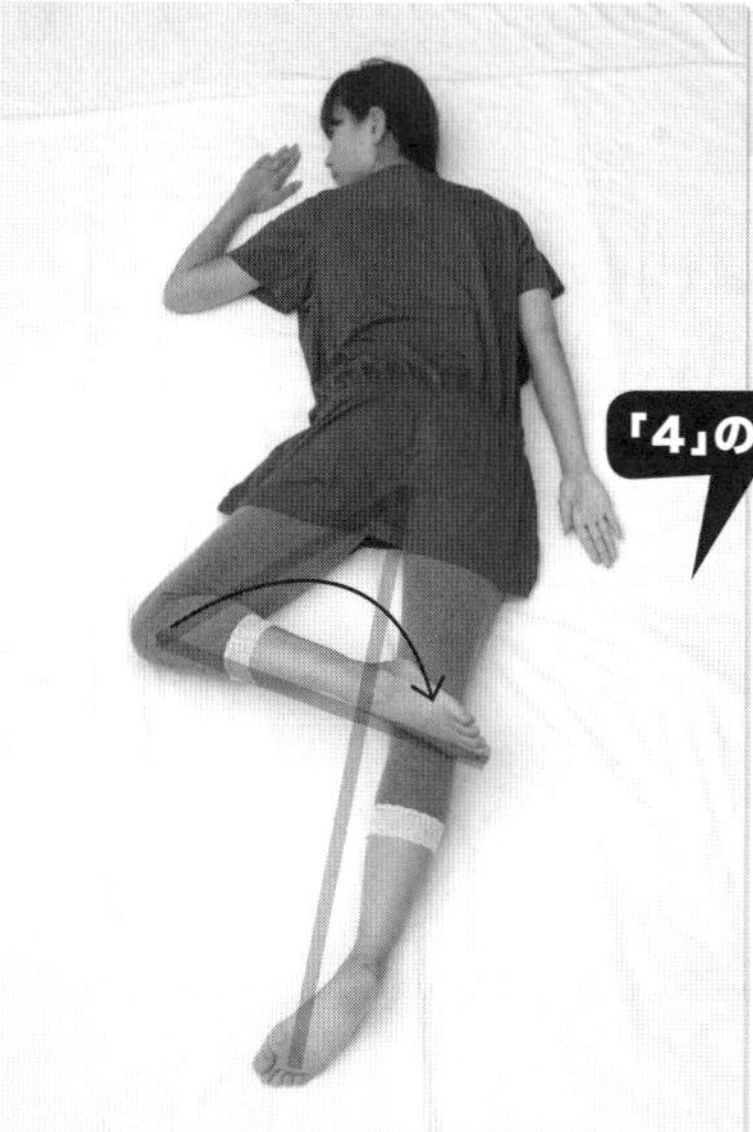

⑦につづく

⑥から

⑦矯正の形が完成したら、
左脚を 5cm ほど持ち上げ

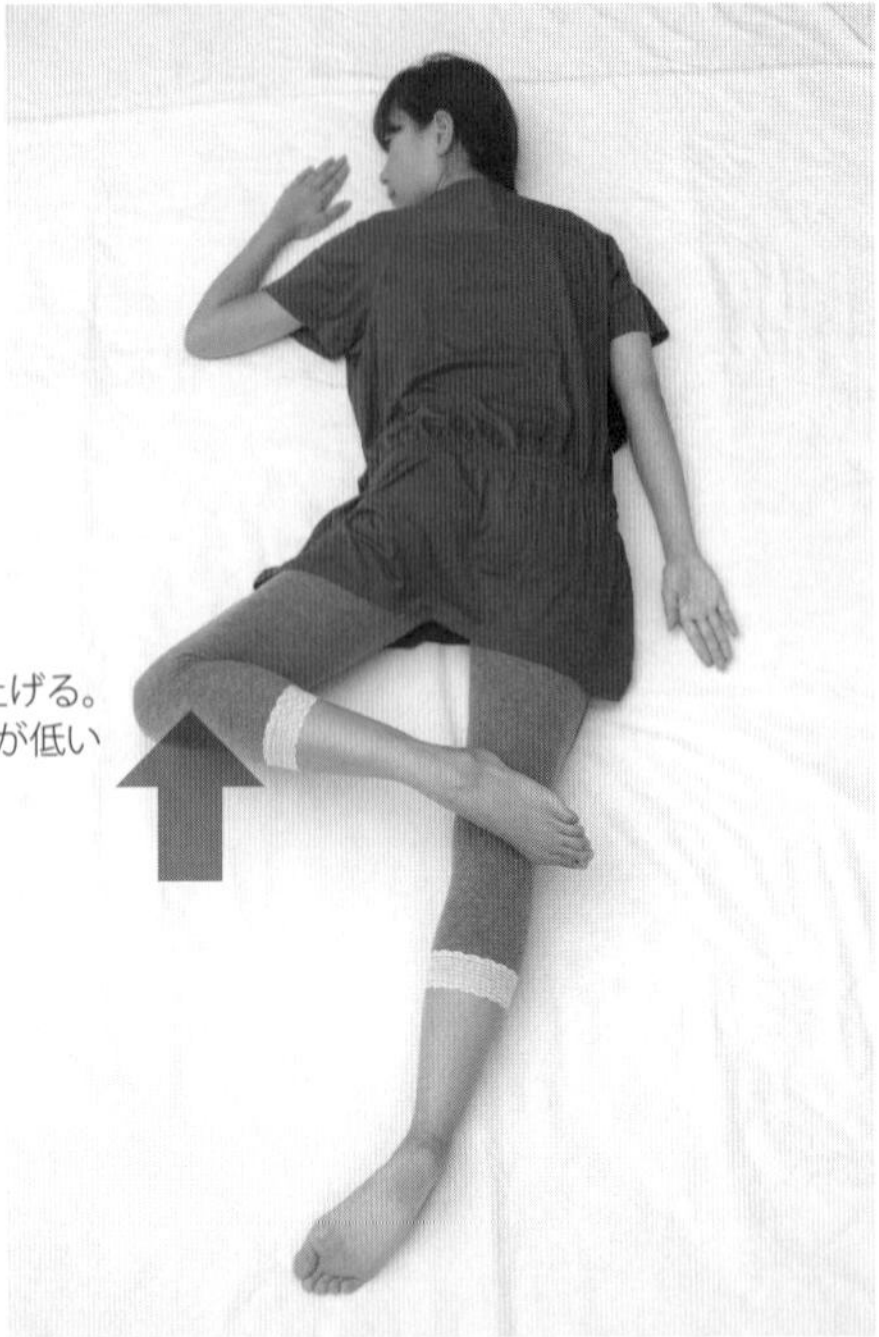

左脚を 5cm ほど上げる。
高く上げると効果が低い

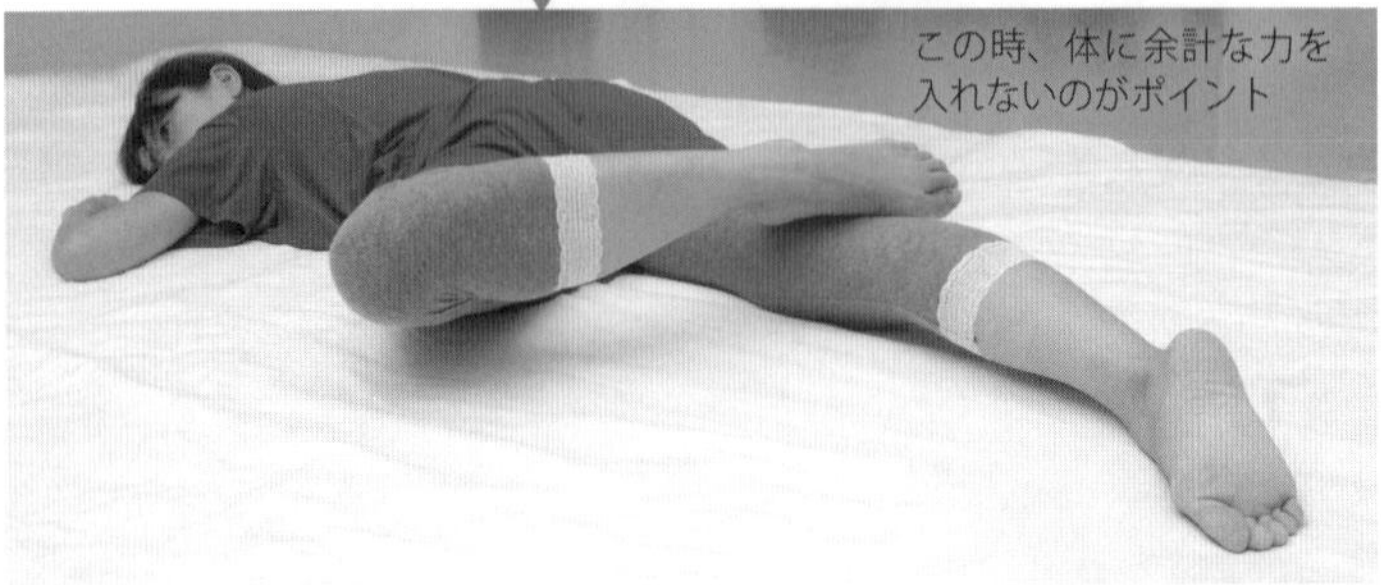
この時、体に余計な力を
入れないのがポイント

⑧ 3 ～ 5 秒間ほど保ったら

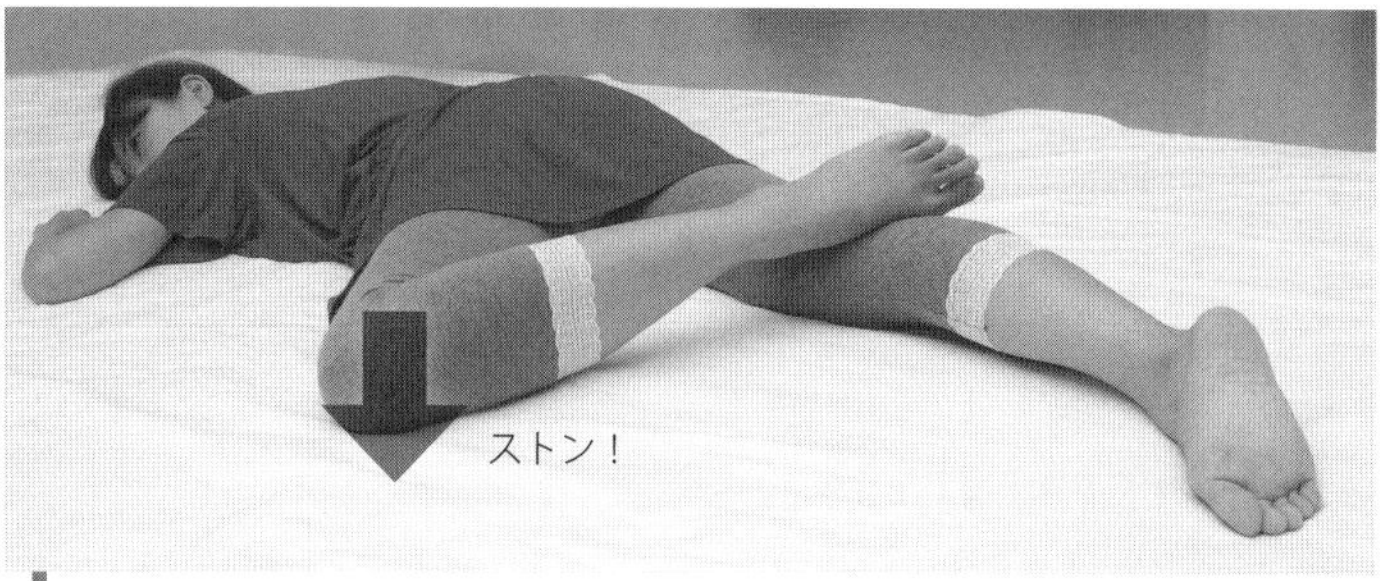

⑨瞬間脱力し、脚をストンと落とす

2〜3呼吸、休んでいる間に
刺激が浸透する

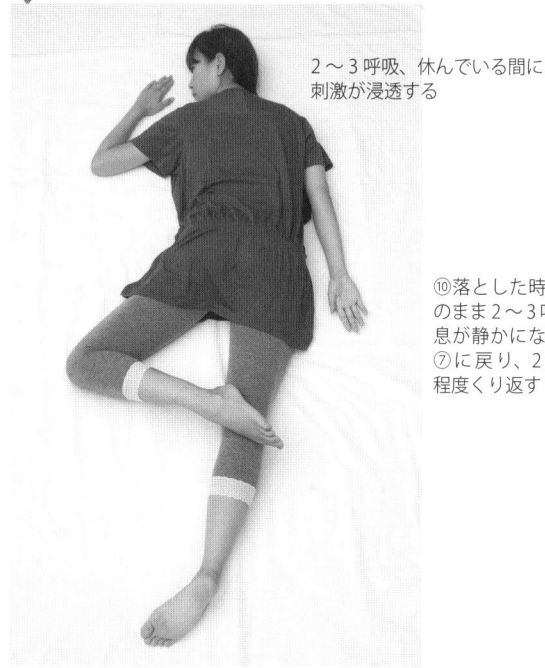

⑩落とした時の姿勢のまま2〜3呼吸し、息が静かになったら⑦に戻り、2〜3回程度くり返す

前後の矯正

先に捻れ＋左右の矯正体操、４パターンを説明しました。これらの体操は、（逆）「く」の字で身体の左右偏りを、（逆）「４」の字で身体の捻れを矯正するものでした。

捻れと左右の歪みを同時に修正したら、次は前後の矯正です。前後の偏りに関しては、「正体術」によって矯正を行います。正体術については、高橋正體術の方法を踏襲しています。注意点としては、正体術、つまり前後の矯正は、左右と捻れの矯正を行い、それらが正しく矯正されてから取り組むのが望ましいということです。先に捻れと左右の偏りを矯正するというのが、「新正体法」の基本ルールです。言い方を変えると、正体術に取り組めるような身体にするために、捻れ＋左右矯正を行うということです。

矯正の優先順位に関しては、日本と欧米で違いが見られるように思いますので、以下、少し私見を述べておきます。

マッケンジー法

腰痛等、痛みに対する理学療法に、「マッケンジー法」というメソッドがあります。欧米では腰痛治療の主たる方法の一つとして、主に医師（ＭＤ）や理学療法士（ＰＴ）により用いられています。治療の主なターゲットとなるのは、椎間板に由来する痛みであり、欧米では腰痛治療のスタンダードといっても過言ではないほど、一般的な方法になっているようです。

内容的には、一部、セラピスト（施術者）による手技も含みますが、基本的に患者が自分で体操を行って治すというのが、最大の特徴（哲学）となっています。また姿勢というものを非常に重視しており、姿勢教育に力が注がれています。

患者が痛みを自分でコントロールし、マネジメントするという、その哲学にひかれ、筆者も国際ＡおよびＢコースを受講してみました。1コース4日間、朝8時から夕方5時までというハードスケジュールで、しかも最近、日本でもマッケンジー法が注目され始めてきたこともあり、セミナーは半年以上先まで満員という盛況ぶりです。

実際にコースを受講してみて、「新正体法」との面白い相違点に気付きました。

マッケンジー体操

疼痛に対するマッケンジー体操は、何冊もの書籍が発行されるようになったため、その概要は日本でも認知されるようになってきました。腰痛に対しては、うつ伏せで上体を反らせる（伸展させる）ものが代表的な体操です。ヨガで行うコブラのポーズ、あるいは骨盤を床に付けたままで行う腕立て伏せのようなものです。

この体操は、腰痛を訴える患者の大多数に適応できるというデータが得られているそうですが、実際の臨床では、この形に至るまでの診断（diagnosis）こそが重要であり、この診断法にこそ、マッケンジー法の真価があるといっても過言ではありません。

簡単に言いますと、人間というのは日常生活において、腰を反らせるよりは、前かがみの姿勢でいることの方が多いといえます。デスクワークはまさにその典型で、気をつけない限りは、ほとんどといってもよい人が、前かがみになっています。

前かがみの姿勢を長時間、とり続けますと、腰の骨（腰椎）が段々と後ろ方向に彎曲（後彎）してきます。

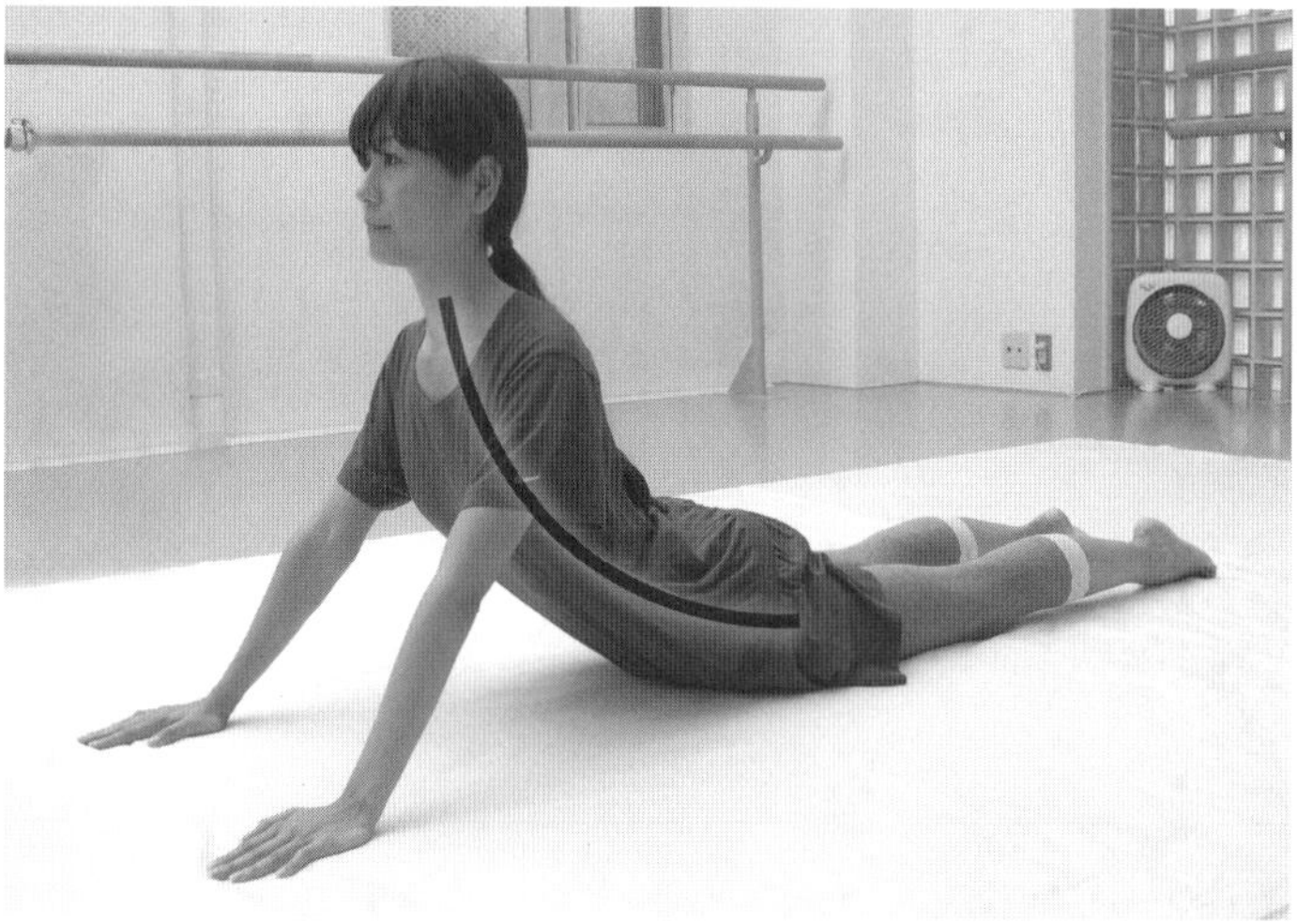

マッケンジー体操の代表的な形

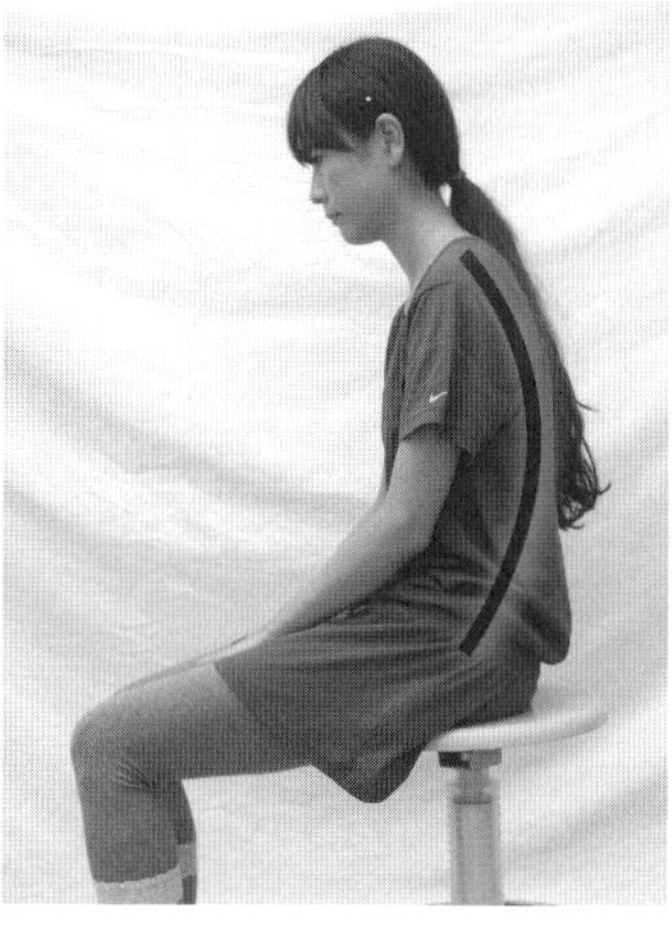

デスクワークが長く続くと、腰椎が段々と後弯してくる

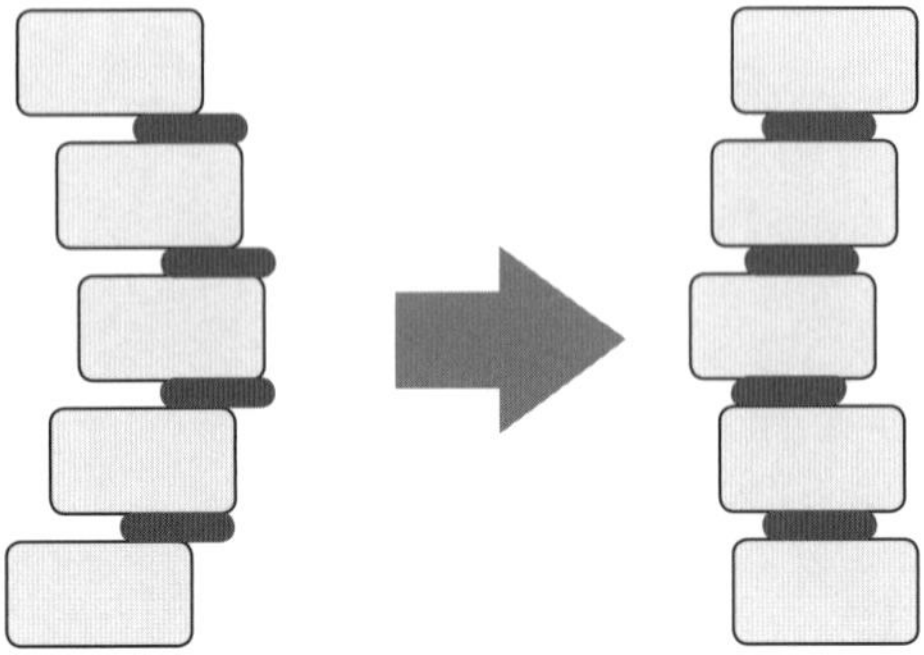

マッケンジー法では、後方にズレた腰椎や椎間板を、
腰を反らせることで矯正する

腰椎の後弯が長期化したり、後弯状態で一時的に大きな力がかかると、腰椎の間でクッションの役割をしている椎間板が損傷したり、椎間板を保護するために内部に存在する髄核というゼリー状の組織も、背中の方（後方）にズレたりすることが、リサーチにより確認されています。セミナーでは映像でそれを見せてもらえるので、これは机上の理論ではなく、リアルなものであることが一目瞭然です。

多くの人に腰を反らせる動作が適応可能であるのは、大多数の人が前かがみで生活し、それに伴って腰椎が後弯して、椎間板も後方にズレてしまうケースが多くを占めているからと考えられます。だから、これを矯正するには、逆方向＝前方への力を加える必要があり、そのため腰を反らせるという動作が要求される訳です。
詳しくは、マッケンジー法の書籍が何冊か翻訳されており、手頃な価格で入手できますので、興味のある方はお読みになることをお勧めします。

矯正順序にみられる差異

このように、マッケンジー法では、多くの場合、後方にズレた腰椎や椎間板を矯正するということが行われます。もちろん、逆に前方にズレたものを矯正するケースや、側方ズレの矯正法もあるのですが、いずれにしても徹底的に前後方向（特に後方）のズレを矯正することが基本になっています。前後矯正が完全に行われてから、または前後矯正では効果が無かったり、矯正が頭打ちになったところで側方ズレの矯正に入ります。これは日本の療術になじんでいる筆者にとって、特徴的だと思われました。

と言いますのは、日本古来の療術、たとえば身体均整法では、痛い場合は捻れを取ることが重視されますし、「新正体法」のリセット操法にしても、最初に捻れと左右を同時に矯正し、それから前後の体操を行うようになっています。これに対して、欧米における矯正体操の雄・マッケンジー法では、前後から徹底的に矯正するのです。これは、なかなか興味深い相違です。

痛みに対するアプローチに差異をもたらすもの

では、なぜ痛みにアプローチするのに、順番が違うのでしょうか？　これに関しては、筆者の私見ですが、体癖《たいへき》の違いというものがあるような気がします。

体癖を便宜上、簡単にいうと、整体法創始者・野口晴哉《はるちか》先生が提唱された概念で、運動特性に基づく人間の観察法であり分類法と言うこともできます（実際は、野口先生の説かれた体癖は、あまりに深淵で、簡単に説明できる類のものではありません）。

野口先生は、人間を12の体癖に分類しておられますが、その中に「前後型」というタイプがあります。前後型は、前後動作に特徴があり、腰椎では1番や5番が焦点となり、逆三角の体形で、顎が立派で胸郭が大きく、手足が長いという形態的な特徴があり、考え方が合理的な人種であるといいます。こういった特徴を備えているのは、人種的には私たち、東洋人というよりは、欧米人が頭に浮かびます。

つまり、欧米人の多くは前後動作が運動の焦点となっており、それがゆえに、ヨーロッパで生まれたマッケンジー法では、先に前後矯正を徹底して行うことで有効性がもたらされたのではないかと推察します。

これに対して、日本人には捻れや左右の体癖が比較的多いため、療術界の一部において先にこれらを矯正するというアプローチが発達したのかもしれません。

いずれにせよ、体癖の違いというものが、矯正に対するアプローチの差異をもたらしたと考えることができます。幾多の経験を経て、日本では捻れ↓左右↓前後というのが、合理的な矯正順序として療術界の一部に伝承されてきたのかもしれません。

正体術による前後矯正体操

捻れと左右偏りを矯正したら、続いて正体術で前後の矯正を行います。先に述べたように、正体術に関しては、高橋正體術の方法を踏襲しています。

前後の歪みを矯正する正体術を簡単に説明しますと、これは仰向けで脊椎を反らせ、瞬間脱力するというものです。正体術に関しては、首の動診の結果に関係なく、脊椎を反らせる動作（伸展）だけを行います。他の矯正は全て、動診に基づいて、やりにくい方向で矯正するのに、正体術は伸展だけ行うということです。

長らく、その理由がピンときませんでしたが、脊椎を反らせる動作が主体となるマッケンジー法と合致することからも、この方向性の正しさが伺い知れます。もしかしたら高橋金作・迪雄親子は、既に大正時代、前後動作は多くの場合、身体を反らせれば整うことを臨床を通じて気づいていたのかもしれません。世界にも類を見ないであろう、このような矯正法が、大正時代の日本に既に存在していたのですから、これは本当に驚くべきことだと思います。

正体術の効用

正体術は、捻れ＋左右矯正の後に一度だけ行います。

やり方の要領としては、頭のてっぺんからつま先まで、目一杯力を入れるのがポイントです。全身の筋肉に均等に、かつ目一杯、力を入れるため、全身が平等に疲れます。就寝前に正体術を行うと、全身に分散した疲労を寝ている間に回復させる働きが起こることに加え、全身の血行が良くなり、その日の歪みと疲れを回復させる効用もあると宮本氏は説いています。

正体術を行うにあたっては、事前に捻れと左右の歪みを矯正しておくことが大切です。歪みを取った上で、全身に均等に目一杯力を入れ、身体を反らせるからこそ、前後の矯正に加え、全身の疲労がならされ、平均化するのです。

疲労をならすというのは、実は非常に大切なことです。水泳をした後は、全身が気だるいような、心地よい疲労感を味わうことができます。水泳は左右を均等に使う全身運動ですから、疲労に偏りが生じにくいのです。なので、全身が心地よく疲れた状態になります。

このように、偏りの少ない全身的な疲労は、不快感が少ないのです。逆に、ある部分ばかりを酷使することによる部分疲労は、身体に蓄積しやすく、より疲れを大きく感じるものです。

毎日、デスクワークでパソコンを見つめているような生活ですと、目や神経系ばかりが酷使されます。肉体労働ではないわけですから、そんなに身体が疲れるはずはないと考えたくなりますが、こういう部分疲労の方が疲労感は大きく、心身を消耗させます。これだったら、より多くの部分を使う肉体労働の方が、まだ疲れを感じにくいはずです。

正体術には、疲労を平均化させるという効用もある訳ですが、その効用をストレートに発揮するためにも、事前に捻れや左右の歪みの少ない、全身に均等な力を入れられるような身体にしておくということが大切です。

では、正体術をやってみましょう。

【正体術（前後矯正）】

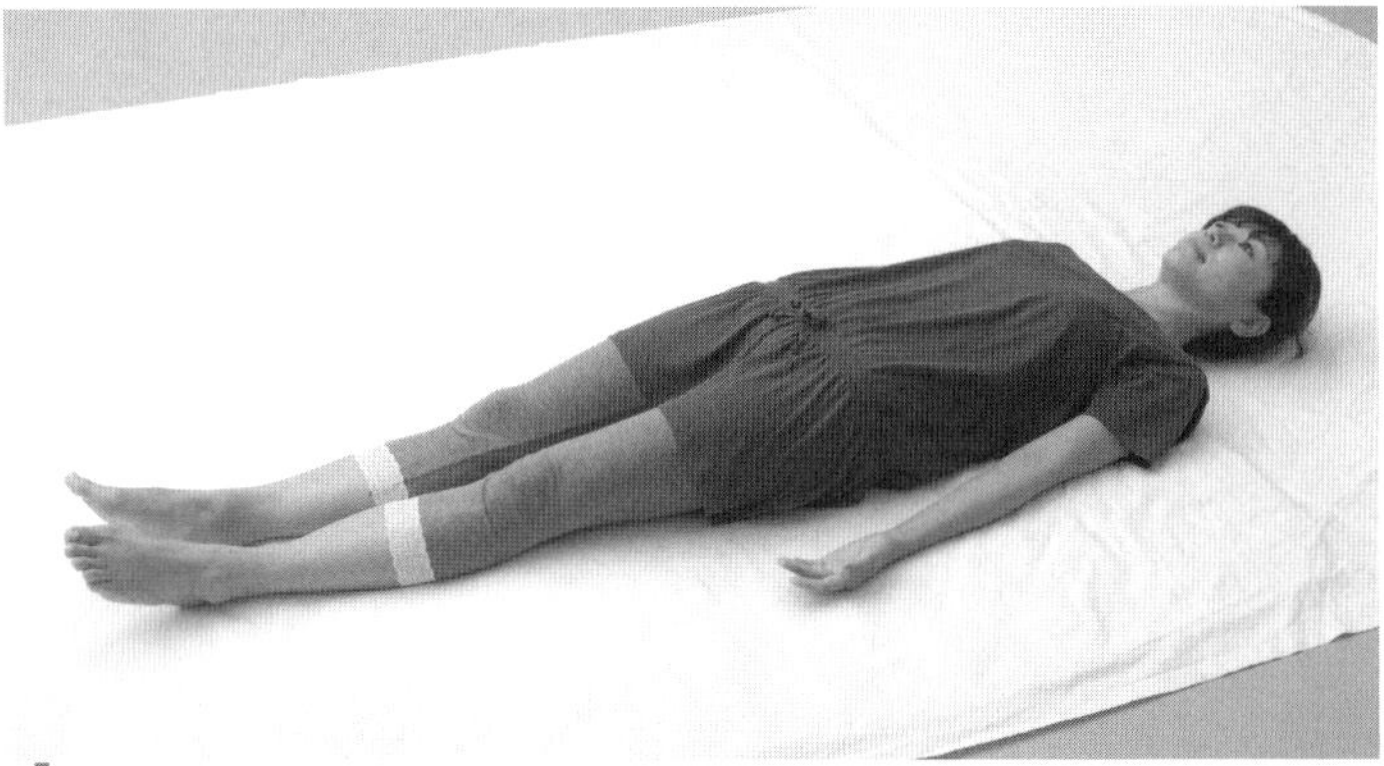

①仰向けでリラックス

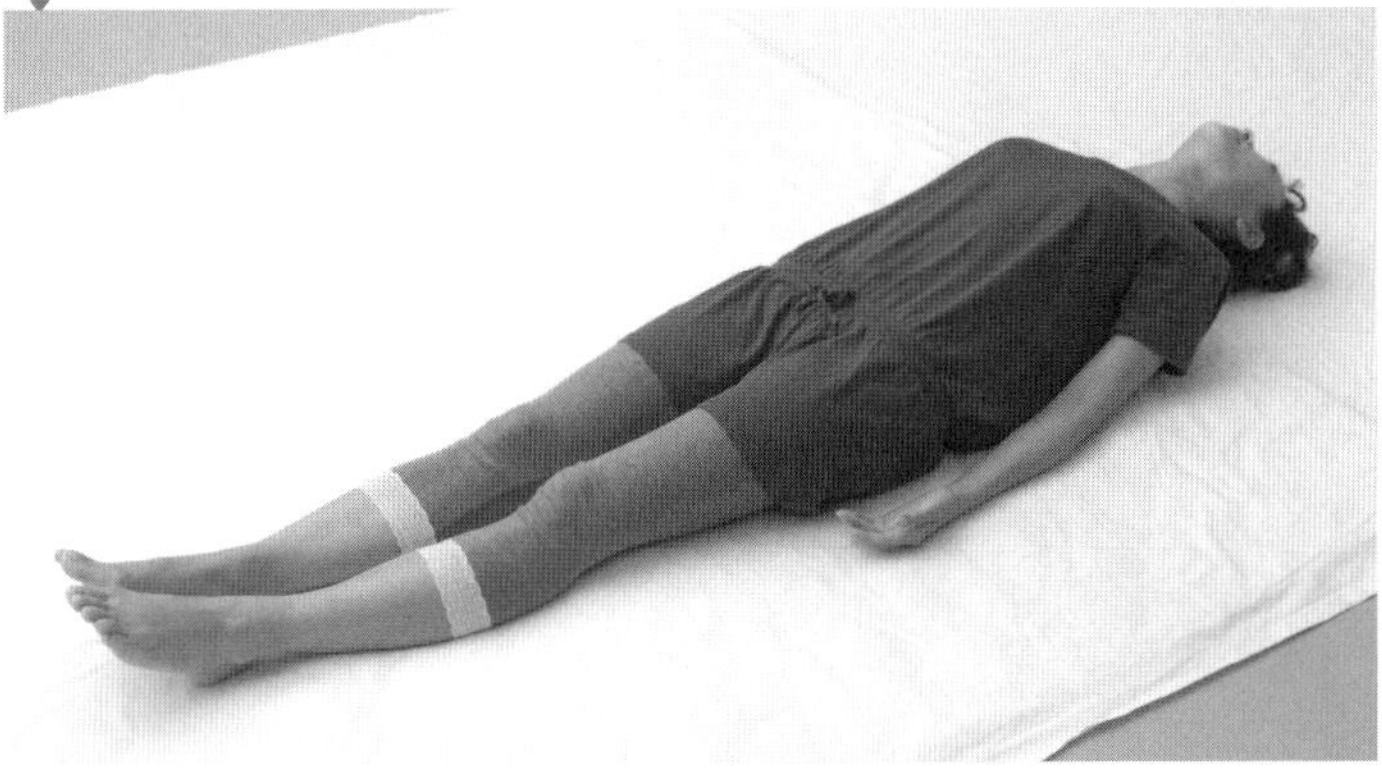

②顎を突き出し、頭頂部を床に付ける

←③につづく

②から

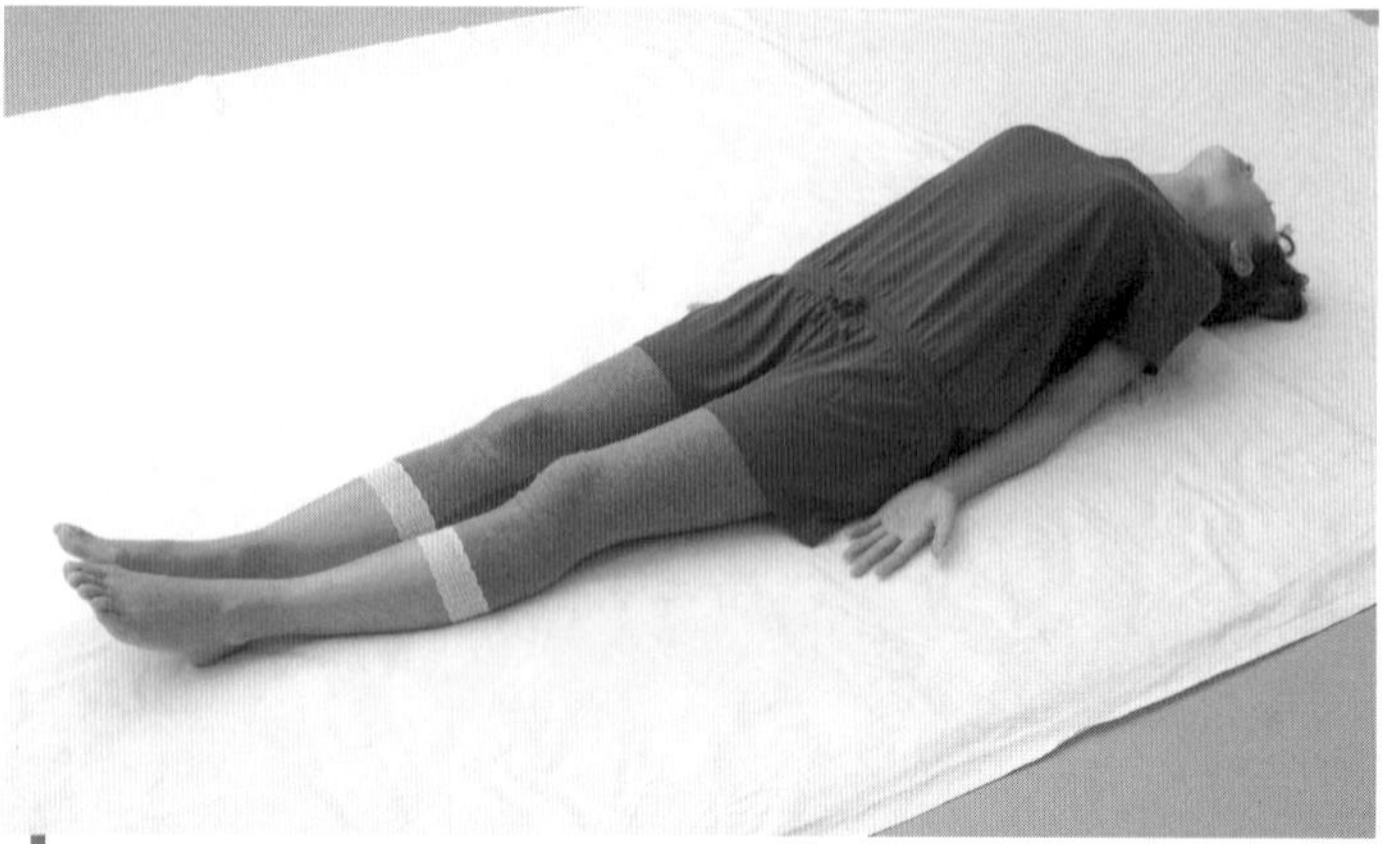

③頭頂部とお尻で体を支えながら、背中を反らせて床から浮かせる

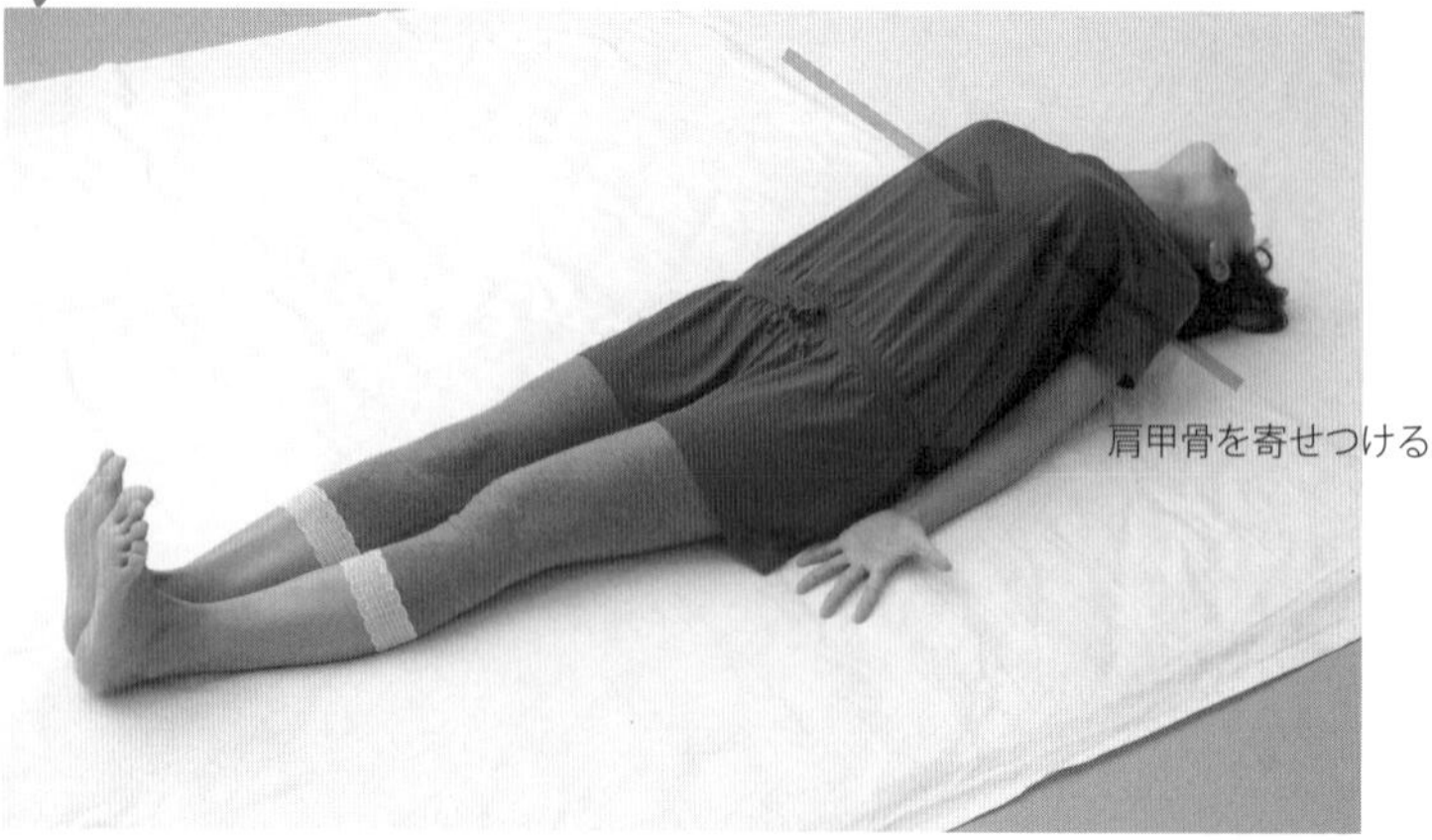

④肩甲骨と肩甲骨を寄せつけて胸を張る

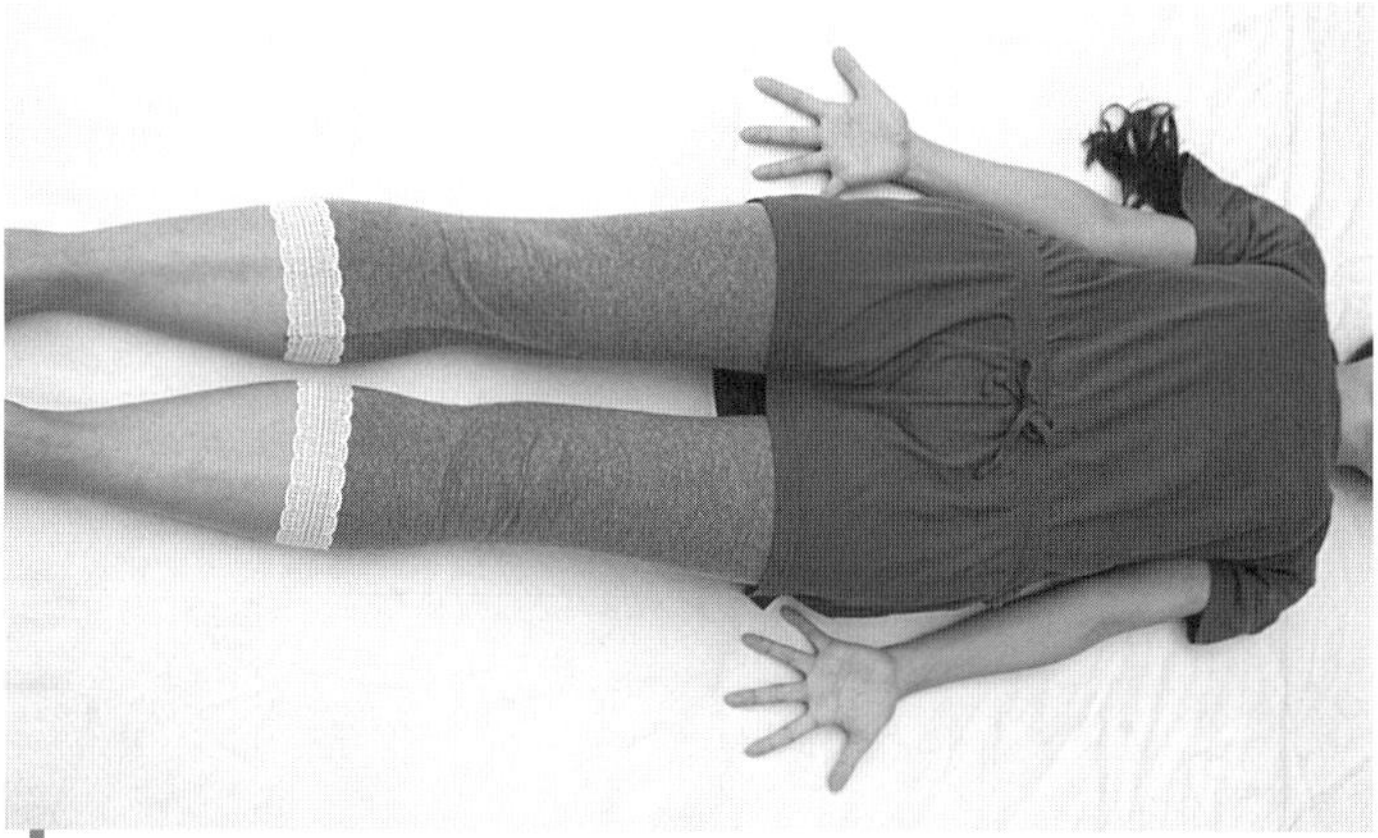

⑤両手の指を大きく開き、手の甲を床に押しつける

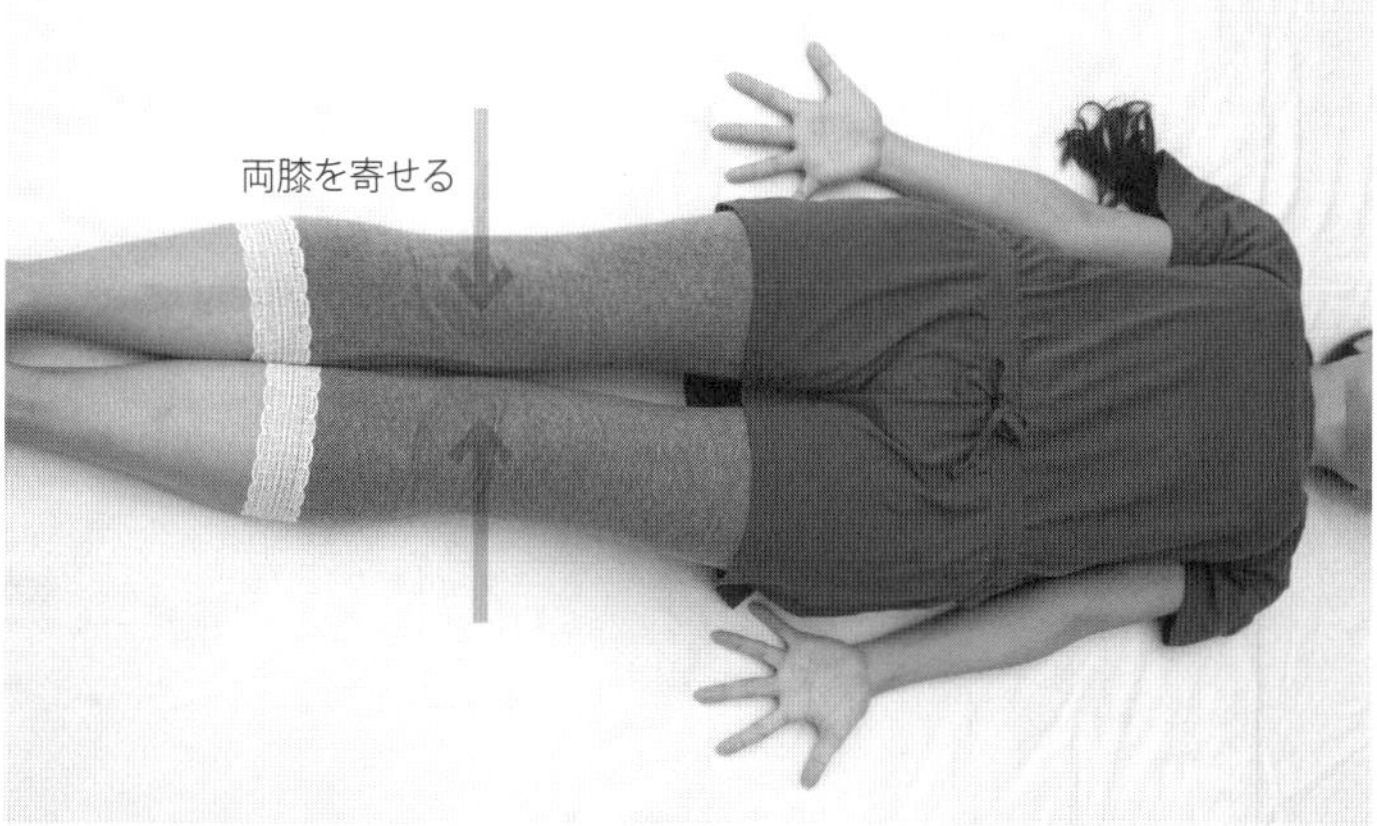

⑥両膝を強く押しつけ合う

⑦につづく

←⑥から

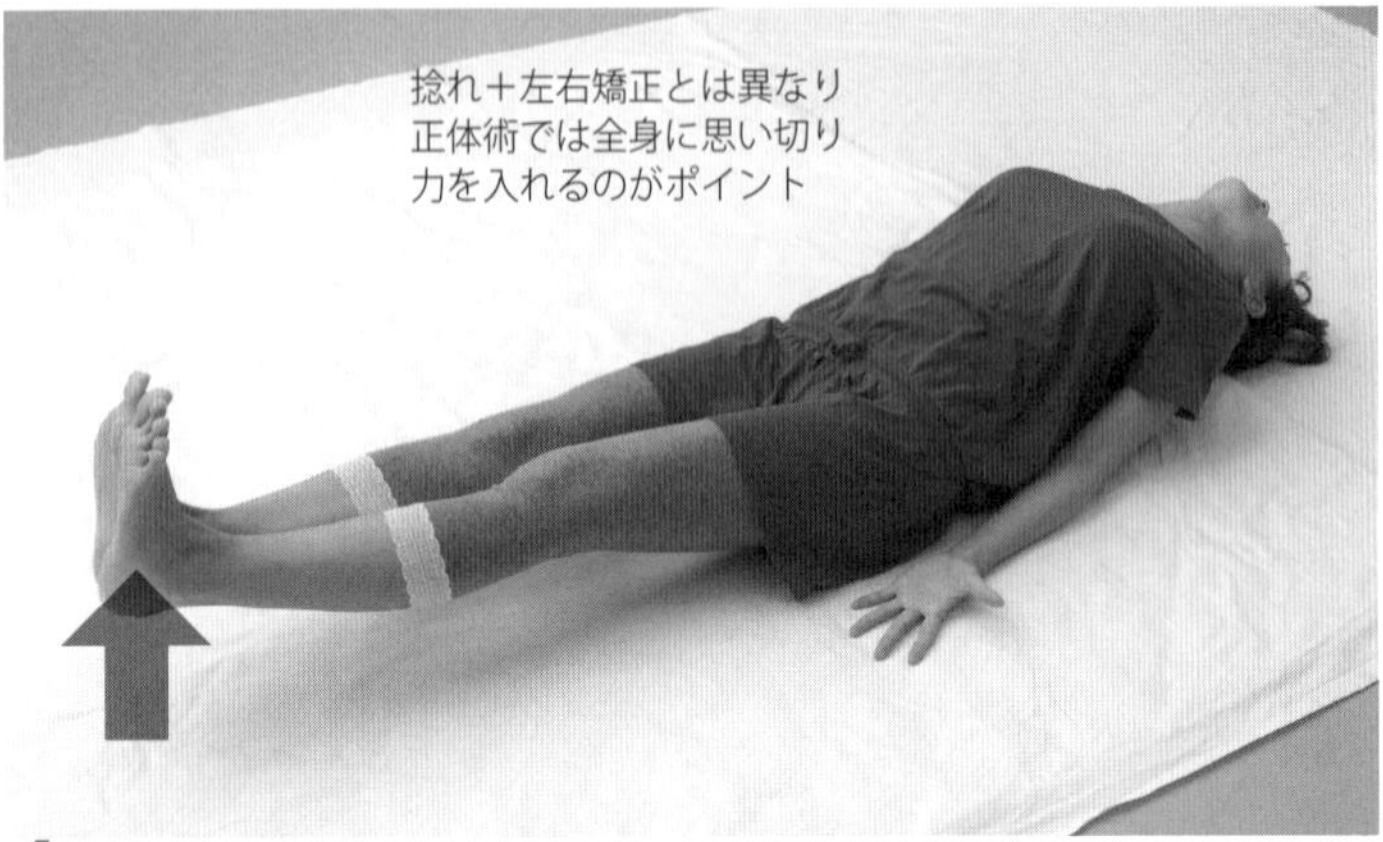
捻れ＋左右矯正とは異なり
正体術では全身に思い切り
力を入れるのがポイント

⑦膝を伸ばし、足首を反らせ、踵を挙げる。数呼吸の間、この姿勢を保ち（※息を止めて頑張る必要はない。普通に呼吸するが、力は抜かないこと）、全身に力が充ちたら

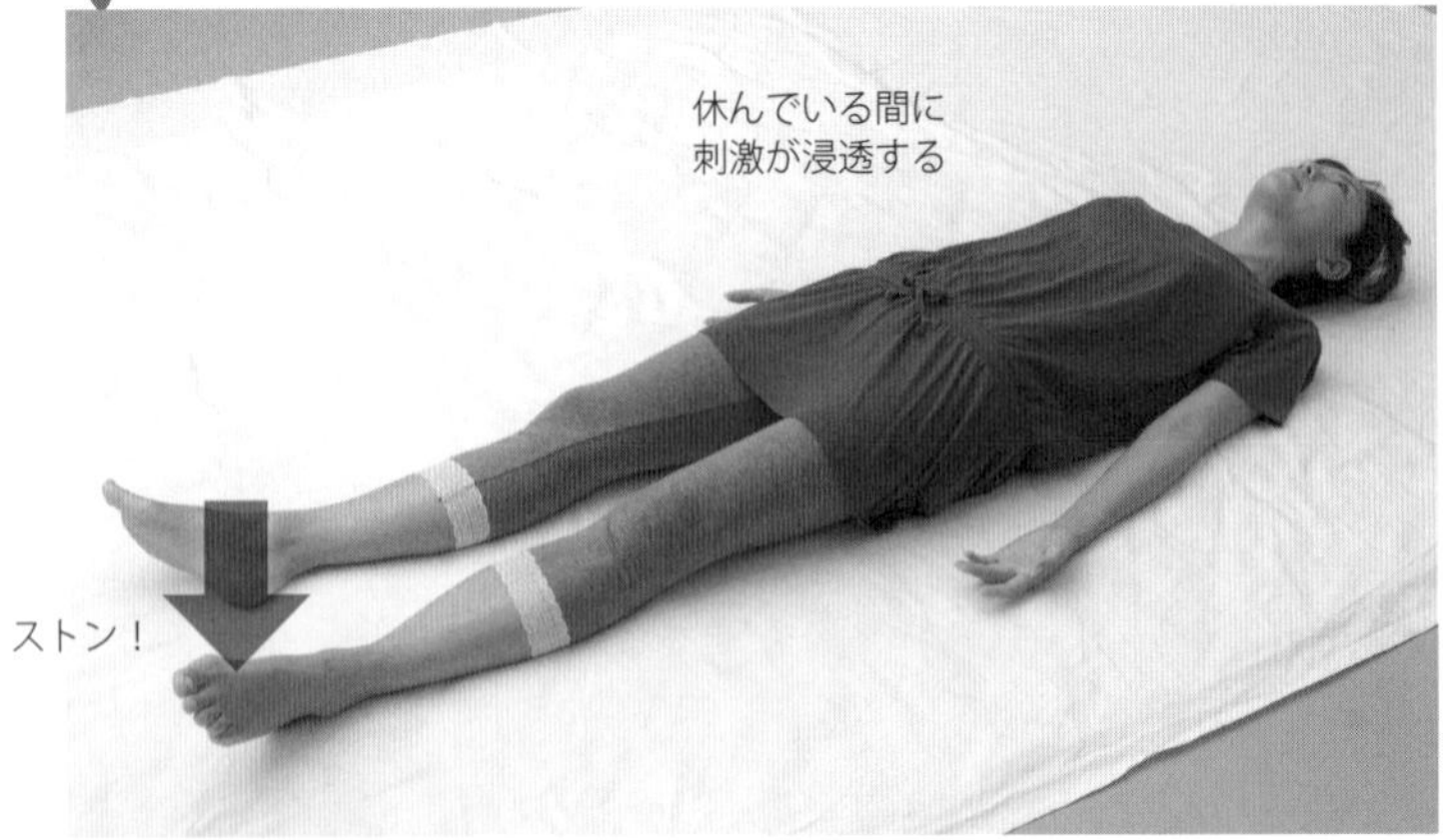
休んでいる間に
刺激が浸透する
ストン！

⑧瞬間に頭から足の先まで脱力する（※１回でＯＫ）。呼吸が落ち着くまで全身リラックスし、しばらく休む

矯正で大事なのは、差が縮まること！

2章では「捻れ＋左右矯正」と「前後矯正」（※これら両者を称してリセット操法という）、すなわち

・首の動診
←
・捻れ＋左右矯正
←
・前後矯正（正体術）
⇩リセット操法
←
・首の再動診

という一連の流れを説明してきました。詳しく解説してきましたので、本の通りにやって頂ければ、誰でも簡単に矯正が行えると思います。

注意して頂きたいのは、リセット操法を1回行えば、全身の歪みがたちどころに消えますよという話ではないということです。長年の歪みが、一回の体操で均等になるとは限りません。

大事なのは、体操を行う前後で、左右や前後の差が小さくなっているかどうかです。一度やるだけで左右、前後が均等になるのが理想ではあります。しかし、リアルな現実として、一度で何もかもが整うということはありえません。だからといって、意味がないというものではないと、理解してください。

繰り返しますが、大事なのは、左右、前後偏りの差が矯正の前後で小さくなっているかどうかです。均等にならなくとも、差が縮小しているようでしたら、続けて行う価値がありますし、矯正の目的は、身体のバランスを回復することにあるのですから、それが少しでも達成されているとしたら、目的にかなっているということです。

次の章からは、さらに細かく動診を行い、リセット操法だけでは取りきれなかった歪みに対処する方法を説明します。ただ、基本はあくまでもリセット操法ですから、まずはこれをキチンとマスターすることをお勧めします。

第3章

動診で歪みを見極める

身体各部の動診

これまで、リセット操法ということで、首の動診を判断基準として捻れ＋左右偏りを一度に修正し、続いて正体術により前後の矯正を行う方法を示しました。「新正体法」には、多くの矯正体操がありますが、最も簡単で、誰にでも短い時間で行えるものとして紹介したのがリセット操法です。ですので、難しいことは抜きで、毎日、手軽に、簡単に、そして短時間で歪みを取り除きたいという方は、10～11ページを見ながら、リセット操法だけ行うということで構いません。

続けて行っているうちに捻れと左右が矯正されてしまった場合には、正体術で前後矯正だけを行っても大丈夫です。首の動診を行って歪みが出ていたら、その時は捻れ＋左右の矯正も再び行えば良いのです。

このように、最も簡単なものだけに取り組むというのも、賢明な選択肢ではあります。「新正体法」の実践において最も大切なのは、継続するということです。上位レベルのことを行おうとして続かなくなるよりは、最も簡易なものだけを徹底して続けた方が、はるかに実りがあります。

ただ、読者の中には、もっと詳しく知りたいという方もいると思います。自分の身体がどういうふうに歪み、どういう状態になっているのか、自分で判断したいという方です。

こういうニーズに応えるために、「新正体法」にはシステマティックな動診の体系が存在します。リセット操法で行ったのは首の動診でしたが、さらに胸椎、腰椎、骨盤の動診があります。

ですので、リセット操法を行うにしても、体操設計は首の動診を元に行うのですが、首だけでなく、胸椎、腰椎、骨盤の動診も事前に行っておき、それぞれの歪みがリセット操法によって、どう変化したかを確認すると、矯正が身体にどう影響するか分かるので、ますます面白くなってくると思います。

五診の提唱

「新正体法」においては、動きというものを判定の手がかりとしています。ただ、実際の臨床において使用される場合は、多面的な検査が必要となります。

東洋医学には四診という診断体系があります（※ここでは分かりやすいように「診断」という言葉を使いましたが、東洋医学においては、医師が行うものとは異なり、あくまで治療家が治療方針を立てるためのヒアリングと触診を主体とする行為であるとお考えください）。四診というのは、「望診・聞診・問診・切診（望聞問切）」の四つです。まさに、見て、聞いて、問うて、触れるということです。

ただし、これを見ると、四診は治療する側（治療家）が治療を受ける側（患者さん）に対して行い、判断する行為という印象を受けます。

これに対して、動診は患者さん自らが動き、患者さんの感覚が何よりも尊重されるものです。このように、動診というのは、主体が患者さんであるという色合いが強いもので、今後は動診を包含した「五診」（望聞問切動）が療術界の常識になって欲しいと思います。

それでは以下に、頚椎から始まる動診法を紹介することにします。動診チャート例（157ページ）では表形式にしておりますが、この順番で行うと都合が良いように組み立てられています。

【首の動診】

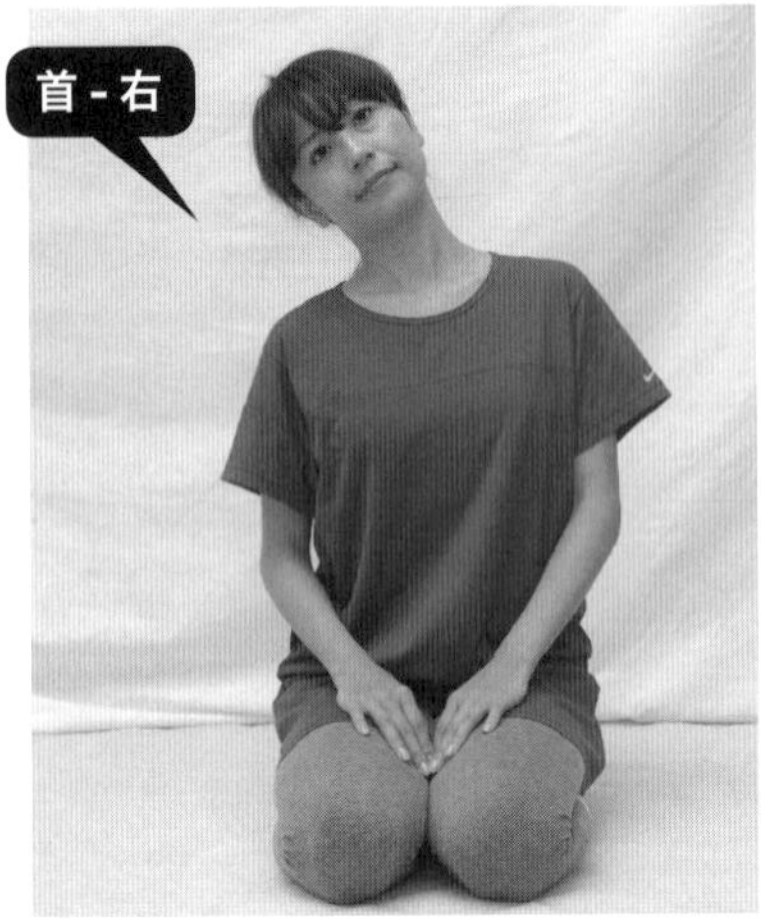

❶首 - 左右

やりにくい→×、やりやすい、あるいは分からないは○を記入します。動診で大事なのは、やりにくい（×）を判定することと、矯正後、×がどう変化したかを把握することです

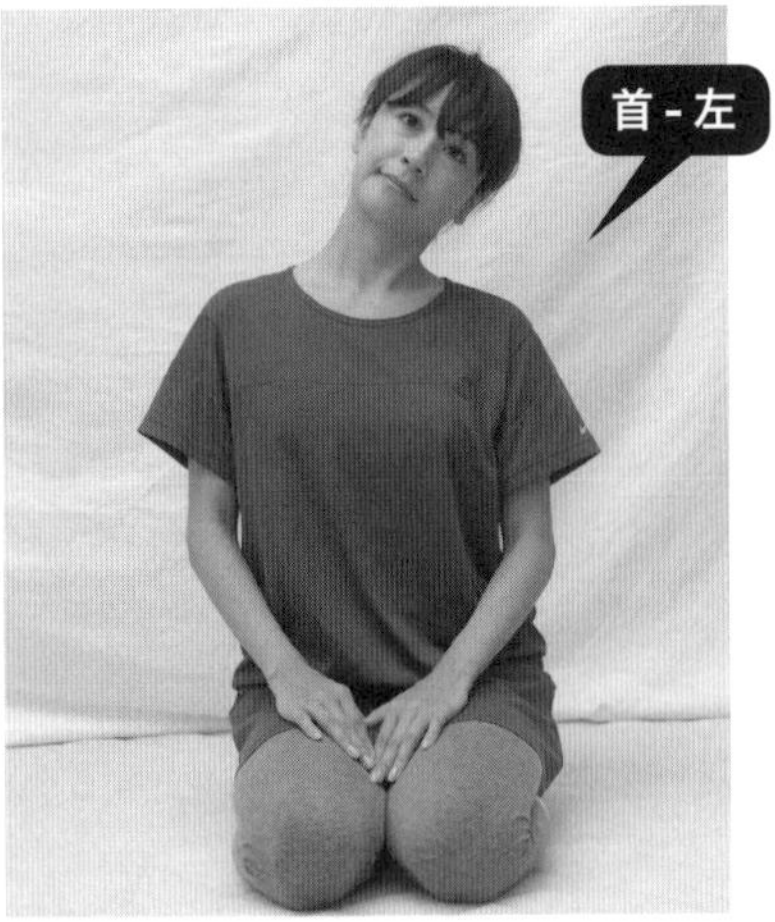

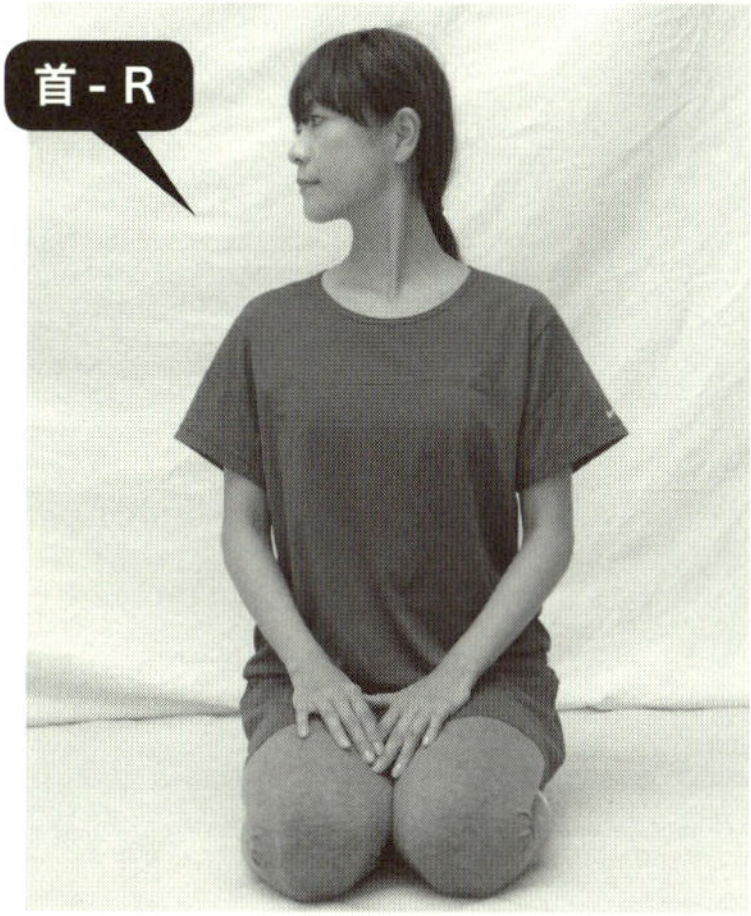

❶首 - 回旋

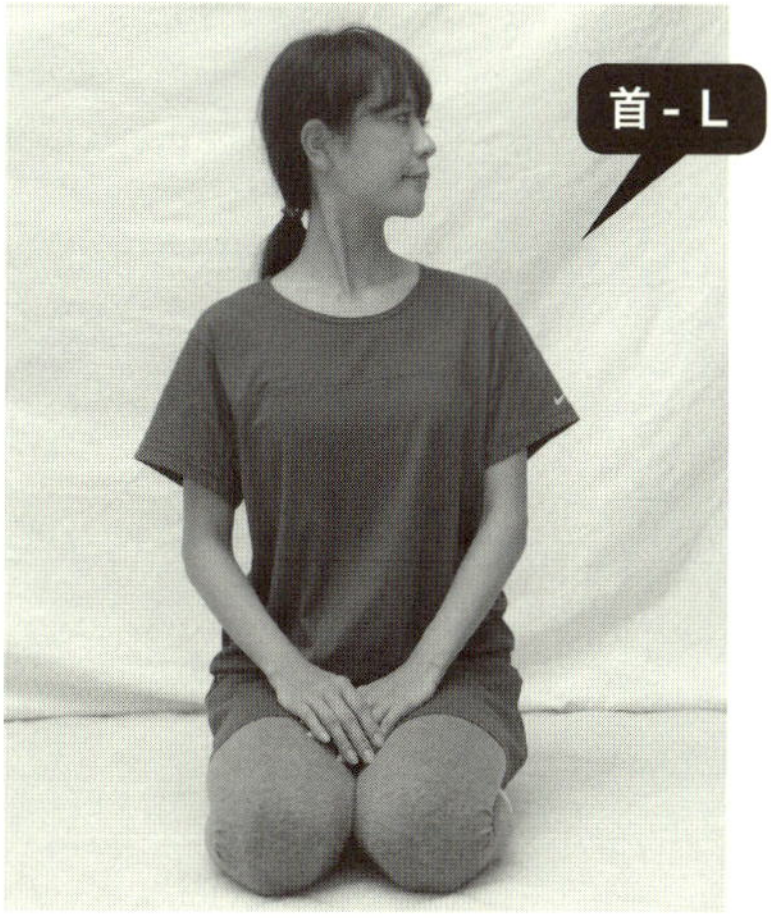

※写真では正座して行っていますが、もちろん椅子に座って行っても構いません

❶首 - 前後

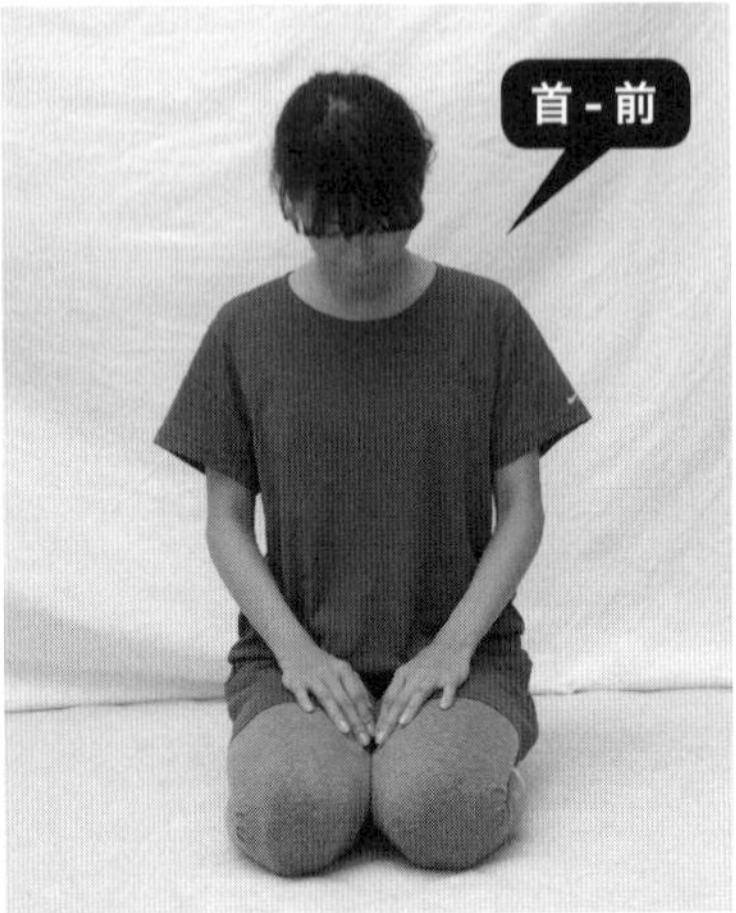

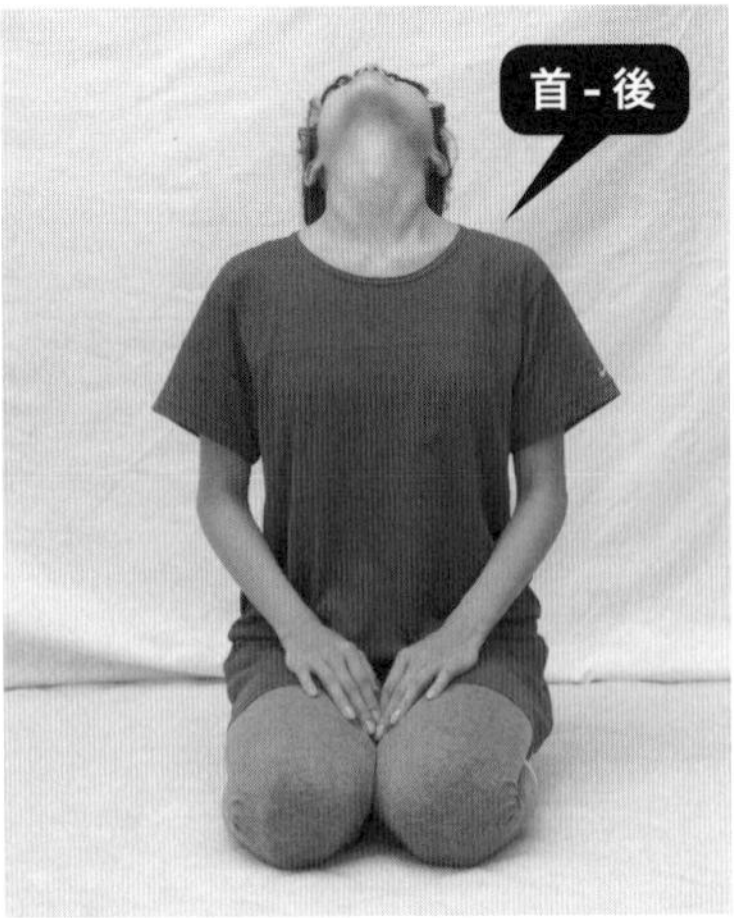

【胸椎の動診】

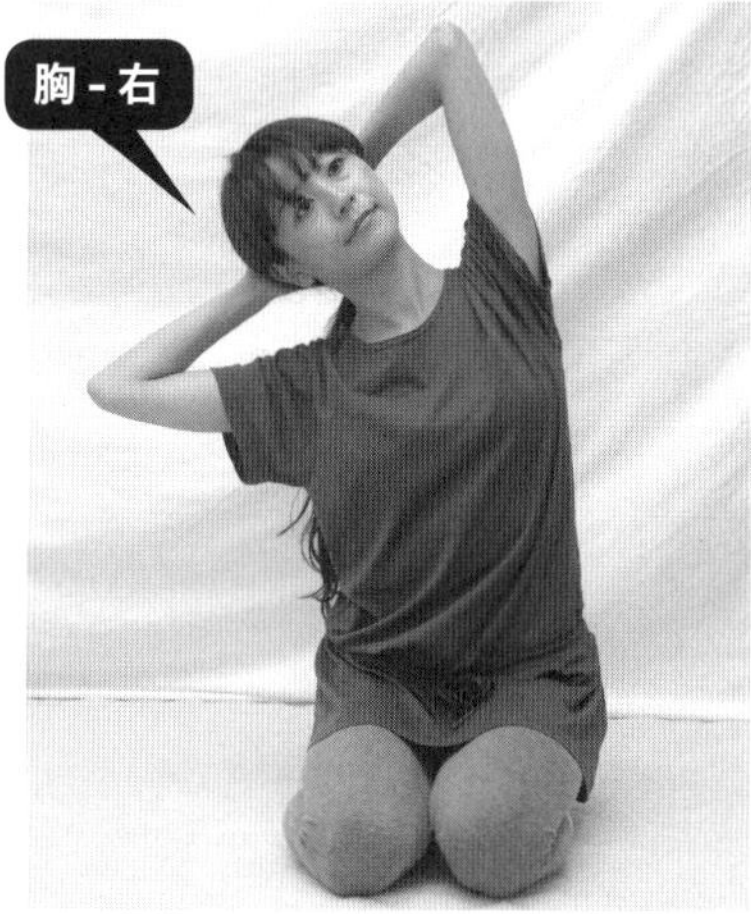

❷胸椎 - 左右

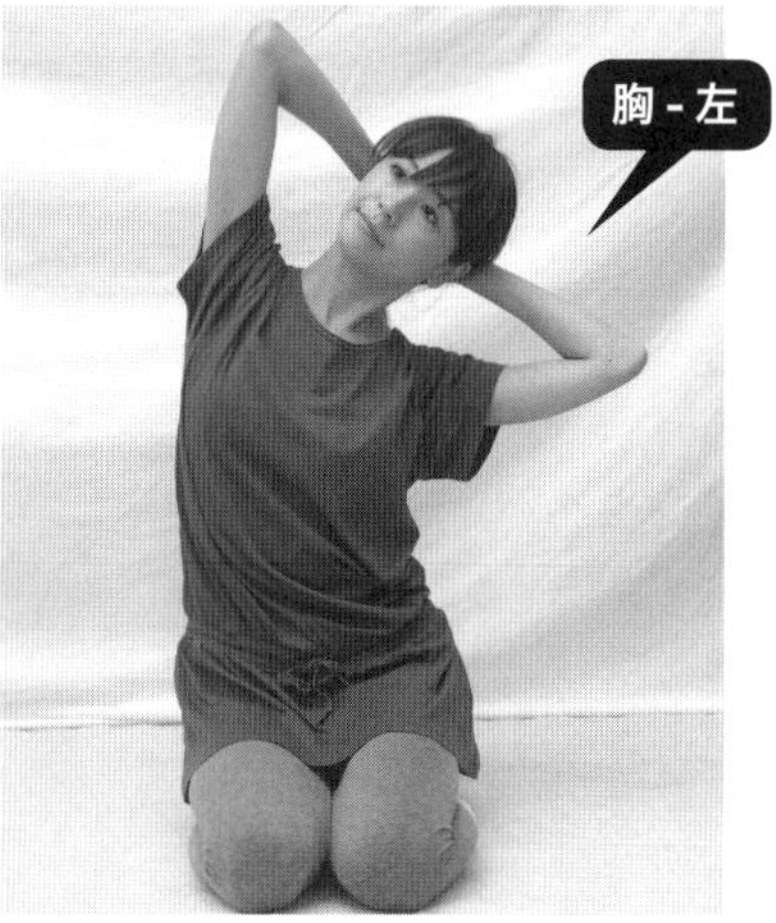

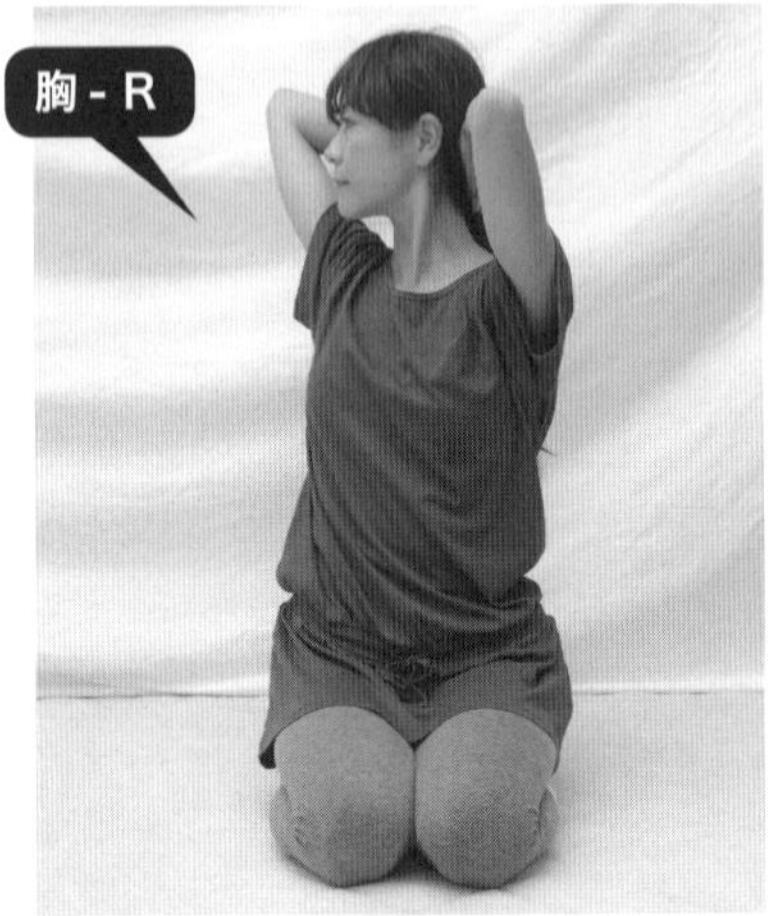

❸胸椎 - 回旋

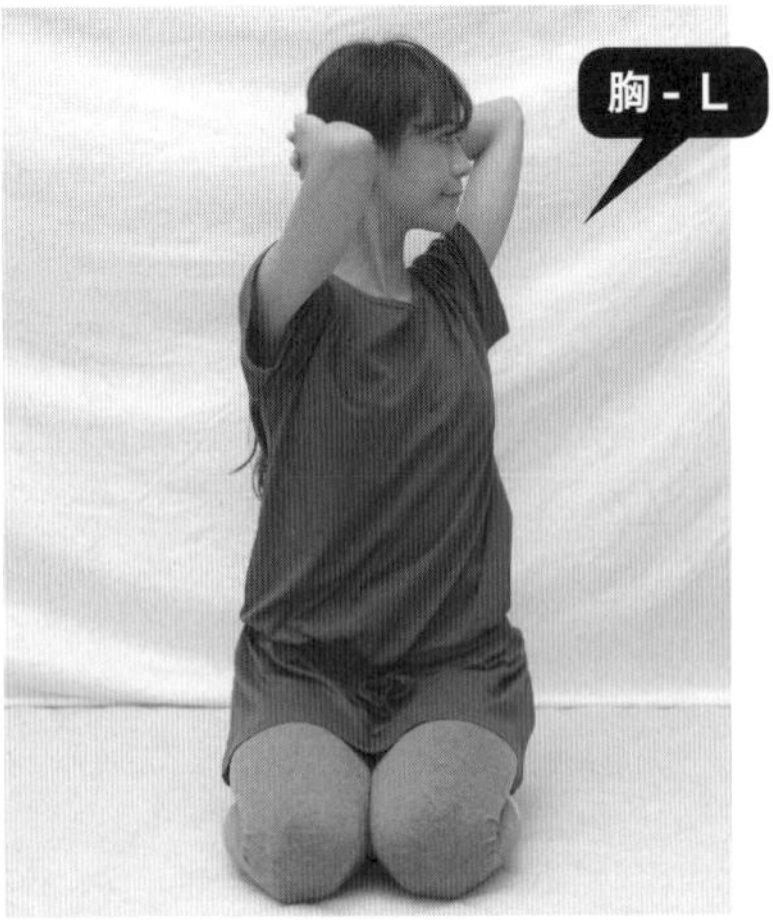

【骨盤の動診】

❹骨盤：おしりの位置でみます

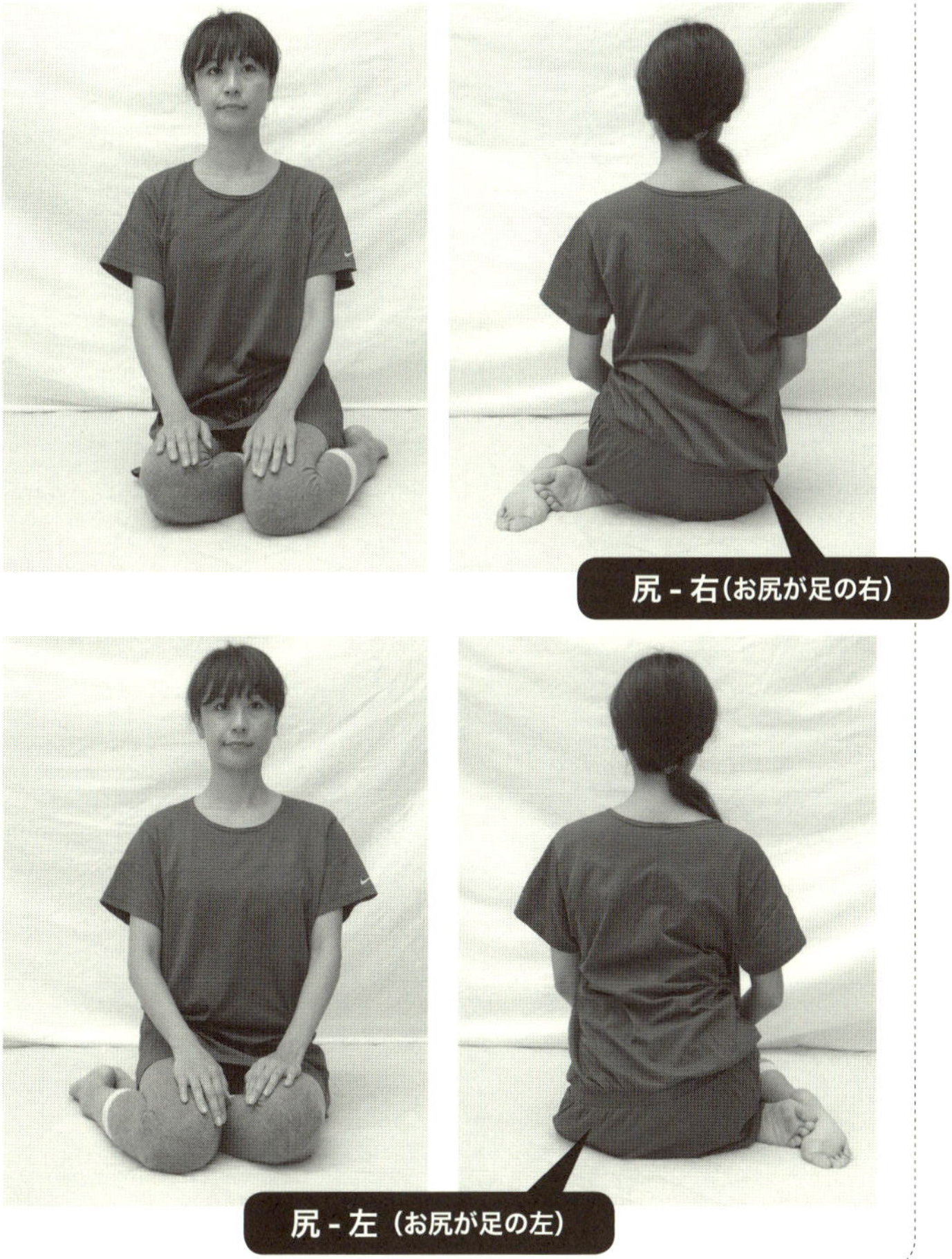

【腰椎の動診】

⑤腰椎 - 左右

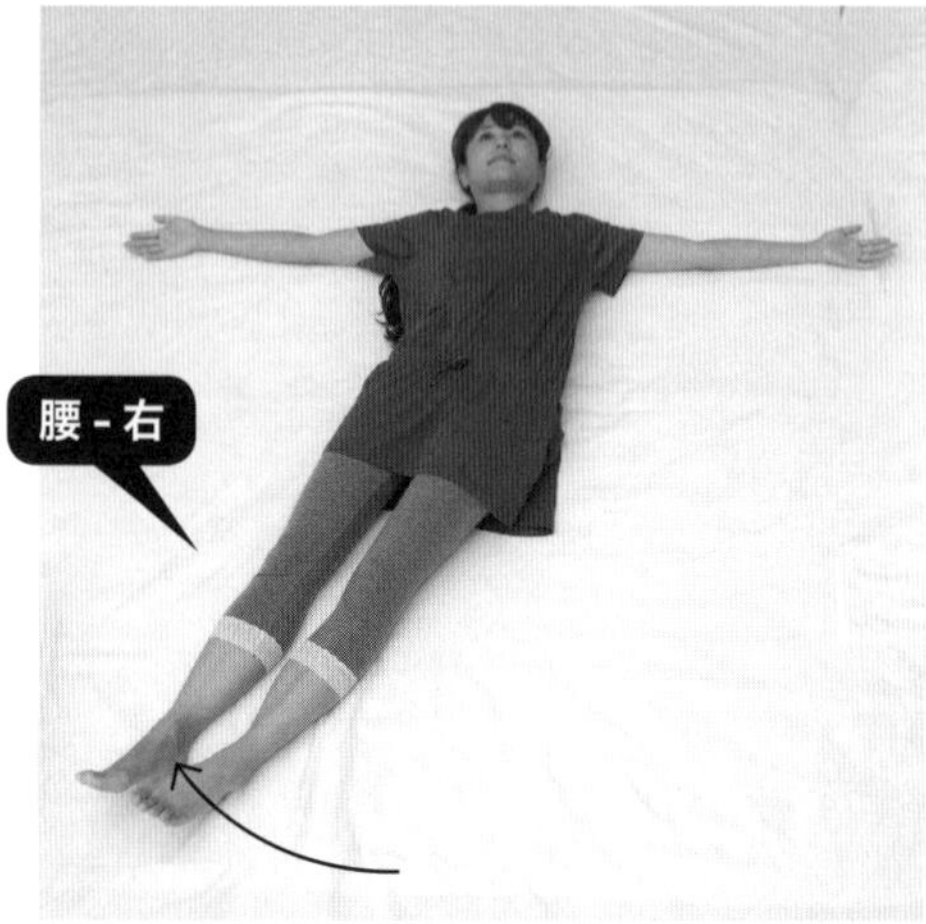

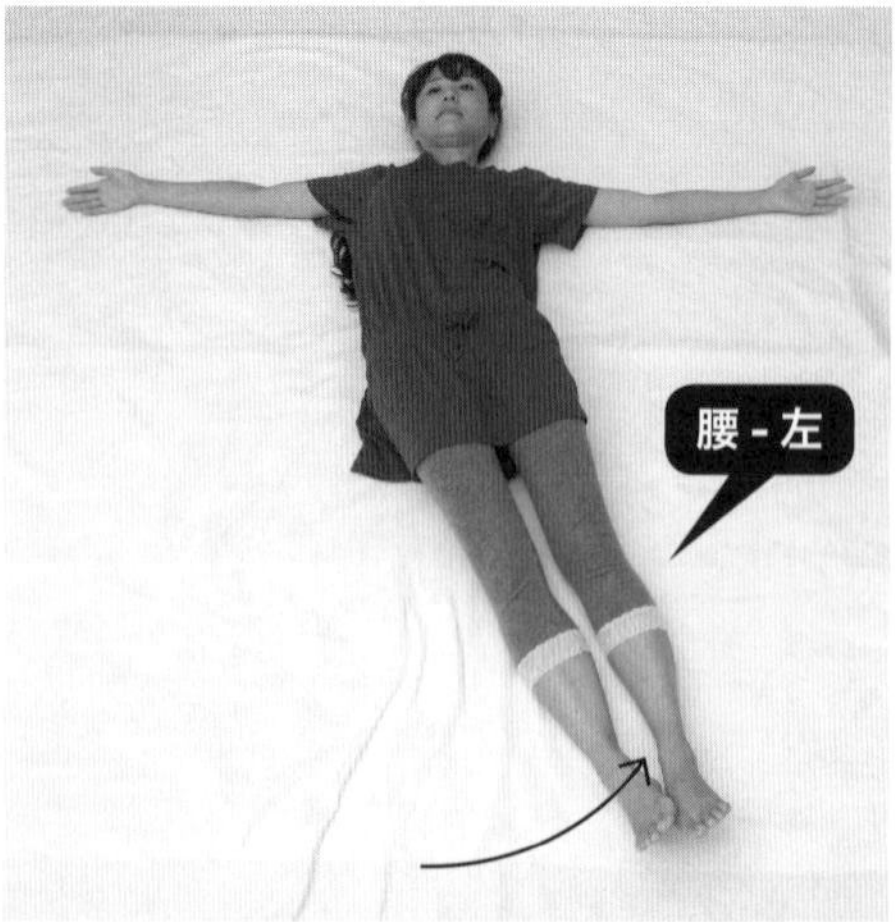

⑥腰椎 - 回旋

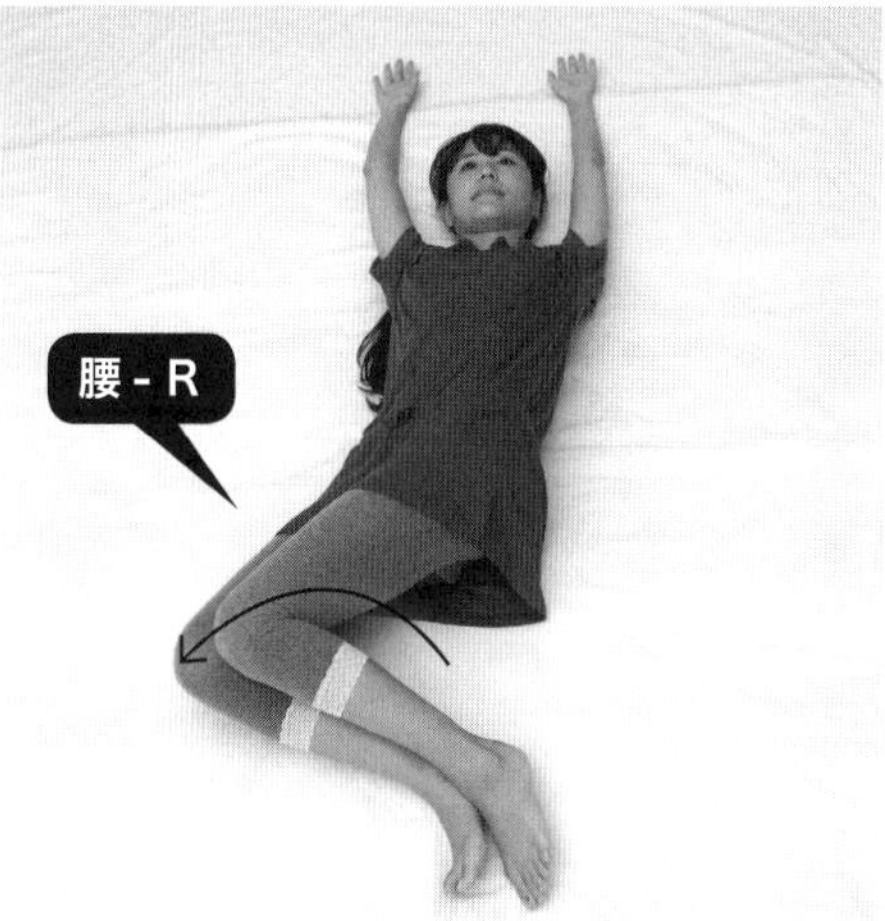

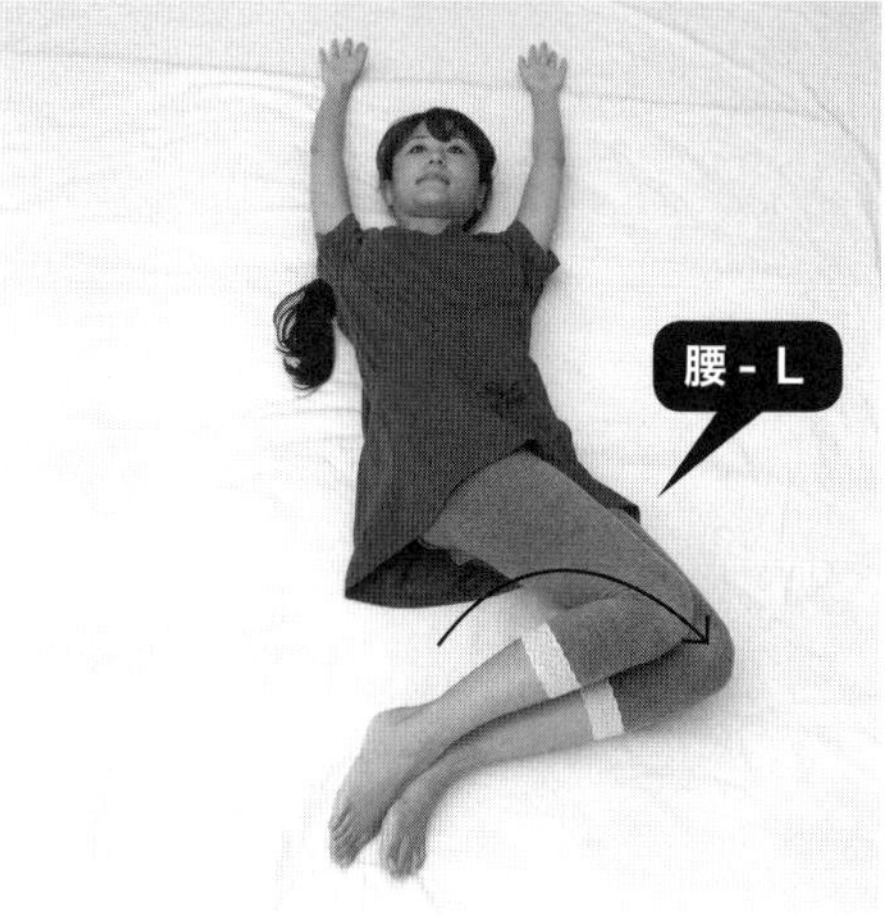

※実際は膝が倒れにくい方向と腰椎の捻れている方向は逆だと考えられますが、
膝の動きを指標にしているので、膝が倒れにくい方向で腰椎の捻れを表現しています

以上、①〜⑥までの動診をチャートにすると、以下のページのような形になります。

チャートの表記に関して工夫したのは、❶〜❹は座って行う動診で、⑤と⑥は寝て行うものだということです。黒丸か白丸かで、座って行うか寝て行うかが一目でわかります。

また、前後左右に関しては、左右に倒す動作の場合は日本語の左／右を使い、左右に捻る動作に関してはローマ字のL／Rを用いています。頚椎、胸椎、腰椎、骨盤はそれぞれ、首、胸、腰、尻で表します。よって、記号でも一目瞭然で、例えば「胸-右：×」ならば胸椎が右に倒しにくいことを表しており、「腰-L：×」というのは、腰椎検査で膝が左に倒しにくいという状況を意味しています。

動診表は、矯正前の動診結果を上段に、矯正後の結果を下段に記します。左右の欄が左／右あるいはL／Rに対応していますので、やりにくいなら上段に×、矯正後、やりやすくなったら○を記入します。

動診は手短かに行ってください。何度も同じ動作を繰り返していると、よけい分からなくなります。1〜2回、動かしてみて、自分の感覚で判断してください。見ている人がいる場合、何か言われても関係ありません。自分の感覚が全てです。

巻頭の動診表（16頁）をコピーしてお使いください。

【動診チャート例】

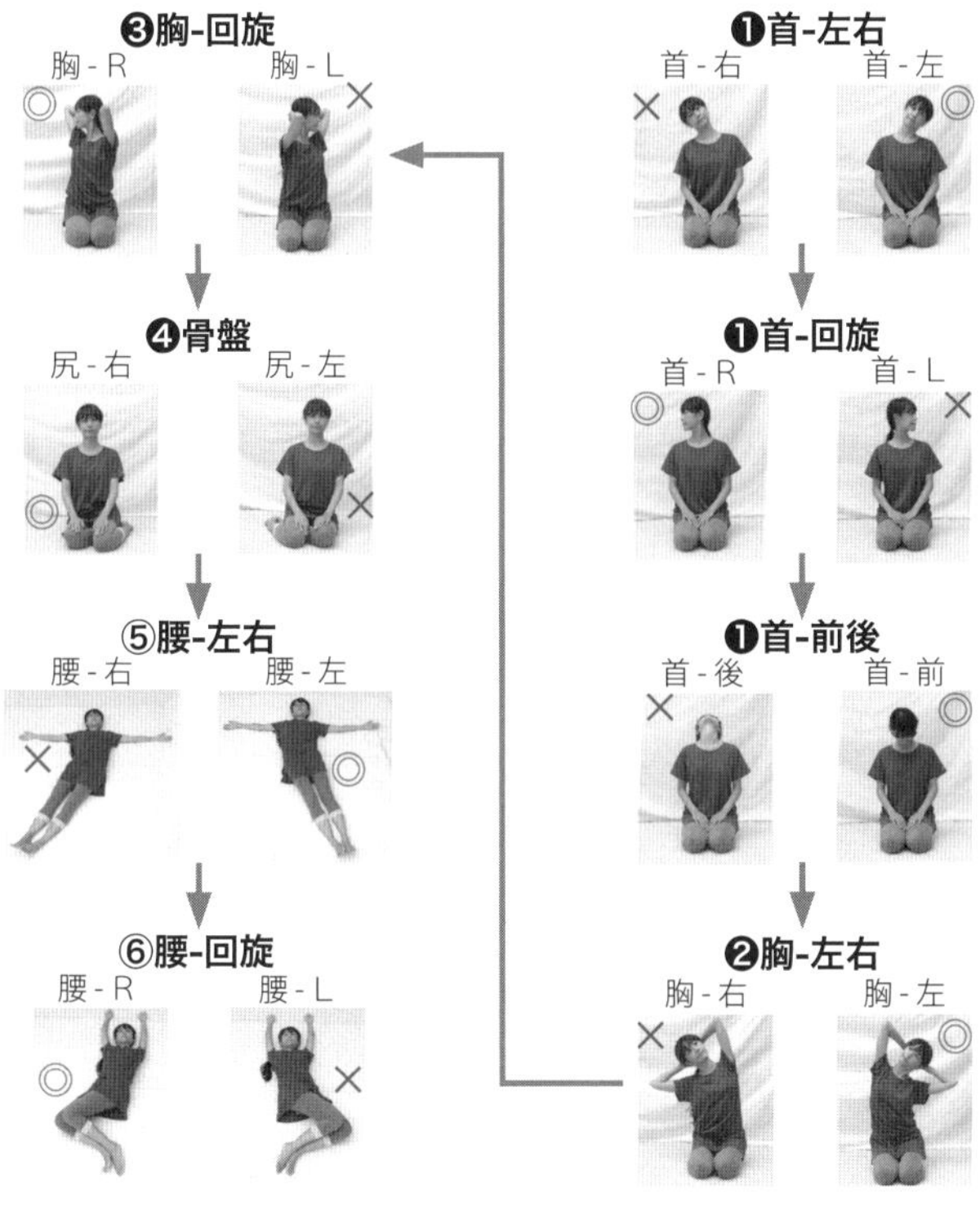

❸胸-回旋
胸 - R
胸 - L
❹骨盤
尻 - 右
尻 - 左
⑤腰-左右
腰 - 右
腰 - 左
⑥腰-回旋
腰 - R
腰 - L
❶首-左右
首 - 右
首 - 左
❶首-回旋
首 - R
首 - L
❶首-前後
首 - 後
首 - 前
❷胸-左右
胸 - 右
胸 - 左

【動診表】

日付	主訴	左右（左／右）				回旋（L／R）				骨盤	
／	胸椎が右に倒しにくいことが一目瞭然で判る →	❷胸		⑤腰		❸胸		⑥腰		❹尻	
		○	×	○	×	×	○	×	○	×	○
	❶首	左右		回旋		前後		下段には操法後の結果を記す			
		○	×	×	○	○	×				

← 上段は矯正前の動診結果を記す

第4章

シングル操法で焦点にアプローチ

リセット操法完全版

リセット操法は、最も簡単に行える全身の矯正法で、首の動診で歪みを判定し、矯正体操を設計することが可能です。捻れと左右の歪みを同時に矯正し、続いて正体術で前後の歪みを矯正します。この方法の元になっているのは、首に全身の歪みが表れるという宮本氏の仮説です。この仮説に基づいて矯正を行い、矯正後の再動診で首の動きのバランスがとれていれば、全身の歪みも矯正されているであろうと推察できるわけです。

短時間で、手軽に日々の歪みを矯正したい方は、首の動診だけで充分です。しかし、実際のところ、どこが、どう矯正されたかを知りたい方は、リセット操法完全版をやってみてください。これは、矯正体操の決定は、あくまで首の動診で行うのですが、首以外の胸椎、腰椎、骨盤の動診を矯正の前後に行うというものです。こうすることで、リセット操法で、実際に身体のどの部分を、どの程度、矯正できたか把握することができます。次に説明するシングル操法につなげるためにも、可能な方は、動診をすべて行うリセット操法完全版にトライしてみてください。

リセット操法で歪みが残った場合

先にも述べたように、リセット操法ですべての歪みが一度で取れるとは限りません。首の動診でも、それが分かることもありますが、リセット操法完全版を行うと、より細かく、取りきれなかった歪みを明らかにすることができます。

リセット操法で歪みが残った場合ですが、たとえ歪みが取りきれていなくても、4〜5日は、リセット操法（特に完全版）を続けてみてください。

というのは、何日か続けてみることで取れる歪みもありますし、逆に、何回やっても残る歪みも浮きぼりになってきます。この、何回やっても取りきれずに残る歪みが、その人の体癖に特徴的な歪みと見なすことができるのです。その人固有の歪みが明確になると、そこは治療を行う際の焦点ともなります。それが分かると、その残った歪みに対応する矯正だけをやれば良いということもあります。

矯正法をどう運用するか

ここまで、首の動診だけによるリセット操法から、全ての動診、そしてリセット操法完全版へと、順を追って解説してきました。実際に矯正法を運用するにあたっても、このような順に取り組むのが妥当であろうと考えています。

さて、取りきれずに残った歪みですが、これに対処する方法が「新正体法」には存在します。それが、シングル操法です。

シングル操法というのは、要は3章で解説した、個々の動診に対応する矯正法です。

動診は

・頚椎→❶左右、捻れ、前後
・胸椎→❷左右、❸捻れ
・骨盤→❹左右
・腰椎→⑤左右、⑥捻れ

の、合計6つがありました。

この中で、❶頸椎はリセット操法で矯正しますので、シングル操法は頸椎以外、つまり❷❸胸椎、❹骨盤、⑤⑥腰椎の歪みを矯正する体操が存在することになります。

それでは以下、部位ごとの歪みを矯正するシングル操法を紹介していきますが、先に注意したように、本書は順序立てて解説していますので、その通りに行うことをお勧めします。すなわち、最初に首の動診のみのリセット操法に習熟し、それから全ての部位の動診をマスターしたら、両者を合体したリセット操法完全版に取り組むということです。

リセット操法完全版を行う際には、チェックリストに歪みをキチンと記入し、完全に歪みが取れていようがいまいが、4〜5日は続けてみることをお勧めします。キチンと記録を取っておけば、これにより、歪みが残る部位、つまり自分の焦点となる体癖的な歪みが浮きぼりになってきます。そうしたら、あれこれ体操を行うのではなく、焦点に合わせた矯正を的確に行うのが重要です。

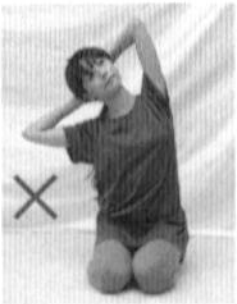

❷胸椎が右に倒しにくい場合（胸-右）

①仰向けで全身リラックス（手の平を上に）

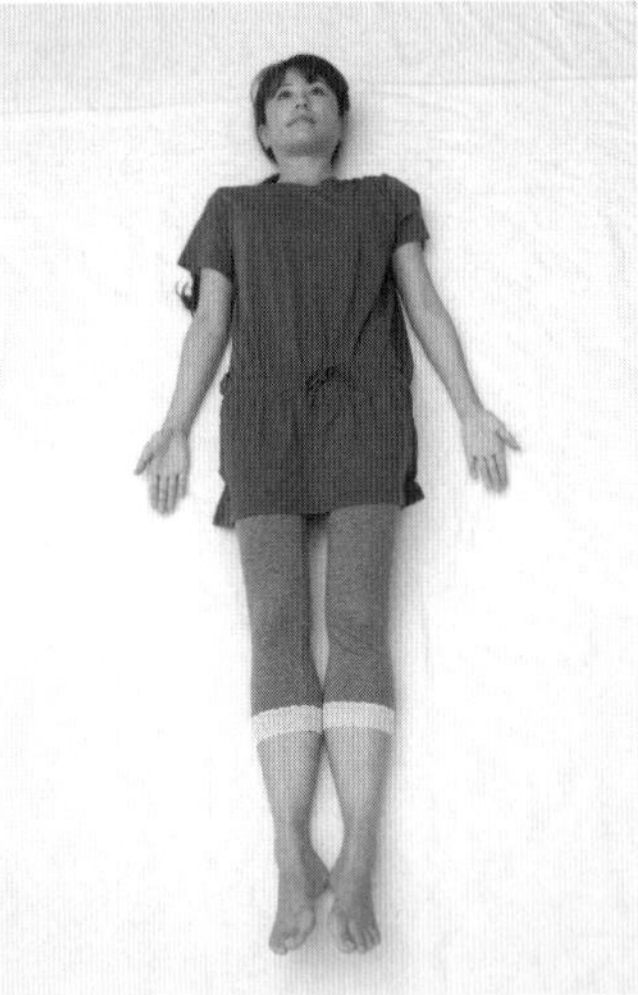

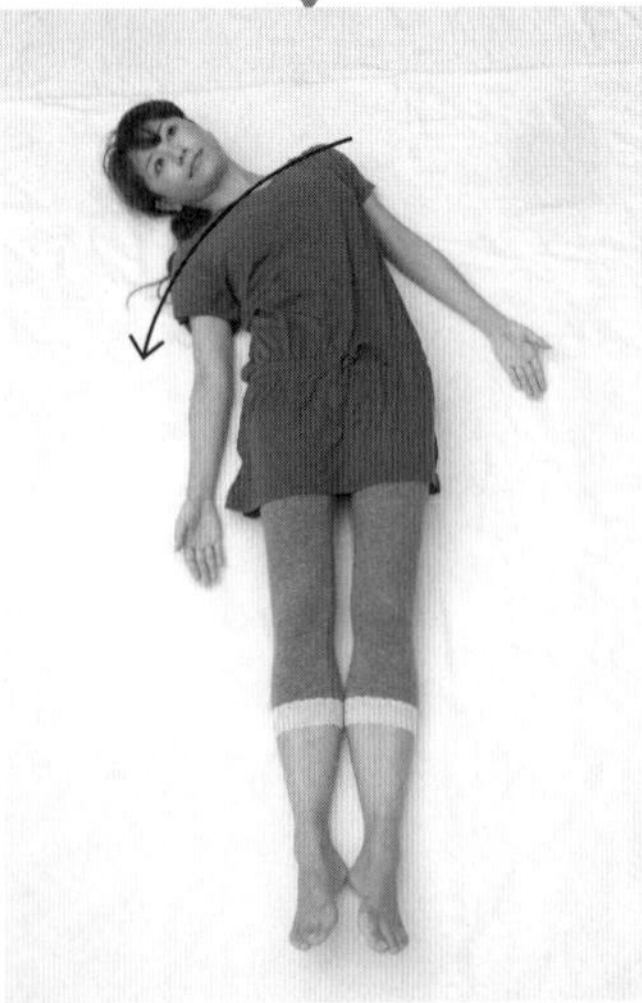

②上体だけを右に傾ける（※肩を床から浮かさないこと）

③両脚を大きく開く

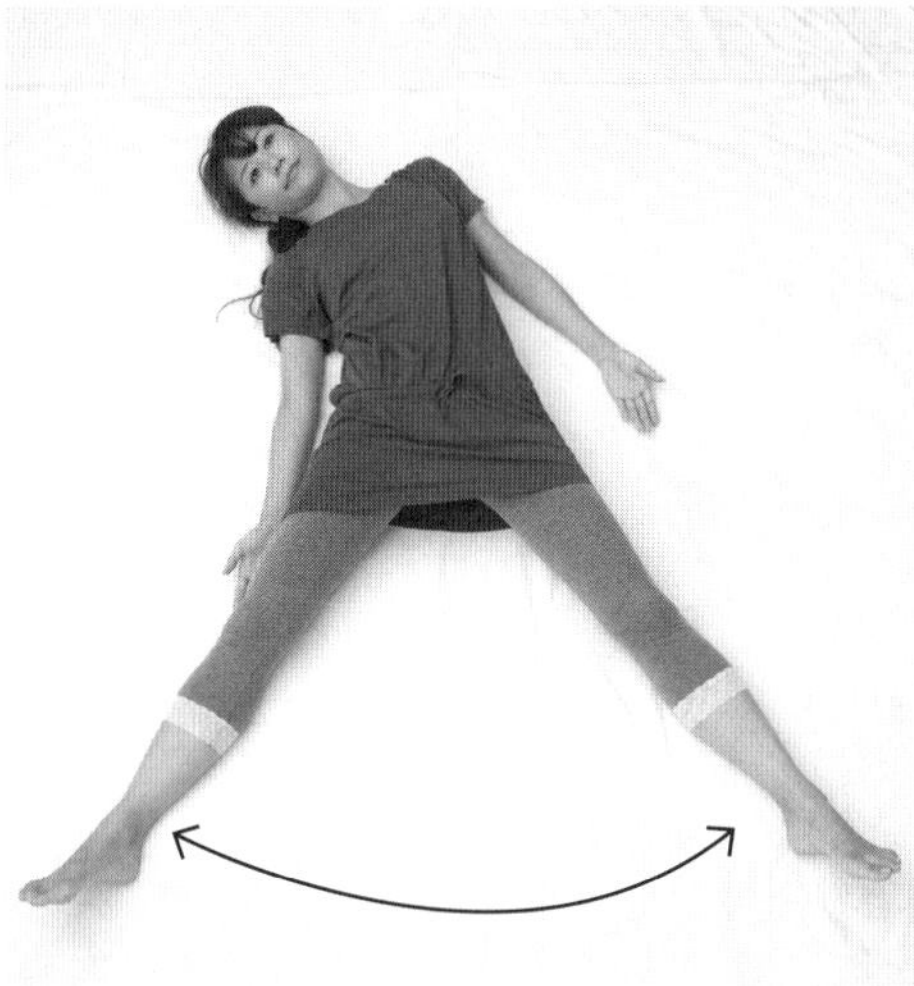

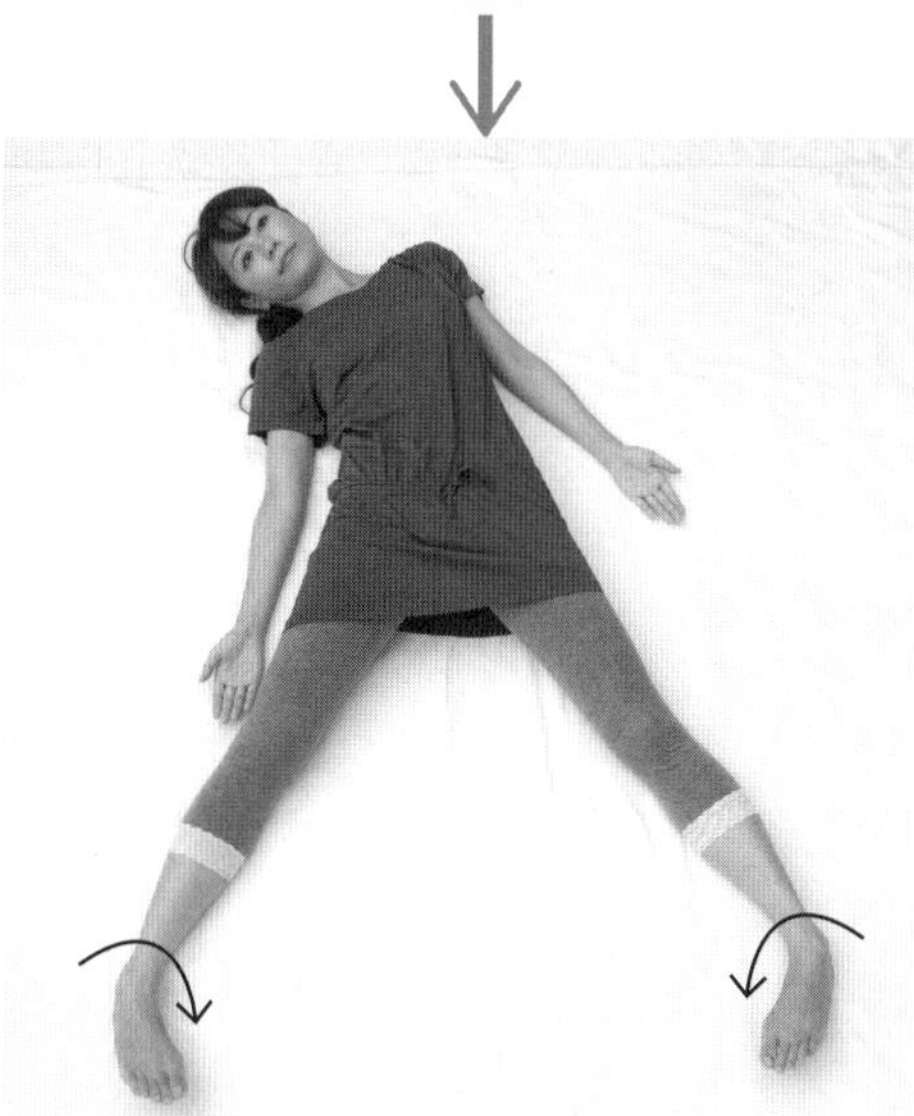

④両足先を内側に倒す
(両脚内旋)

5につづく

←4から

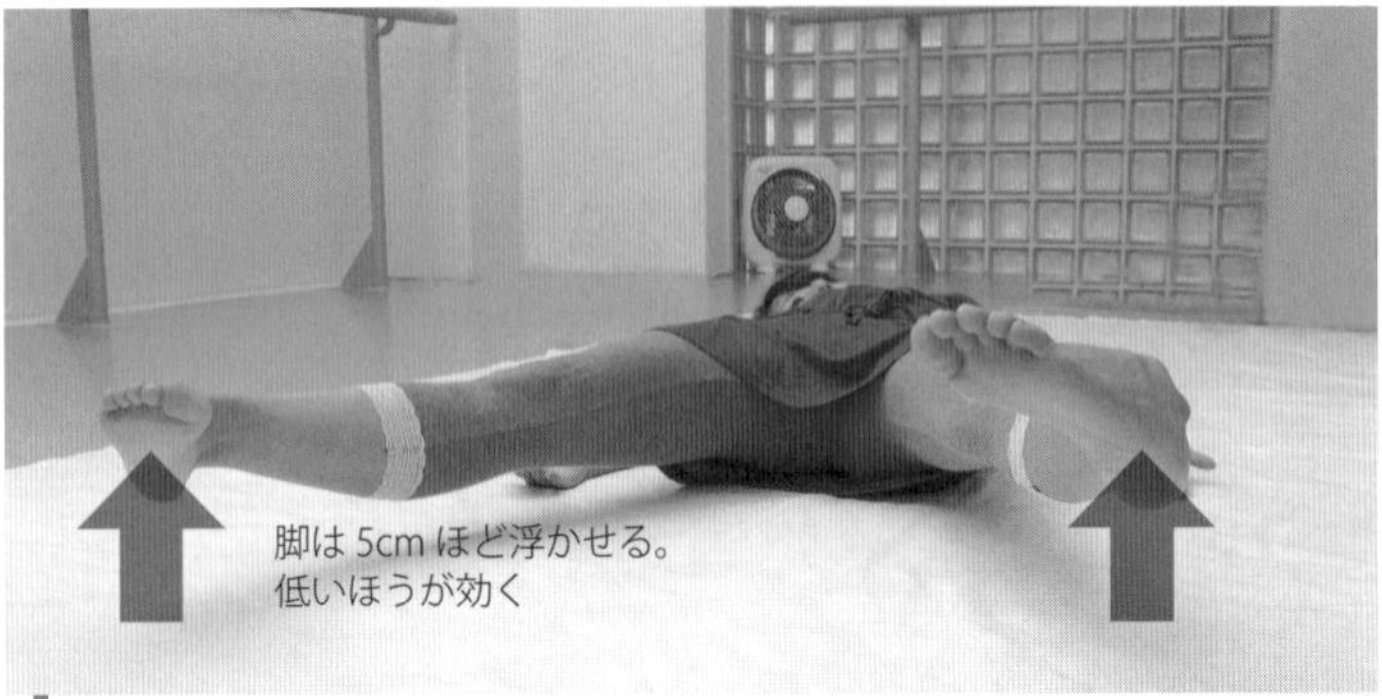
脚は5cmほど浮かせる。
低いほうが効く

⑤両脚を内旋させたまま5cmほど浮かせ、3～5秒ほど保った後

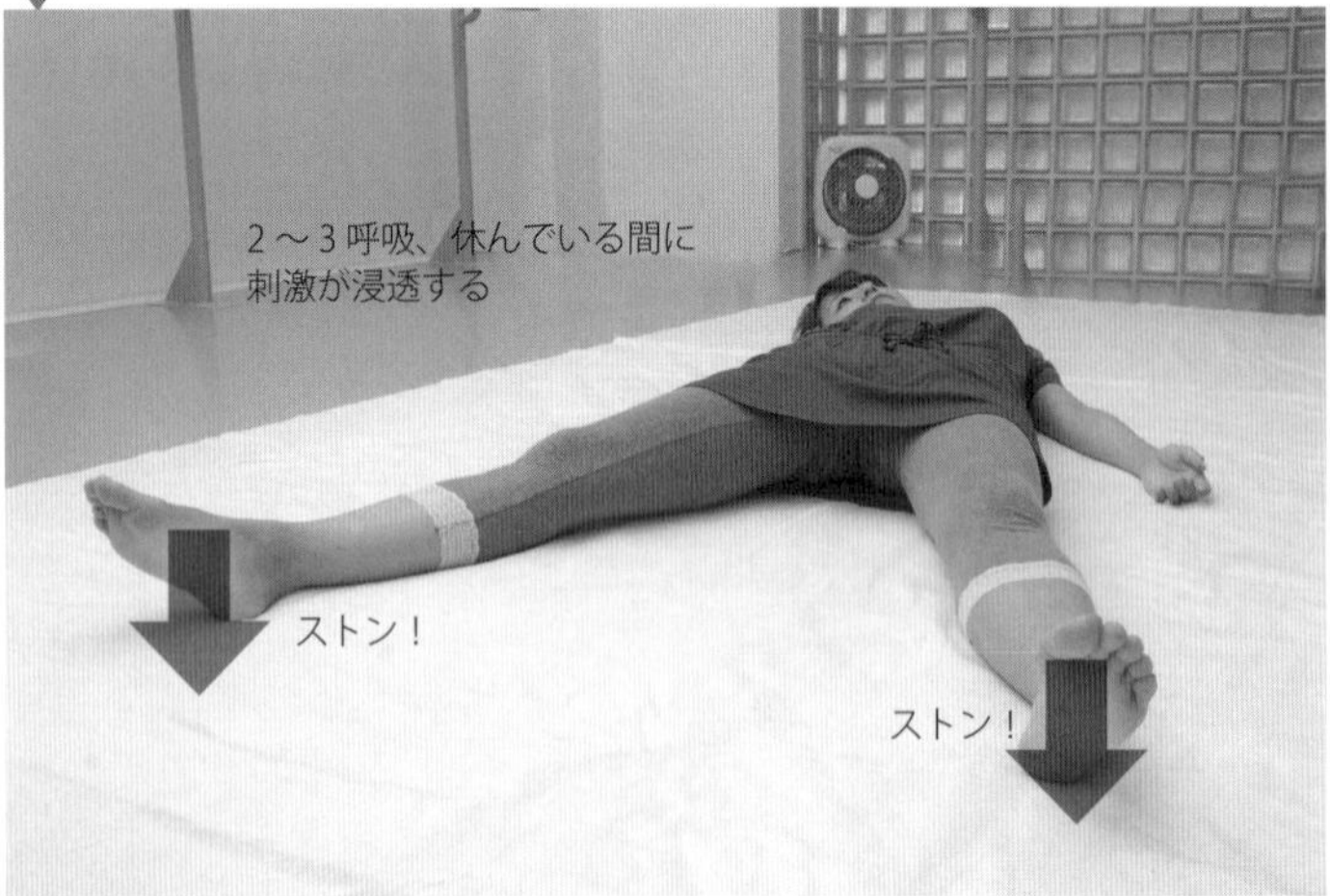
2～3呼吸、休んでいる間に
刺激が浸透する
ストン！
ストン！

⑥瞬間脱力。2～3呼吸したら、④から2～3回、繰り返す

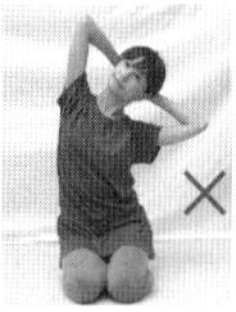

❷胸椎が左に倒しにくい場合（胸-左）

①仰向けで全身リラックス（手の平を上に）

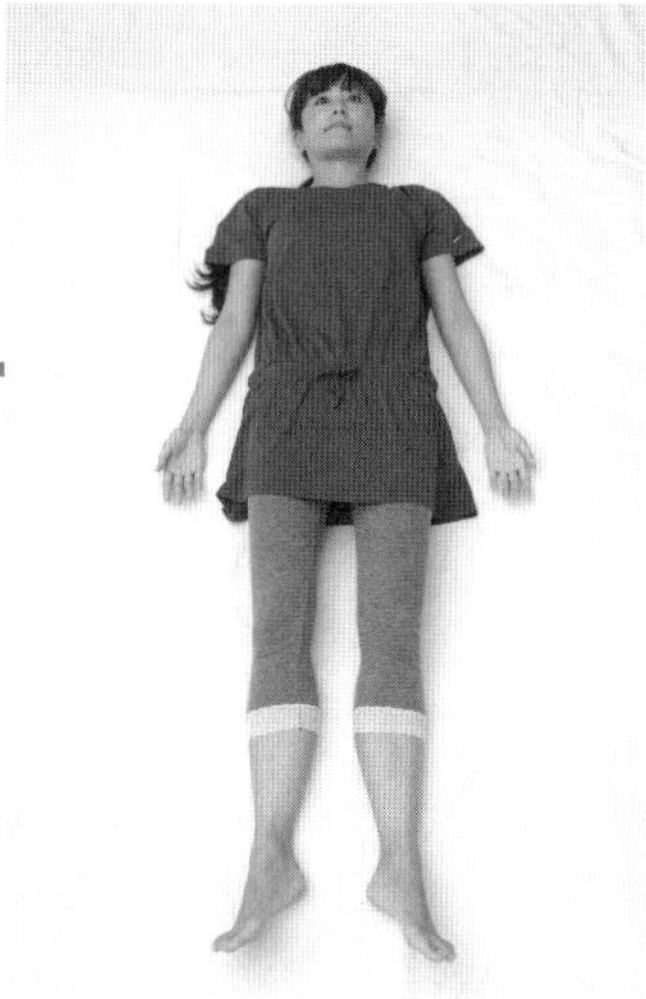

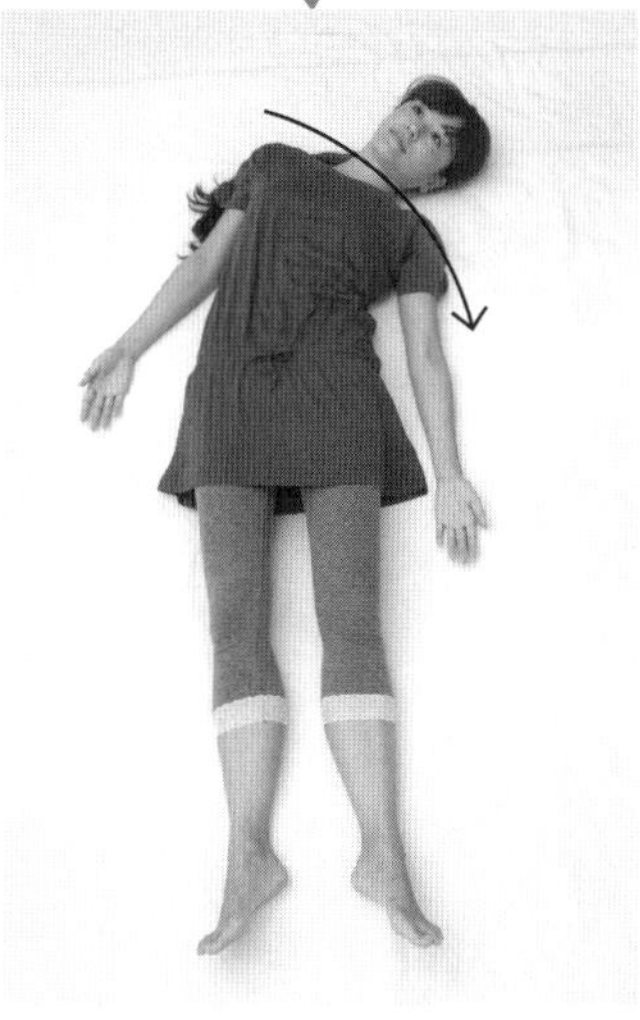

②上体だけを左に傾ける
（※肩を床から浮かさないこと）

3につづく

←2から

③両脚を大きく開く

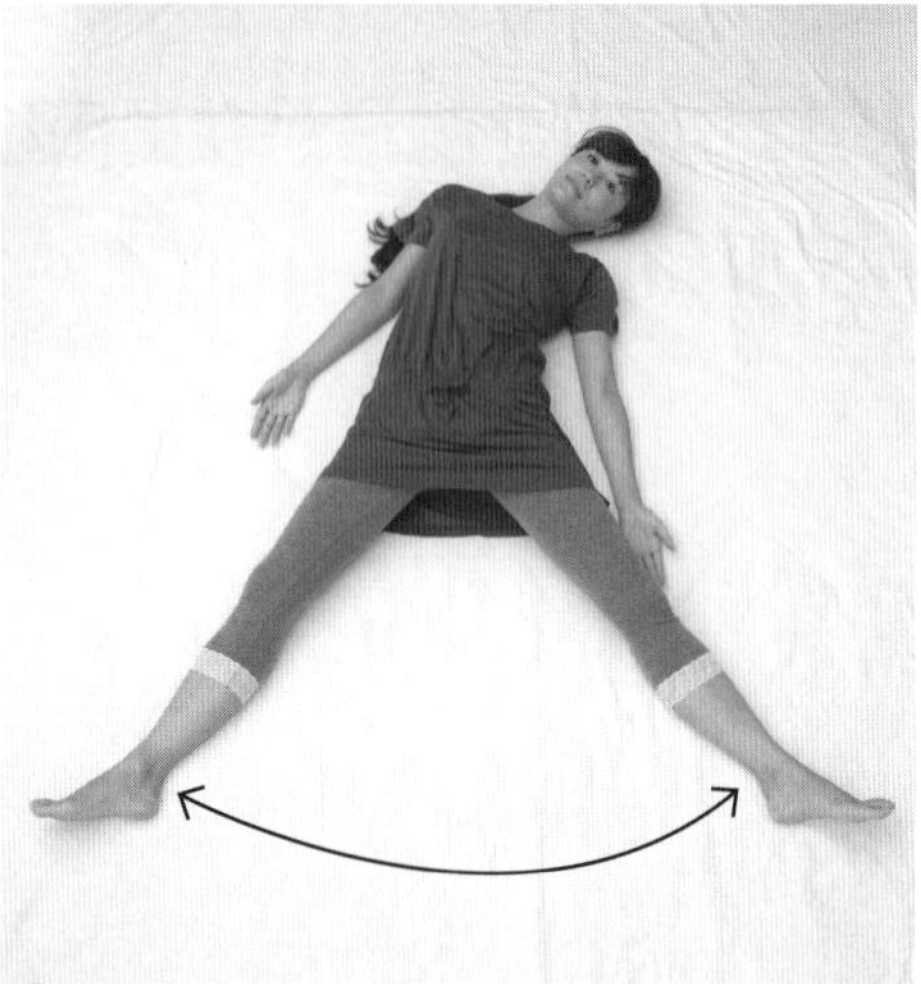

④両足先を内側に倒す
（両脚内旋）

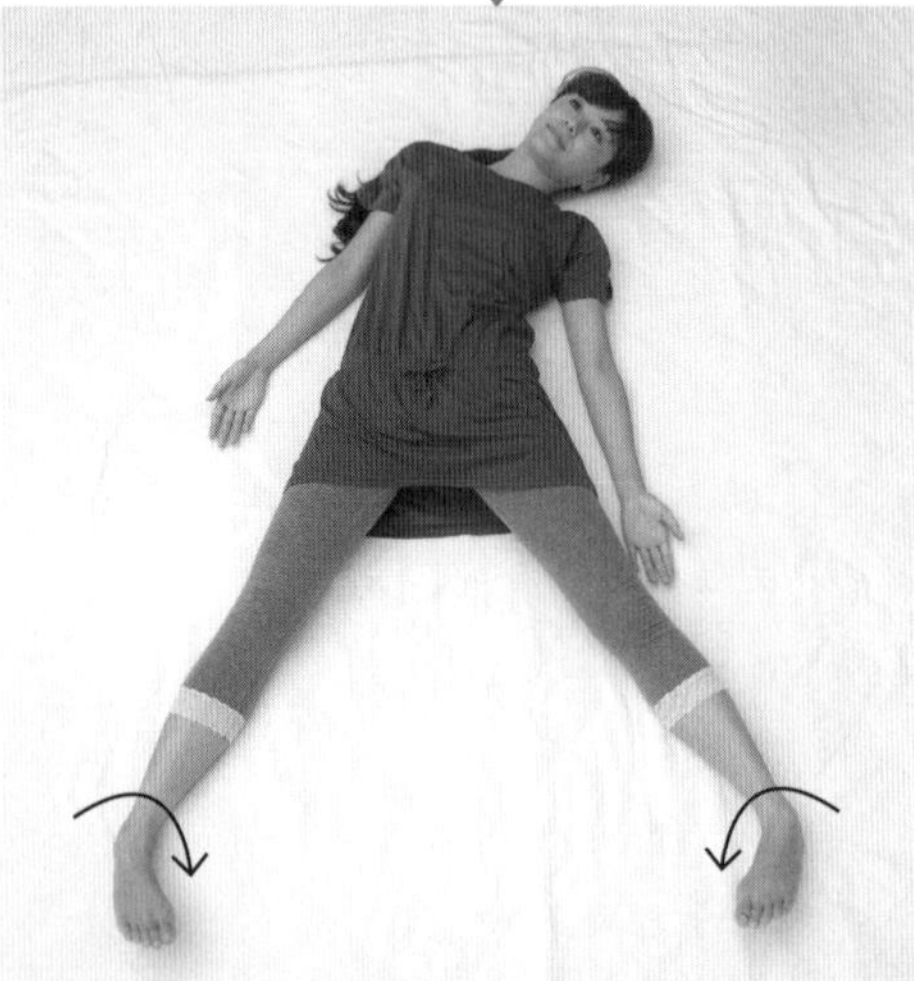

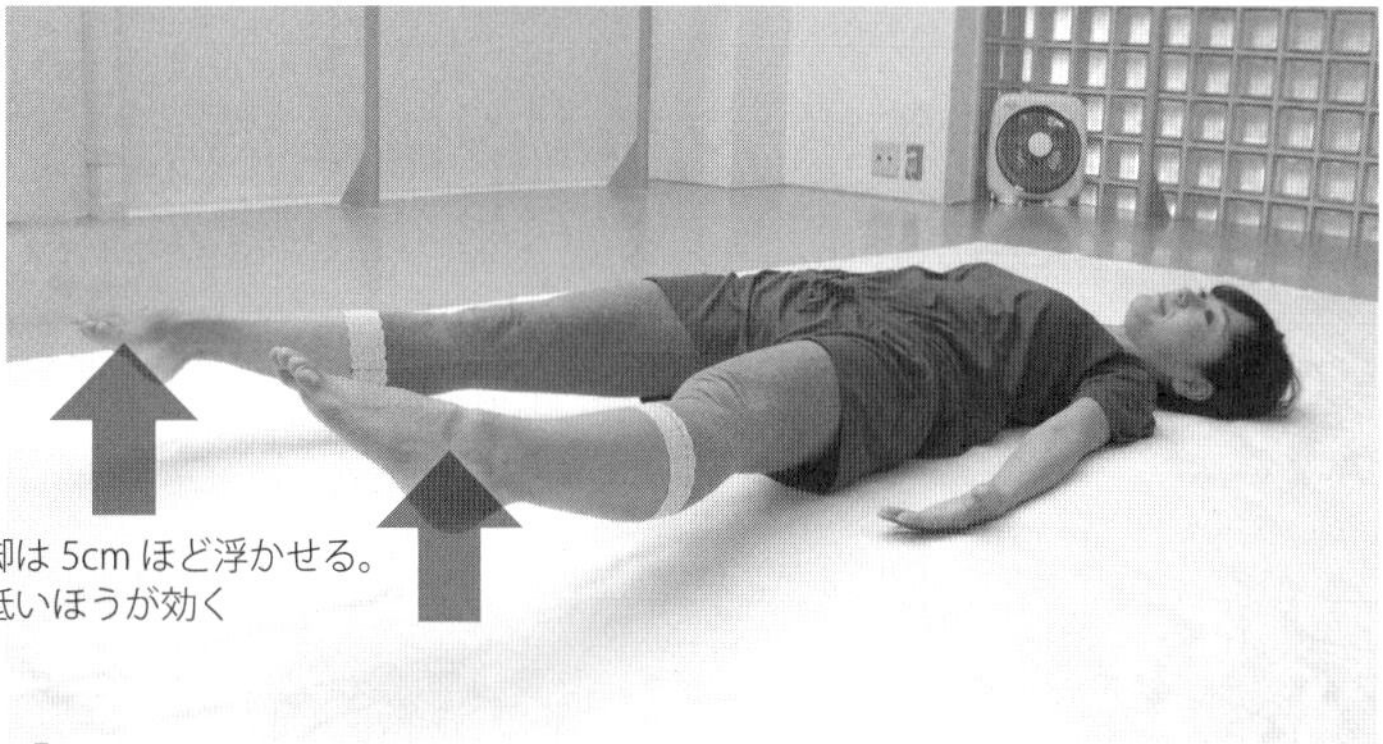
脚は 5cm ほど浮かせる。
低いほうが効く

⑤両脚を内旋させたまま 5cm ほど浮かせ、3 ～ 5 秒ほど保った後

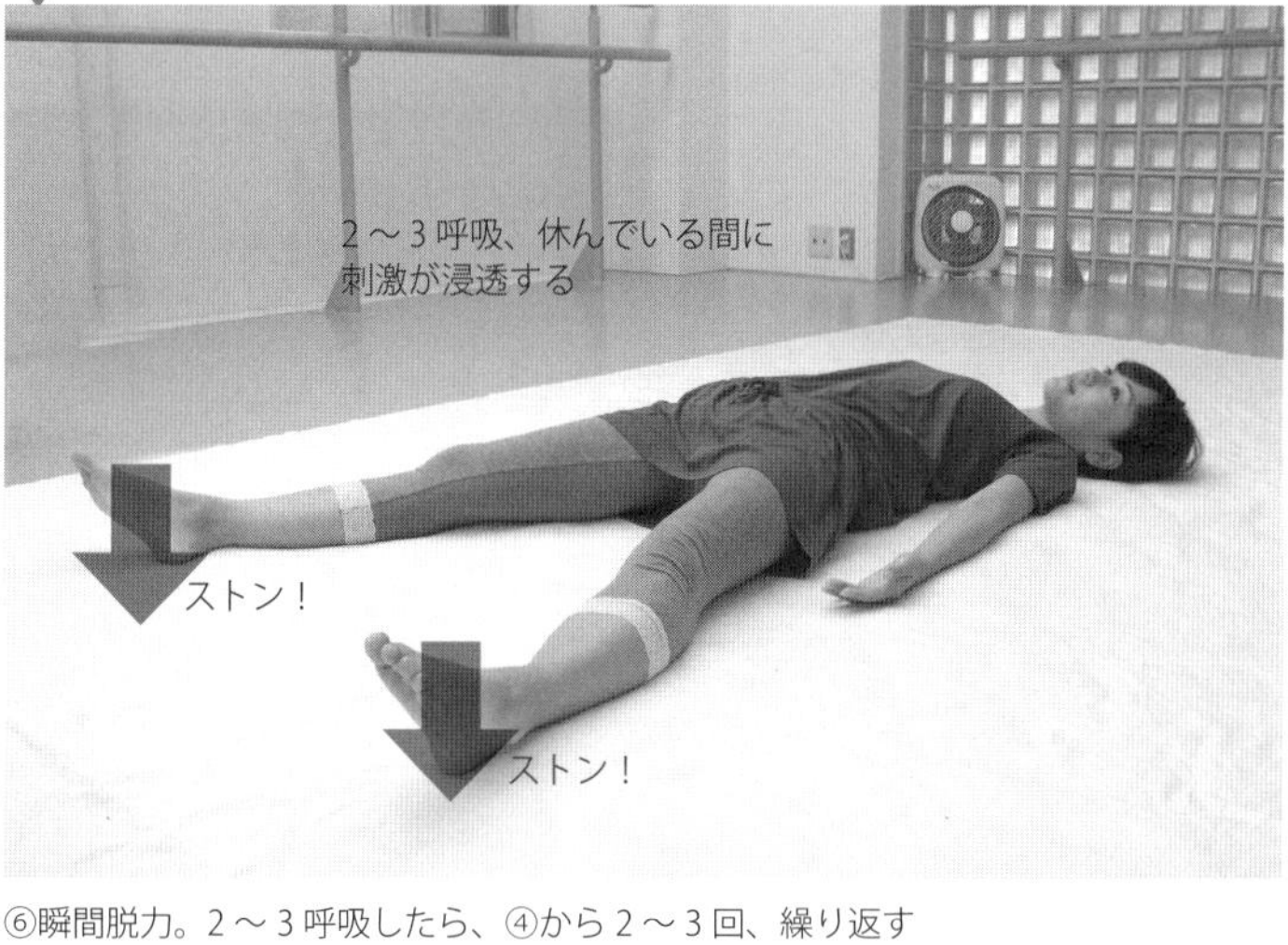
2 ～ 3 呼吸、休んでいる間に
刺激が浸透する
ストン！
ストン！

⑥瞬間脱力。2 ～ 3 呼吸したら、④から 2 ～ 3 回、繰り返す

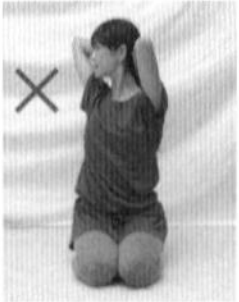

❸胸椎が右に捻りにくい場合（胸-R）

①仰向けで全身リラックスしたら、両脚を大きく開く（手の平を上に）

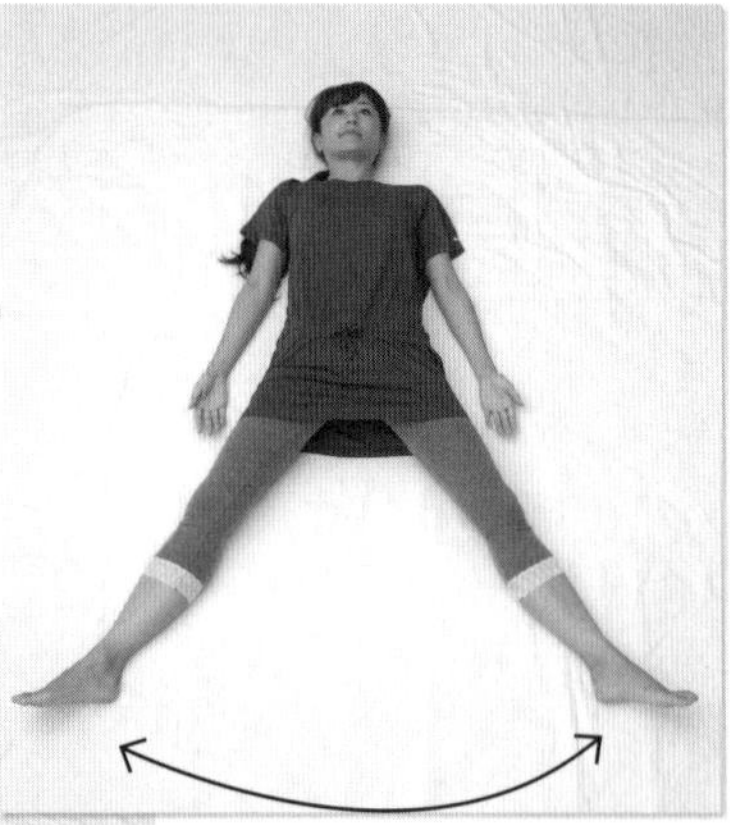

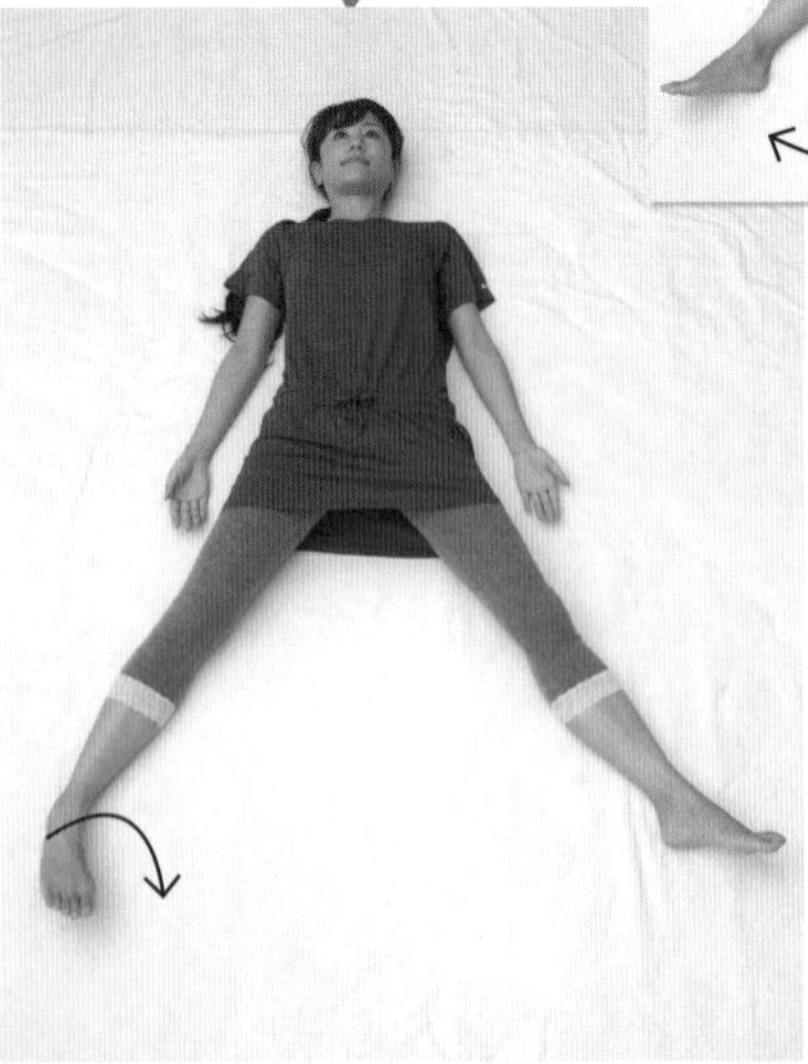

②右脚だけ少し内側に向ける（右脚内旋）

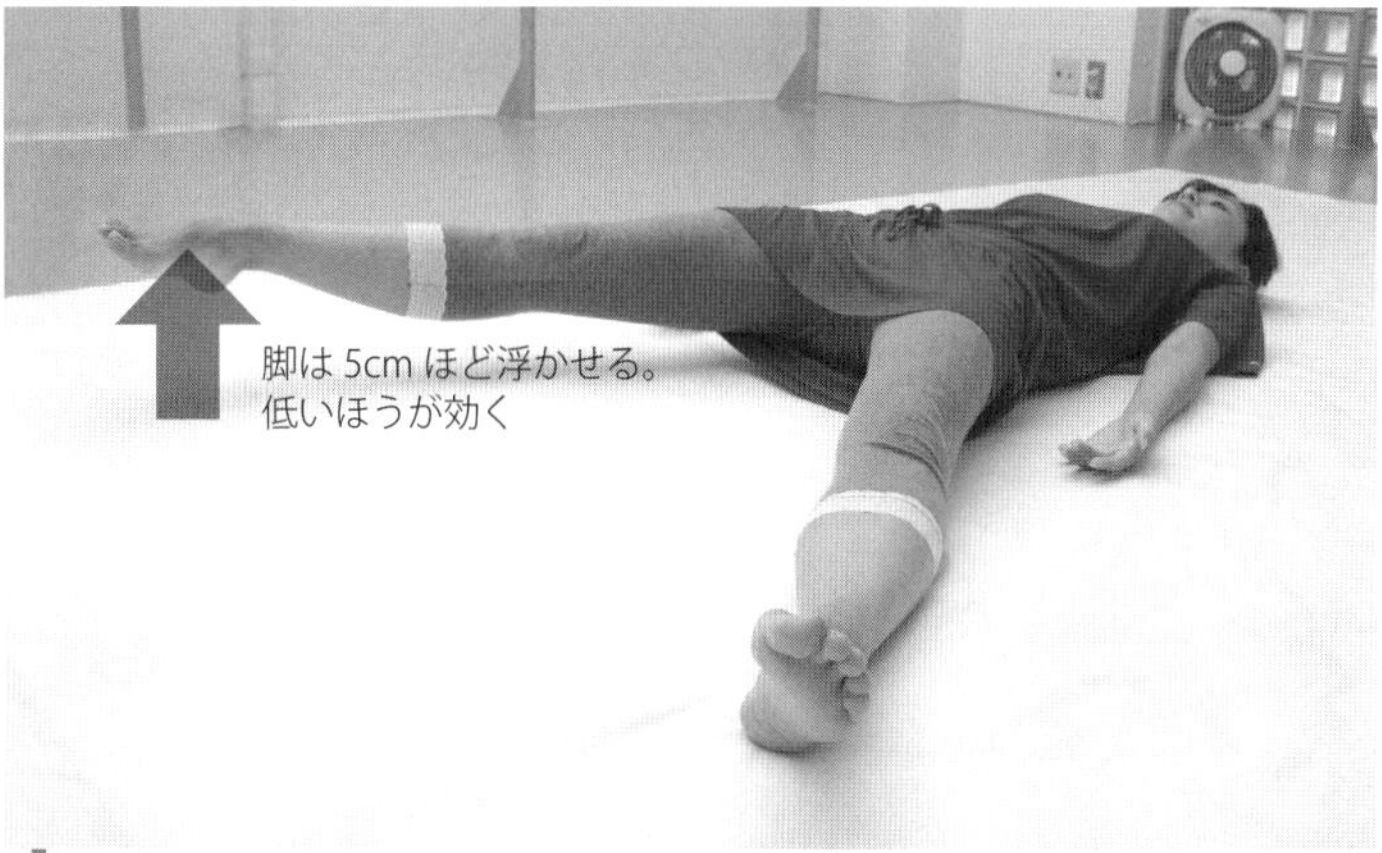
脚は5cmほど浮かせる。
低いほうが効く

③右脚を内旋させたまま5cmほど浮かせ、3～5秒ほど保った後

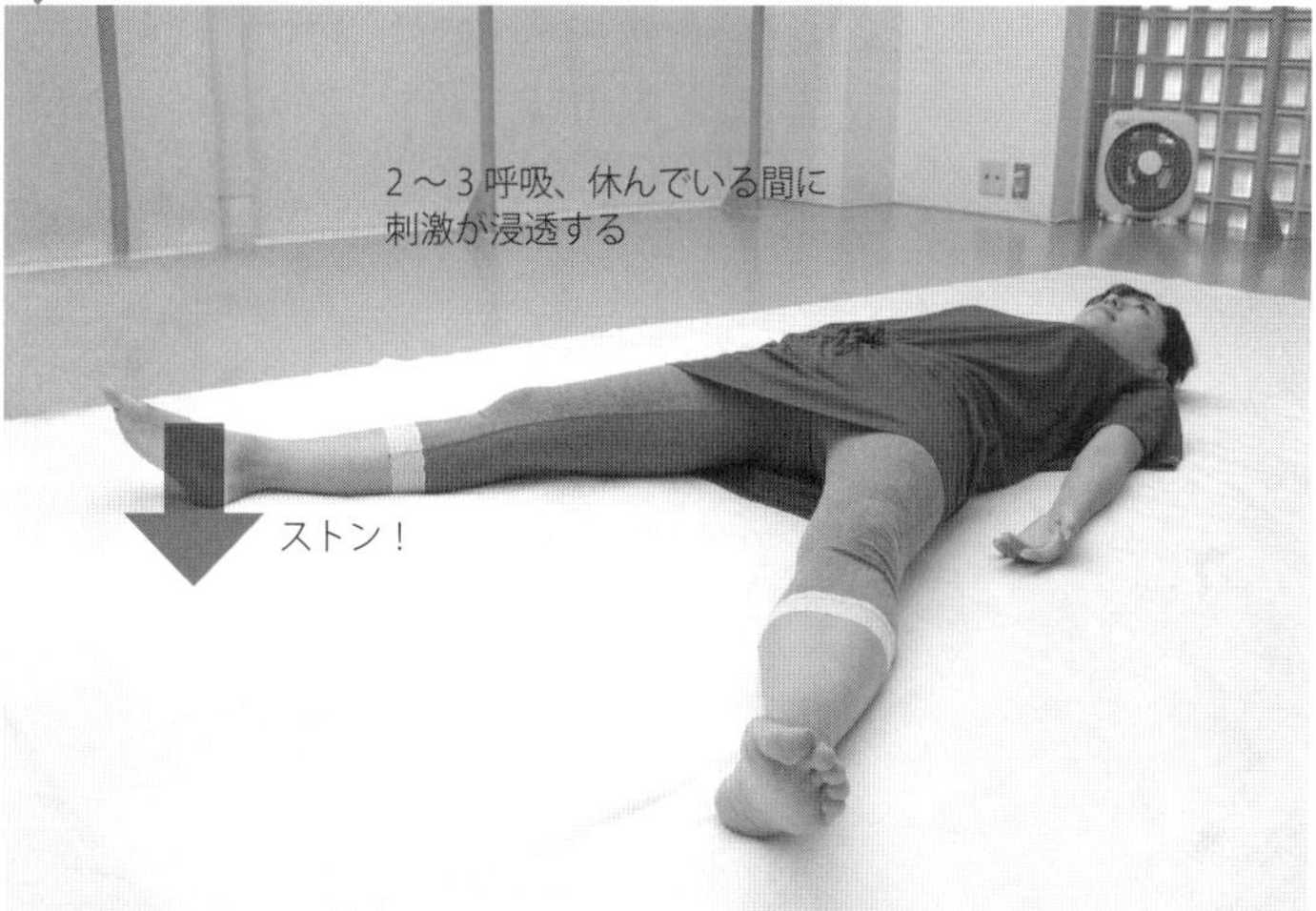
2～3呼吸、休んでいる間に
刺激が浸透する
ストン！

④瞬間脱力。2～3呼吸したら、②から2～3回、繰り返す

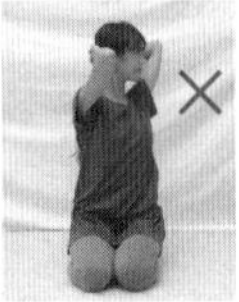

❸胸椎が左に捻りにくい場合（胸-L）

①仰向けで全身リラックスしたら、両脚を大きく開く（手の平を上に）

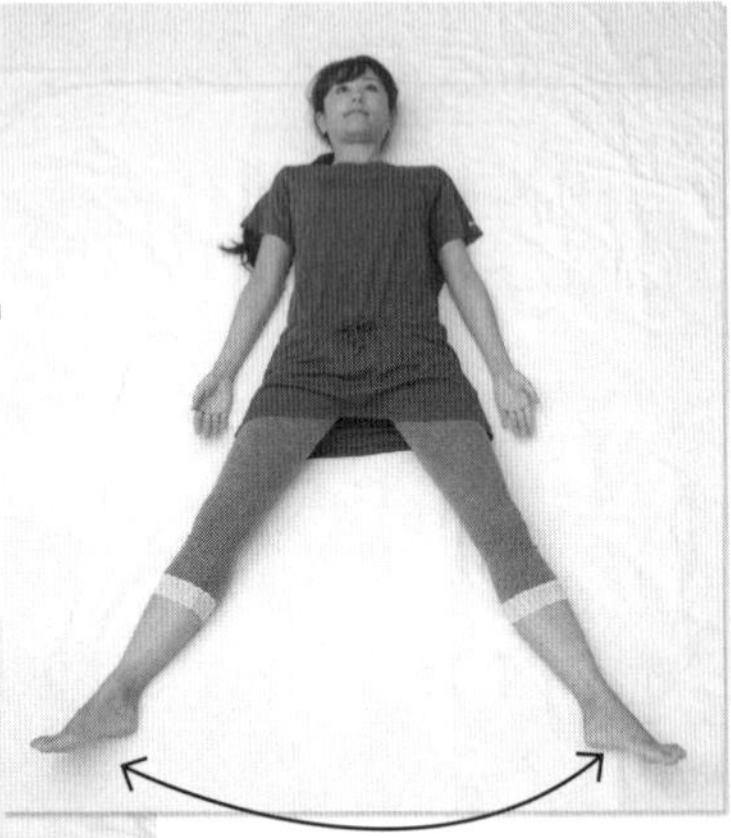

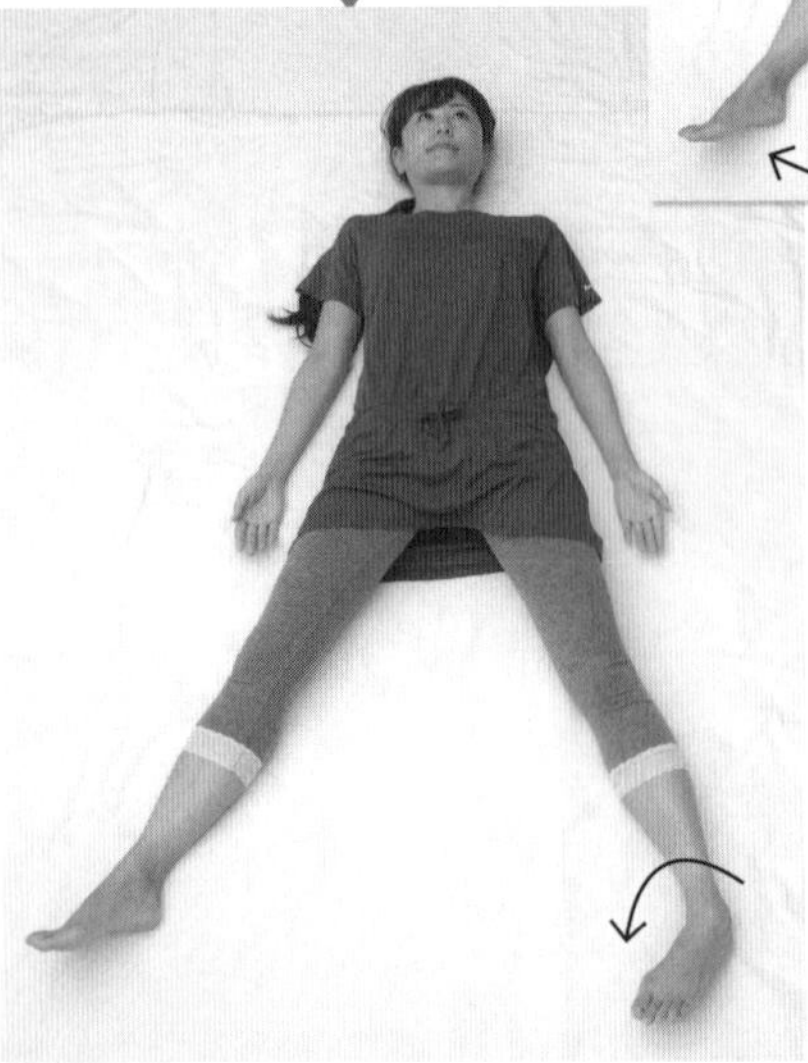

②左脚だけ少し内側に向ける（左脚内旋）

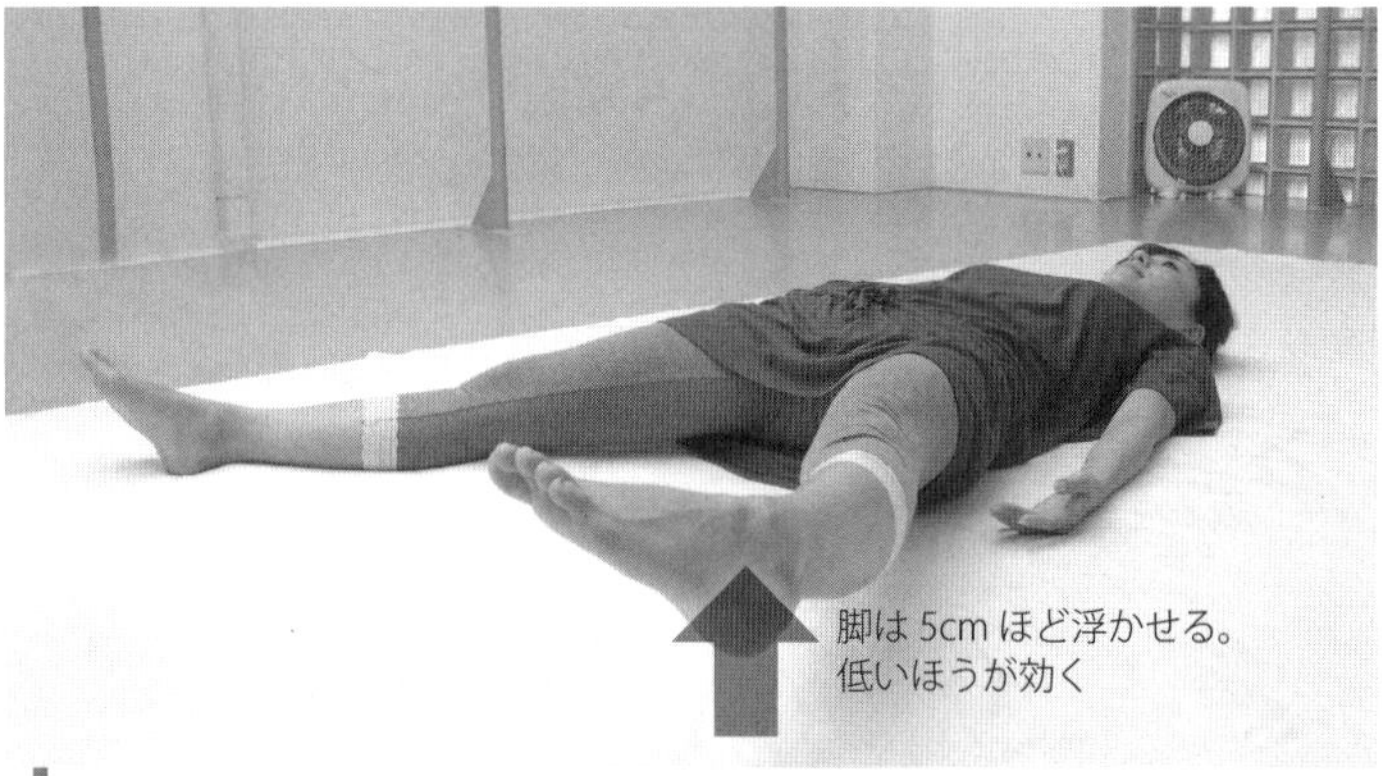
脚は 5cm ほど浮かせる。
低いほうが効く

③左脚を内旋させたまま 5cm ほど浮かせ、3～5 秒、保った後

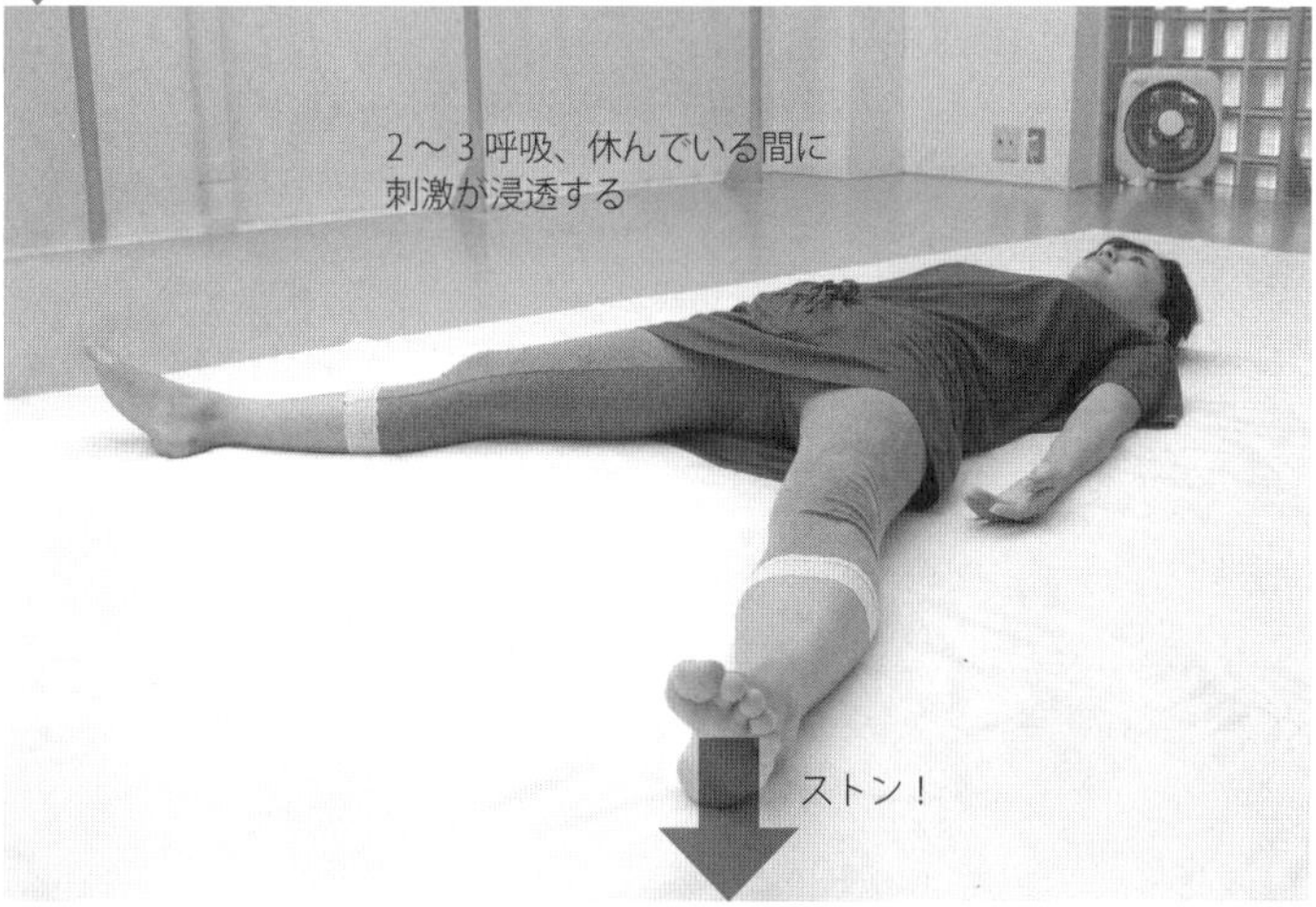
2～3 呼吸、休んでいる間に
刺激が浸透する
ストン！

④瞬間脱力。2～3 呼吸したら、②から 2～3 回、繰り返す

◎続いて、シングル操法の山場、骨盤操法です。
骨盤と腰椎の状態により、４つのパターンがあります。

❹-１　お尻を右にして横座りしにくい場合１（尻-右　&　腰-R）

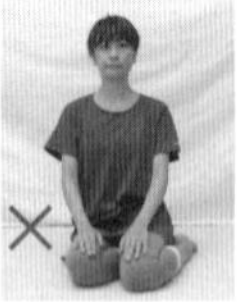

同時に

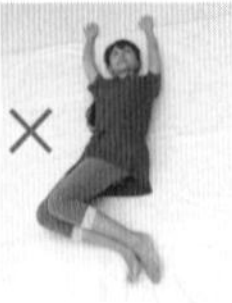

①うつ伏せになり、顔は左向き、左肘を曲げて手の平を下にして顔の横に。右手は下に伸ばす。両膝はつける

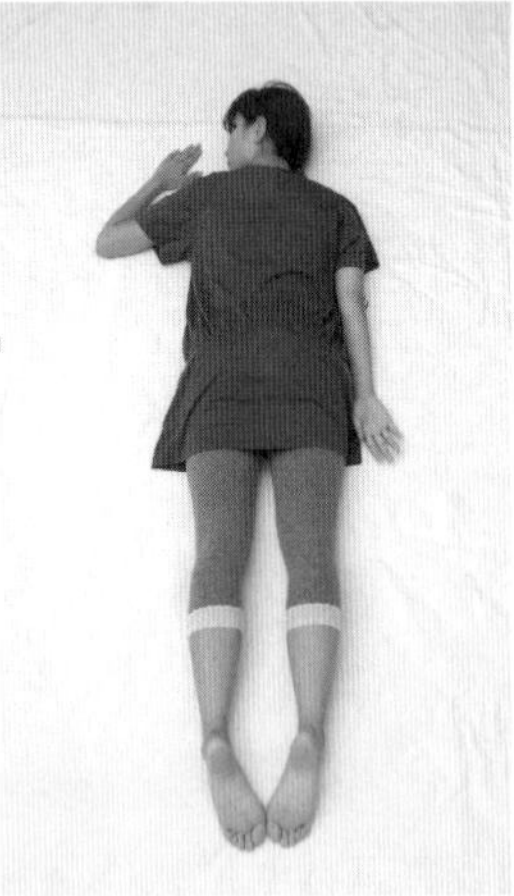

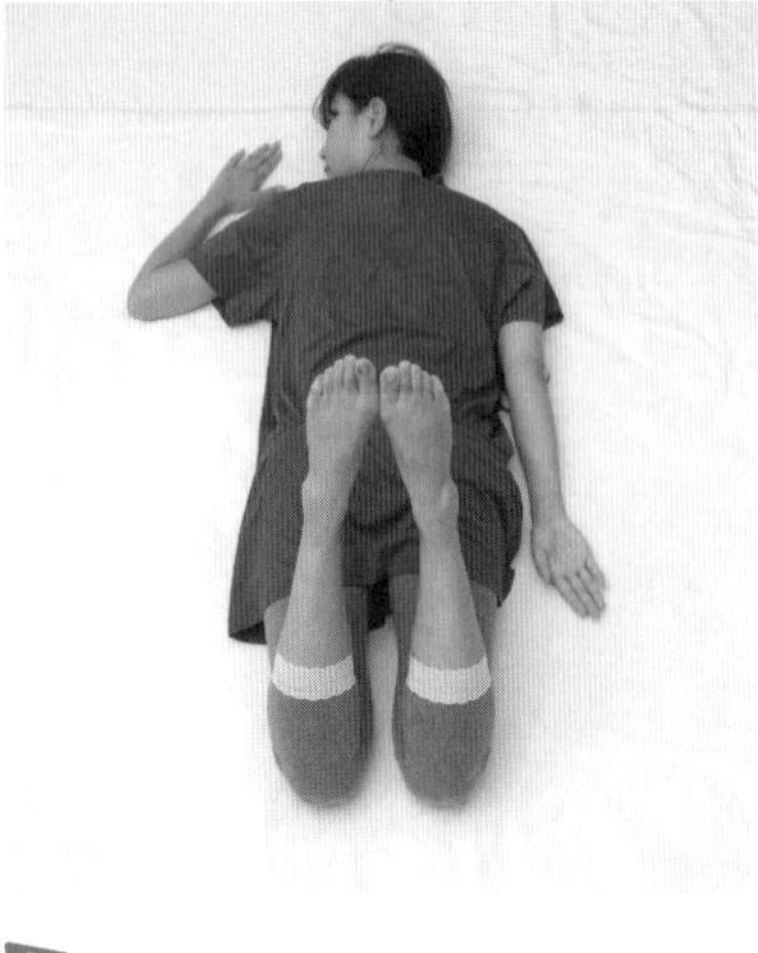

②両膝を深く曲げる
（踵をお尻に近づける）

③曲げた左脚を床方向に倒す。右の腰が浮くほど捻るのがコツ

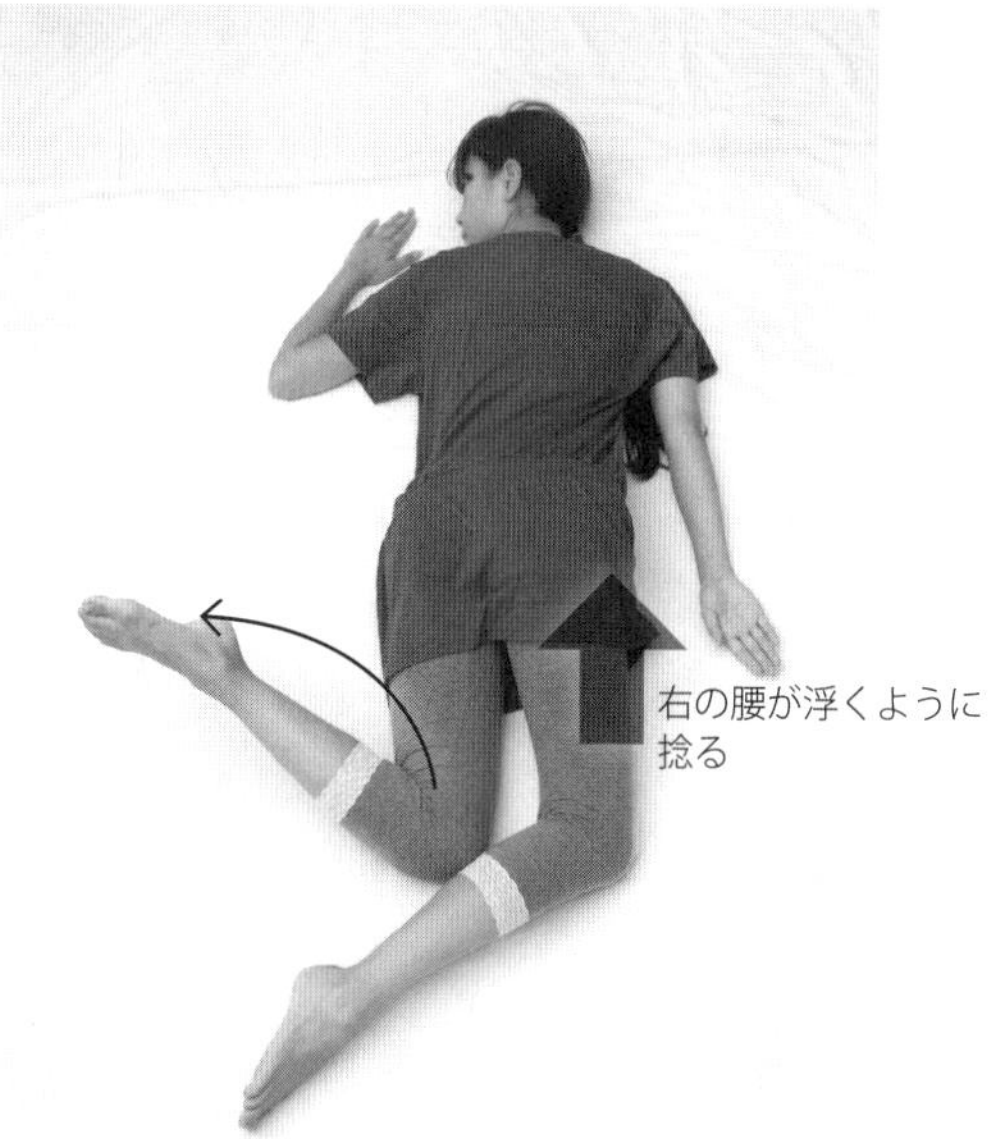
右の腰が浮くように捻る

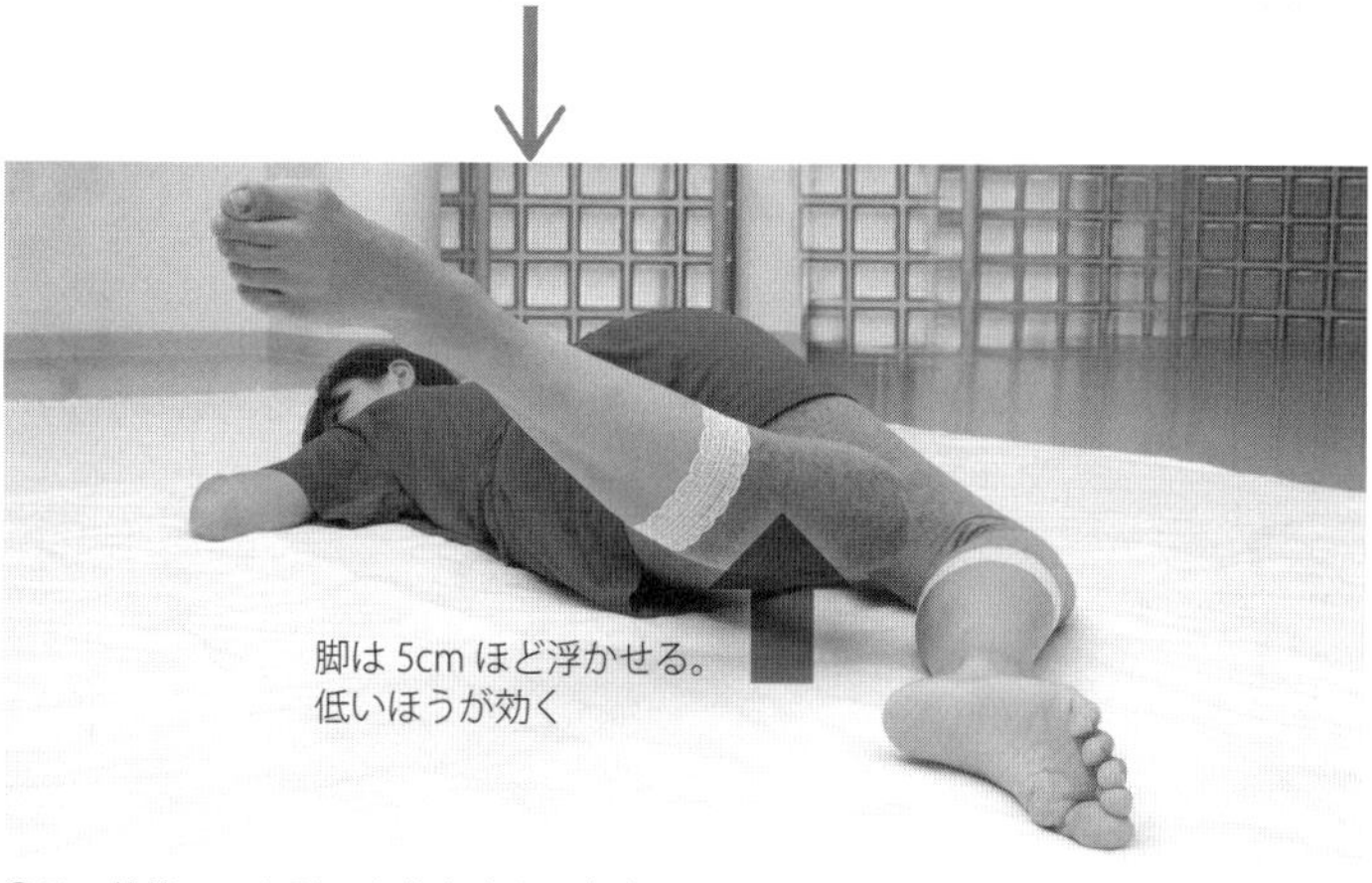
脚は5cmほど浮かせる。低いほうが効く

④その状態で、左肘で身体を支え、左脚を5cmほど浮かせて3～5秒ほど保った後

5につづく

4から

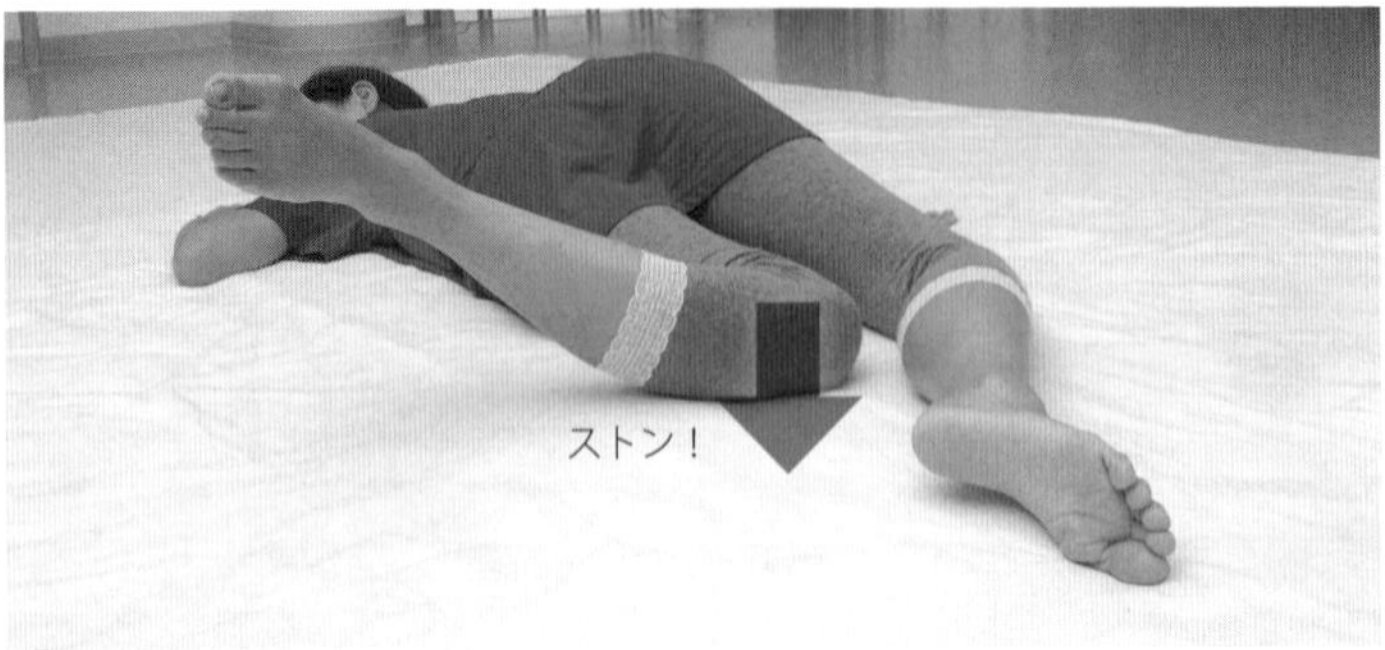
ストン！

⑤瞬間脱力して左脚を落とす

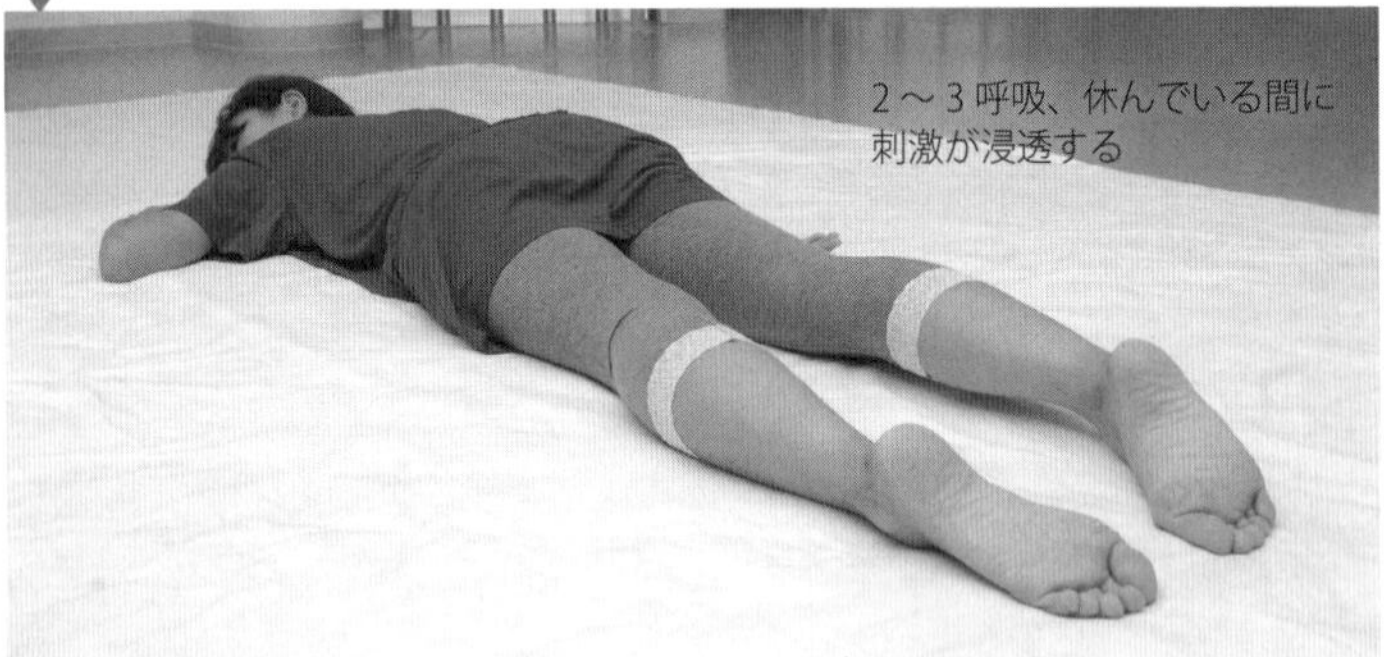
2〜3呼吸、休んでいる間に
刺激が浸透する

⑥2〜3呼吸したら、②から2〜3回、繰り返す

❹-2　お尻を右にして横座りしにくい場合2（尻-右　&　腰-L）

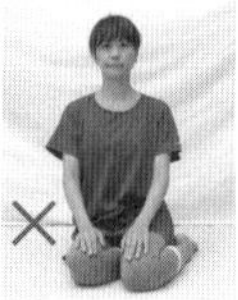

同時に

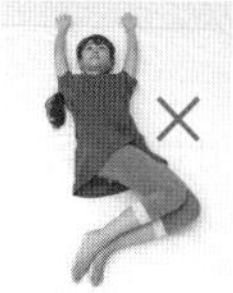

①うつ伏せになり、顔は左向き、左肘を曲げて手の平を下にして顔の横に。右手は下に伸ばす。両膝はつける

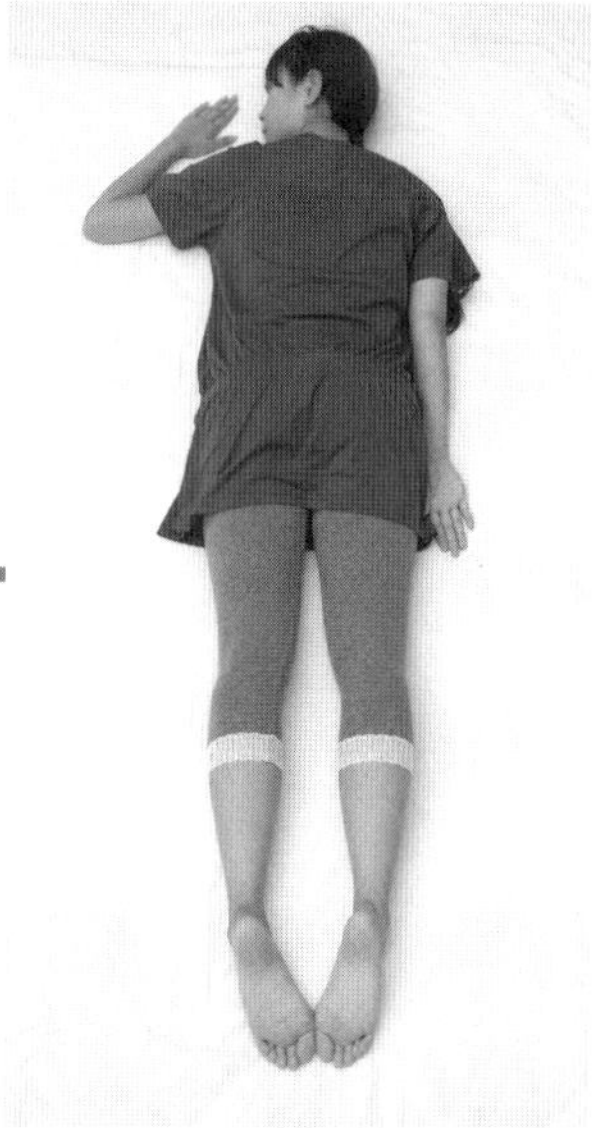

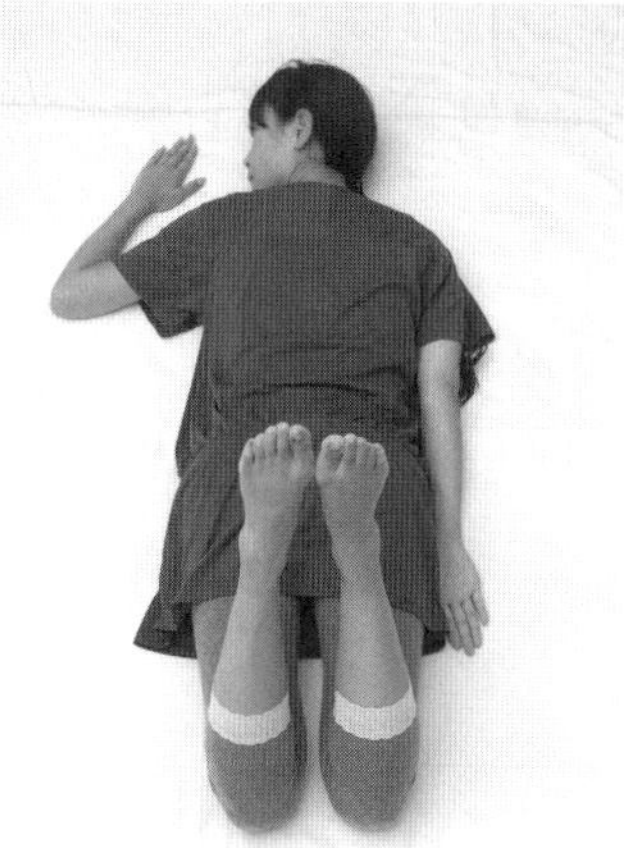

②両膝を深く曲げる（踵をお尻に近づける）

3につづく

2から

③曲げた右脚を床方向に倒す。左の腰が浮くほど捻るのがコツ

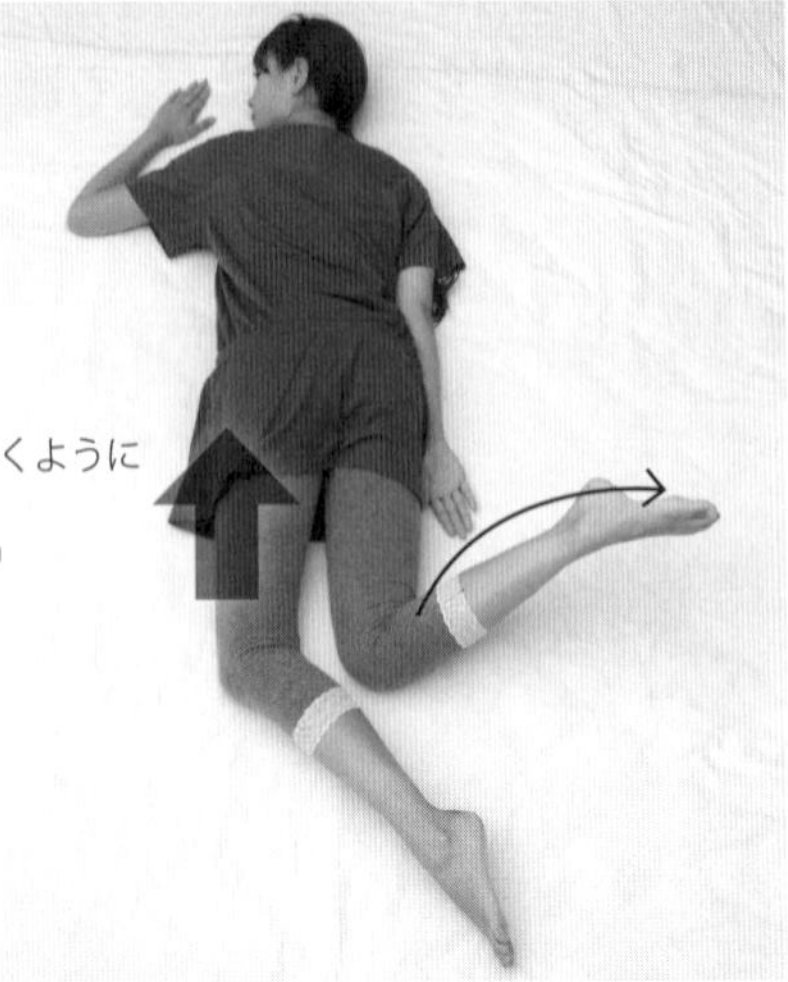

左の腰が浮くように捻る

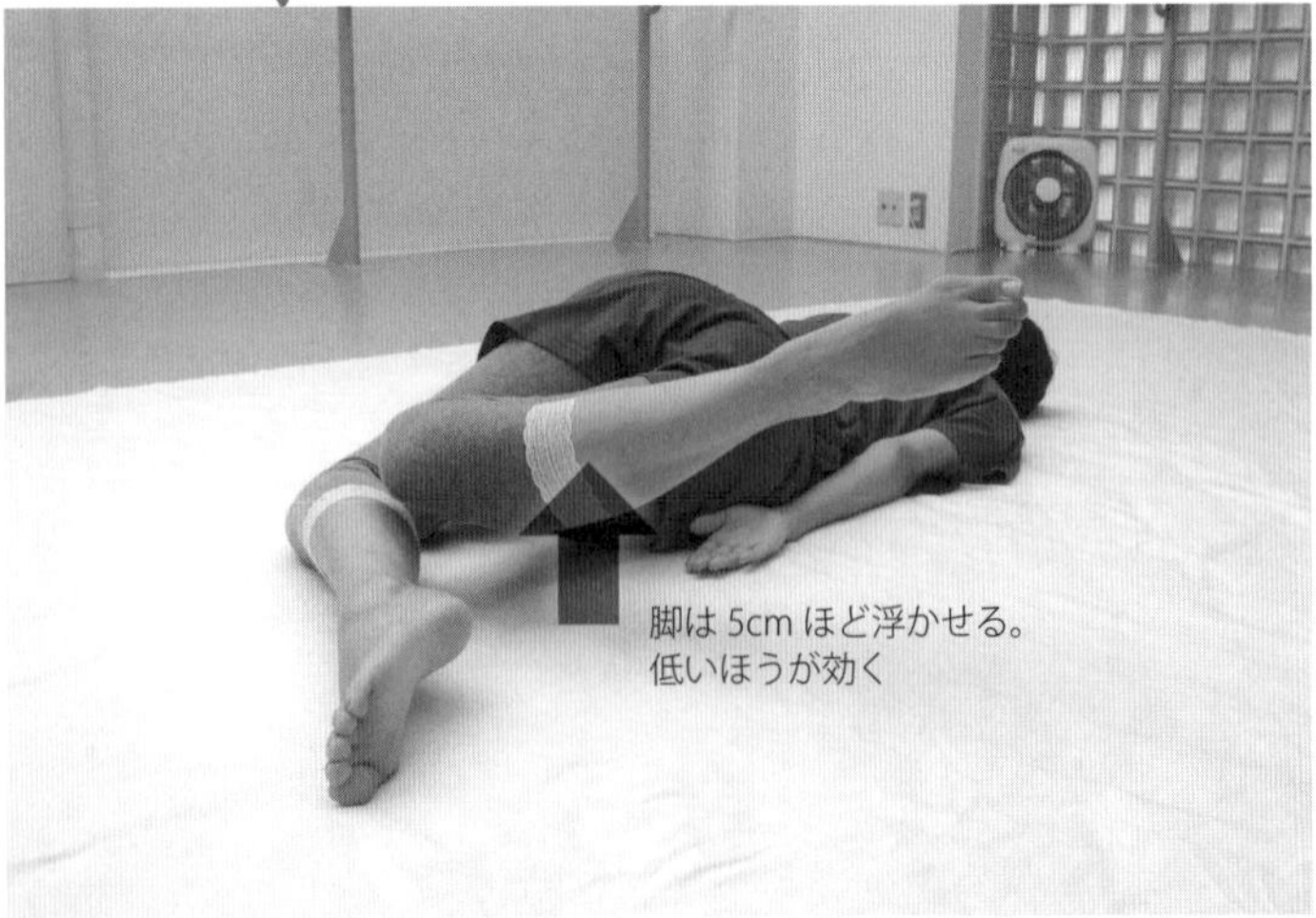

④右肘で身体を支え、右脚を 5cm ほど浮かせて 3 ～ 5 秒ほど保った後

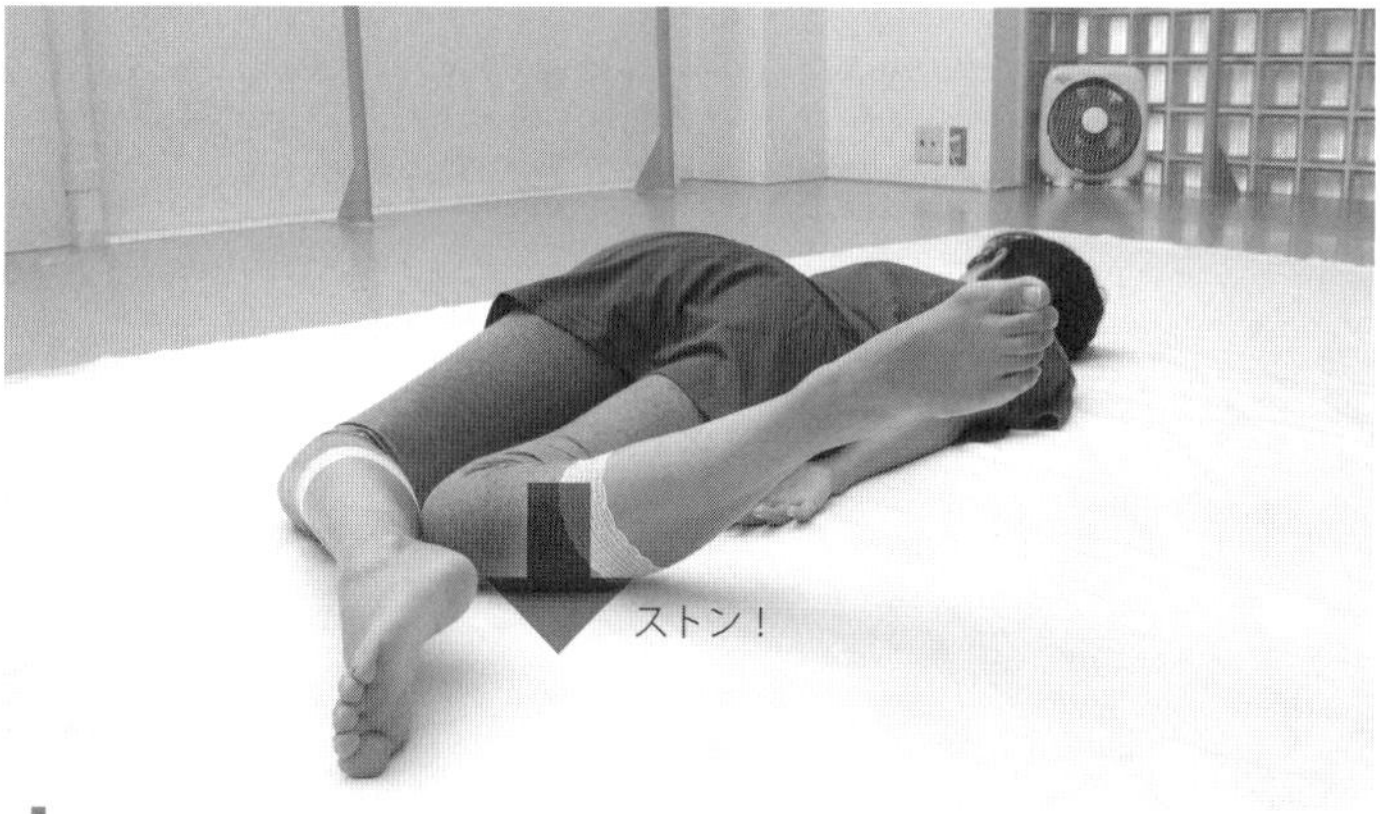
ストン！

⑤瞬間脱力して右脚を落とす

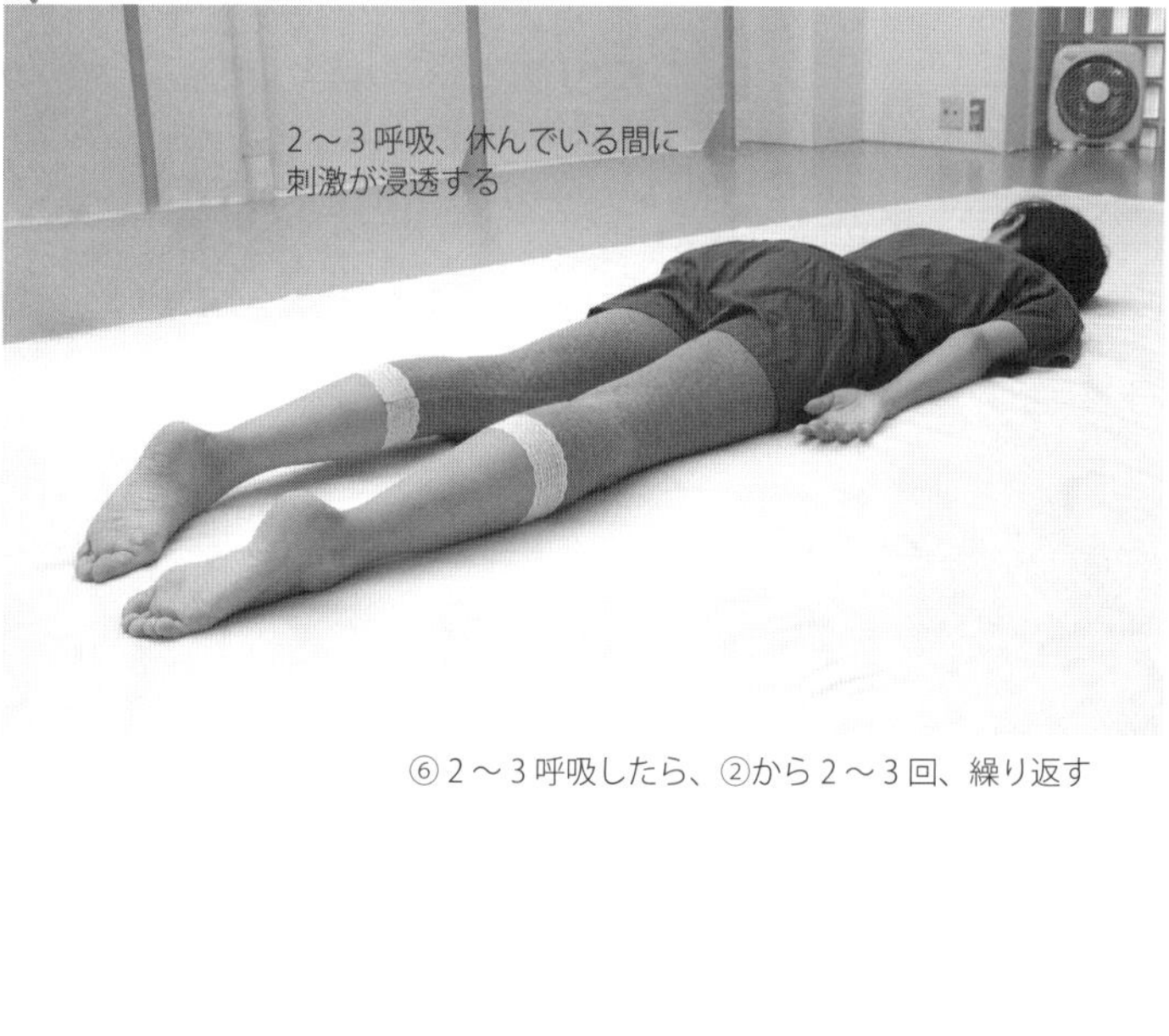
2～3呼吸、休んでいる間に
刺激が浸透する

⑥2～3呼吸したら、②から2～3回、繰り返す

❹-3　お尻を左にして横座りしにくい場合1（尻-左　&　腰-R）

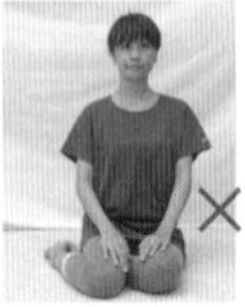

同時に

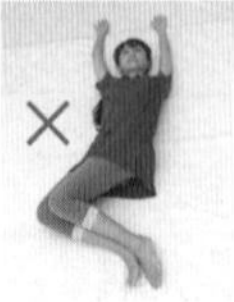

①うつ伏せになり、顔は右向き、右肘を曲げて手の平を下にして顔の横に。左手は下に伸ばす。両膝はつける

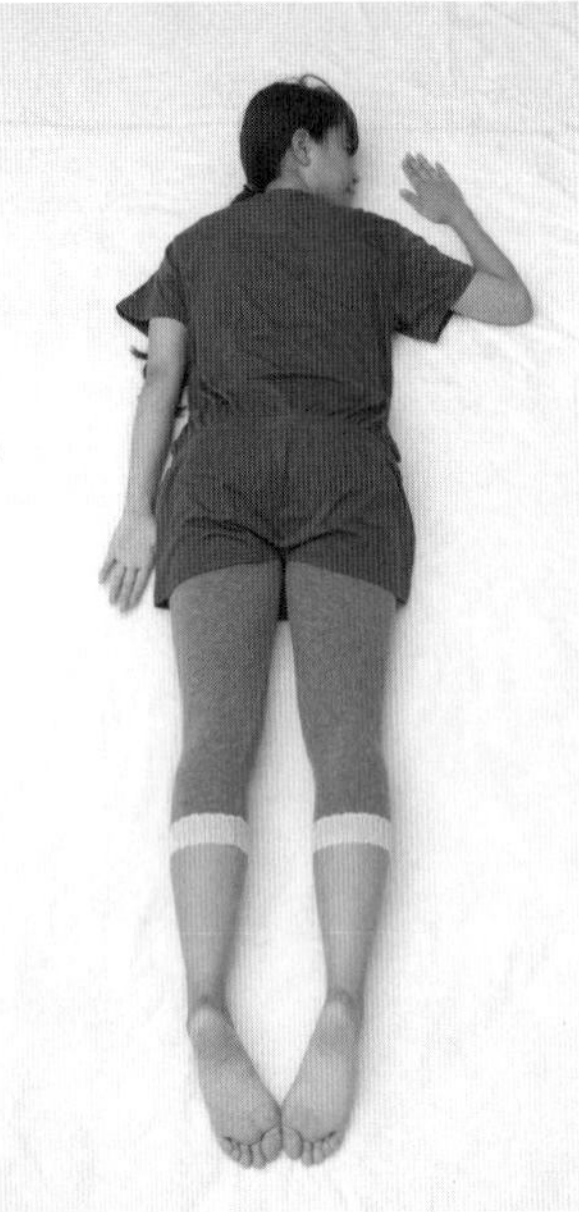

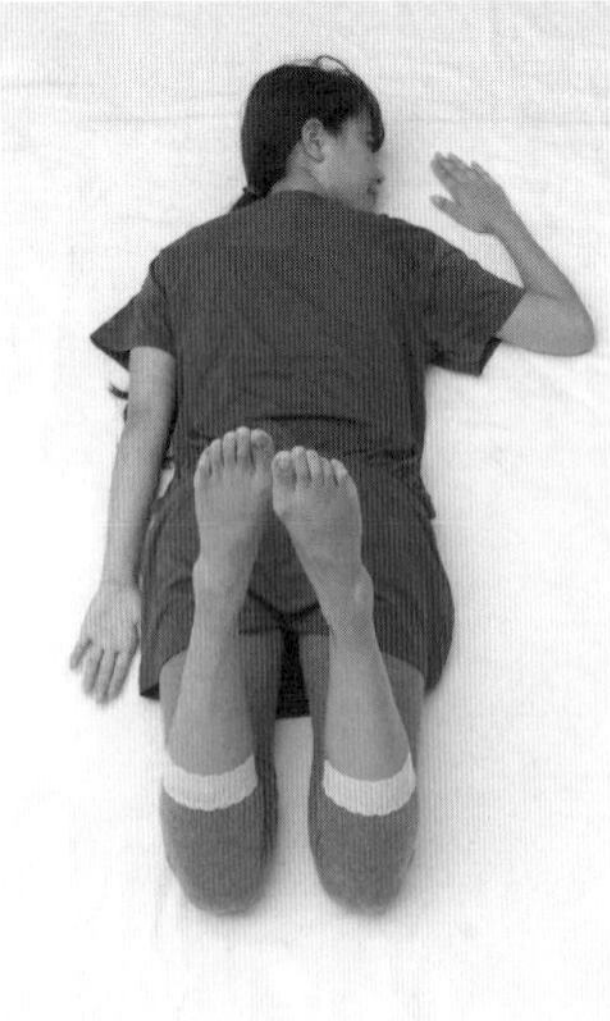

②両膝を深く曲げる
（踵をお尻に近づける）

③曲げた左脚を床方向に倒す。右の腰が浮くほど捻るのがコツ

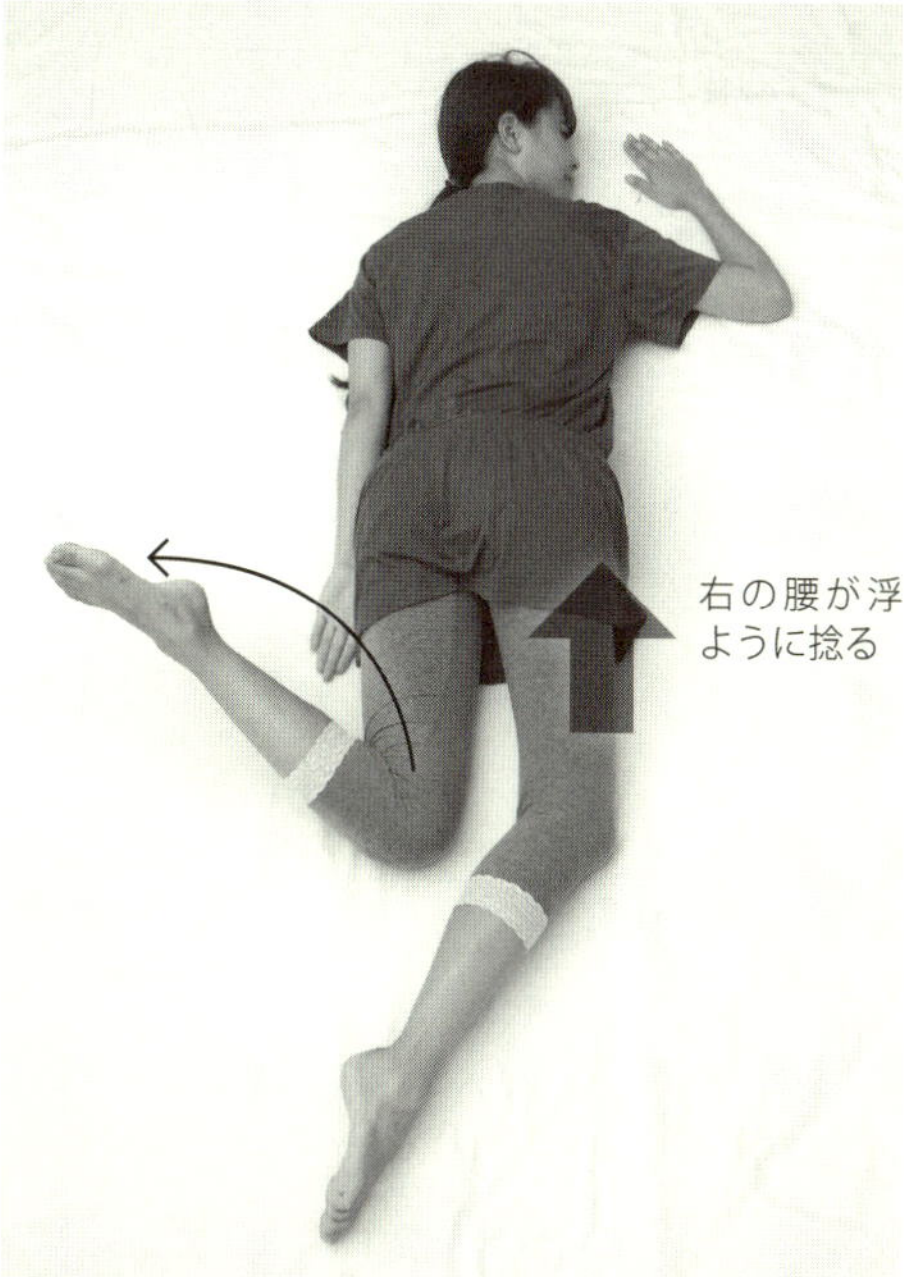
右の腰が浮くように捻る

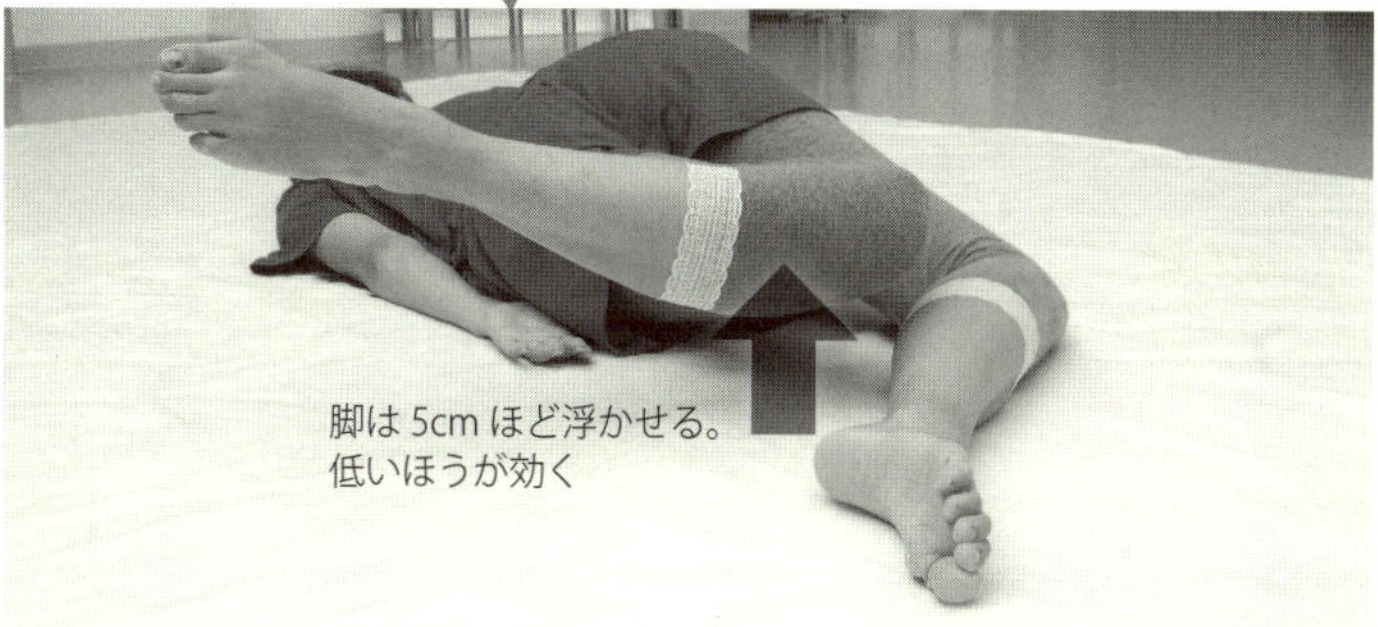
脚は5cmほど浮かせる。低いほうが効く

④その状態で、左肘で身体を支え、左脚を5cmほど浮かせて3～5秒ほど保った後

5につづく

4から

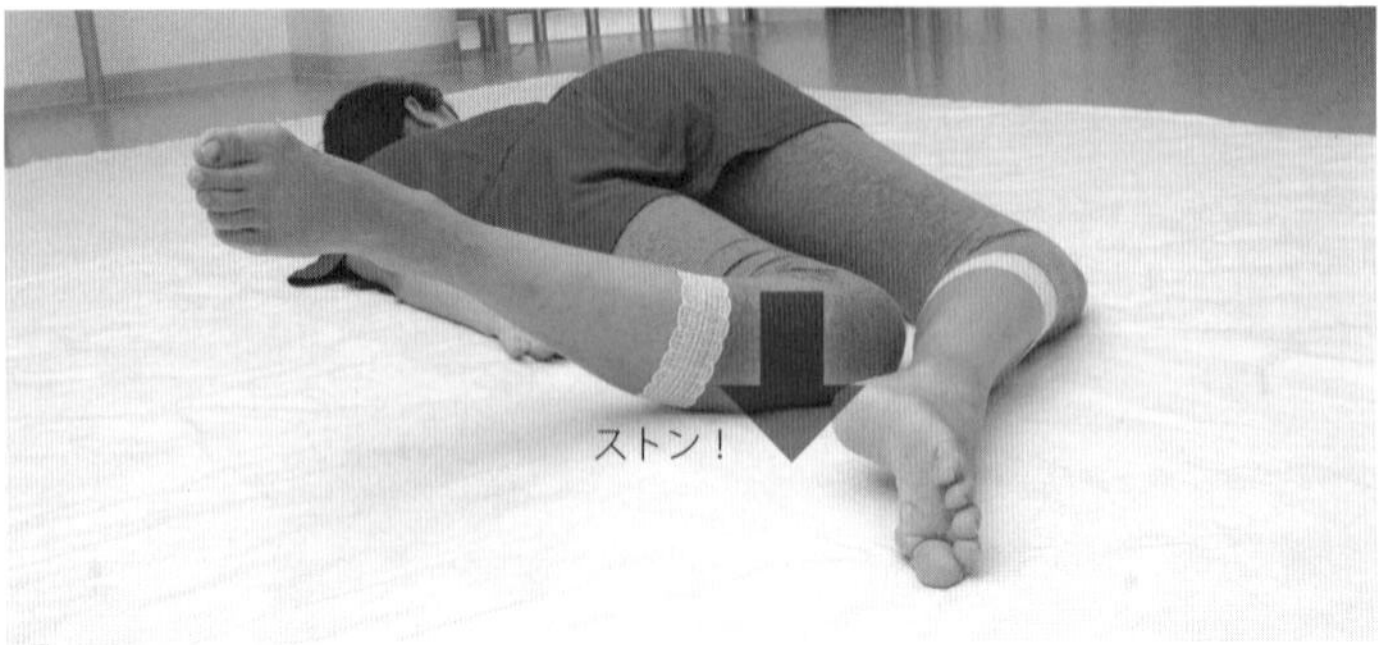
ストン！

⑤瞬間脱力して左脚を落とす

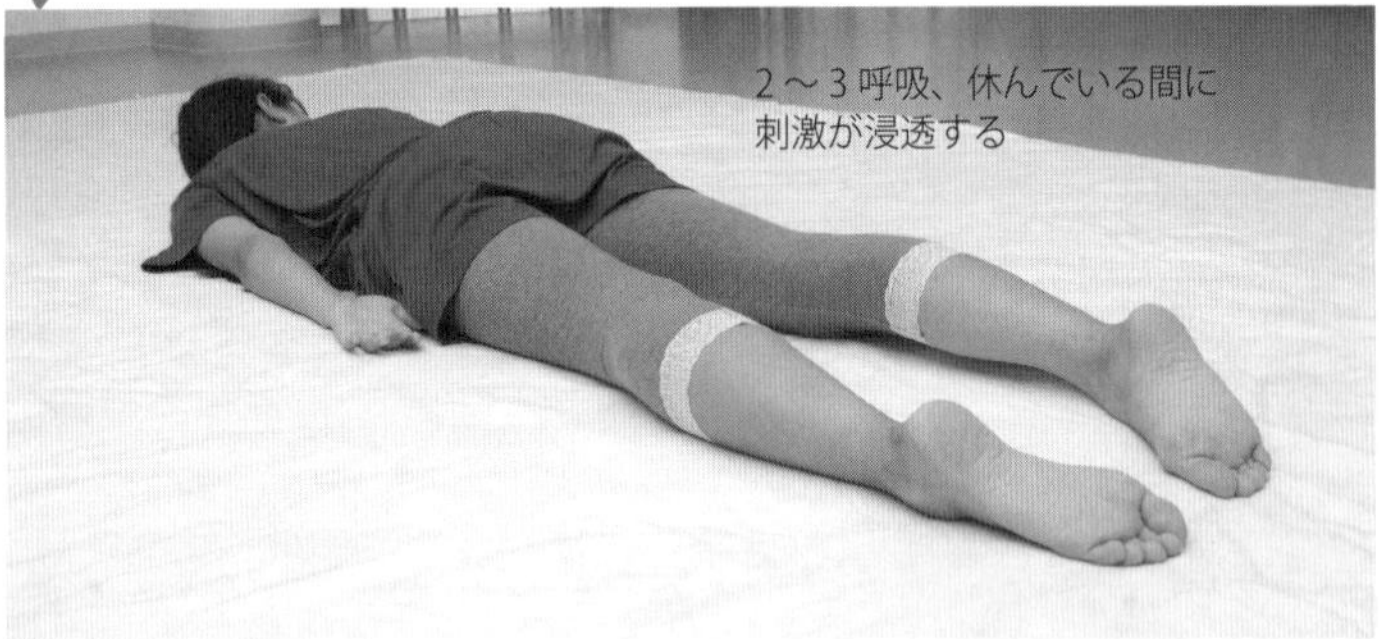
2～3呼吸、休んでいる間に
刺激が浸透する

⑥2～3呼吸したら、②から2～3回、繰り返す

❹-4　お尻を左にして横座りしにくい場合2（尻-左　&　腰-L）

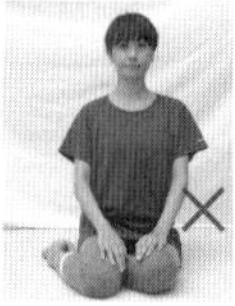

同時に

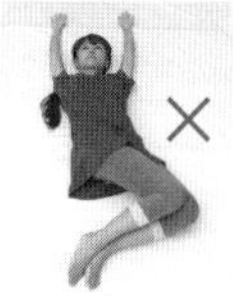

①うつ伏せになり、顔は右向き、右肘を曲げて手の平を下にして顔の横に。左手は下に伸ばす。両膝はつける

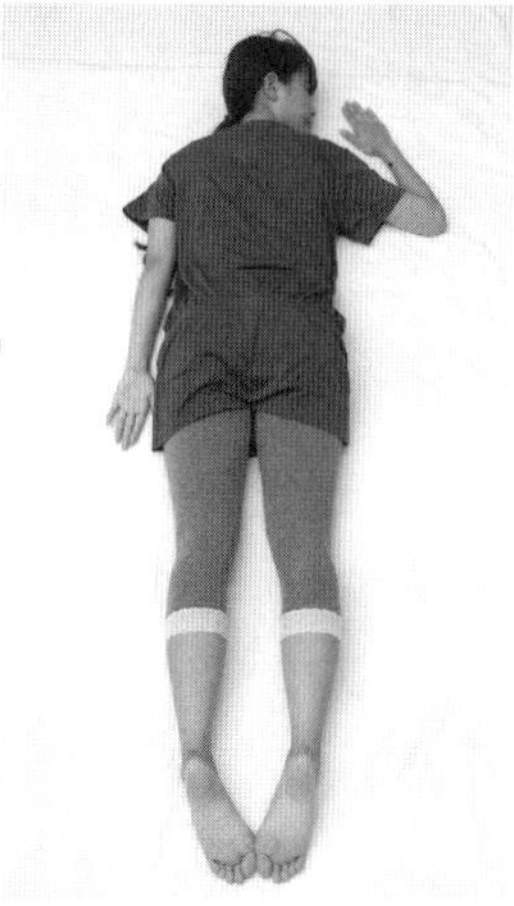

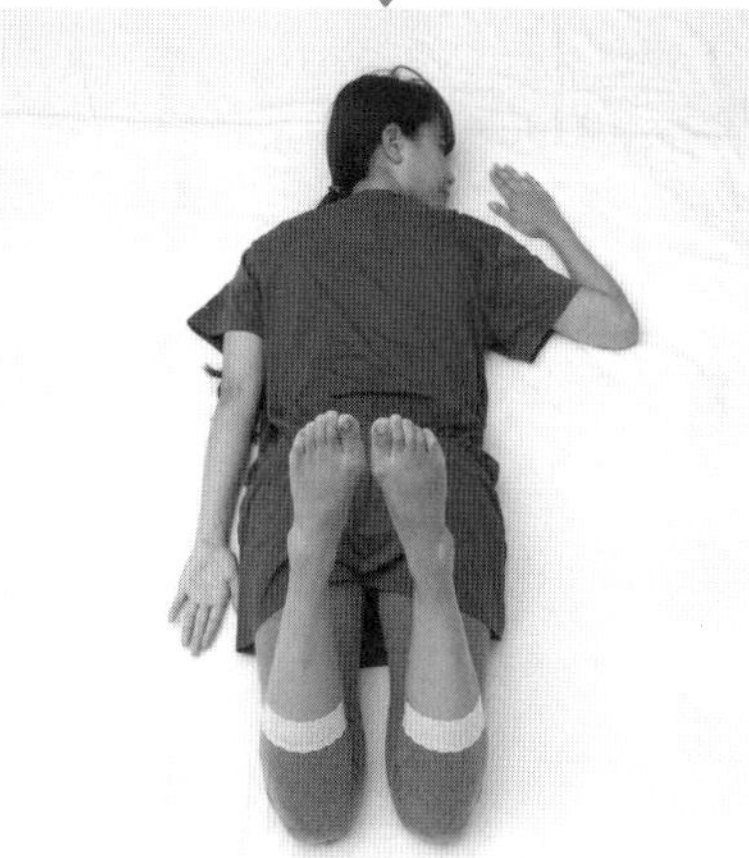

②両膝を深く曲げる（踵をお尻に近づける）

3につづく

2から

③曲げた右脚を床方向に倒す。左の腰が浮くほど捻るのがコツ

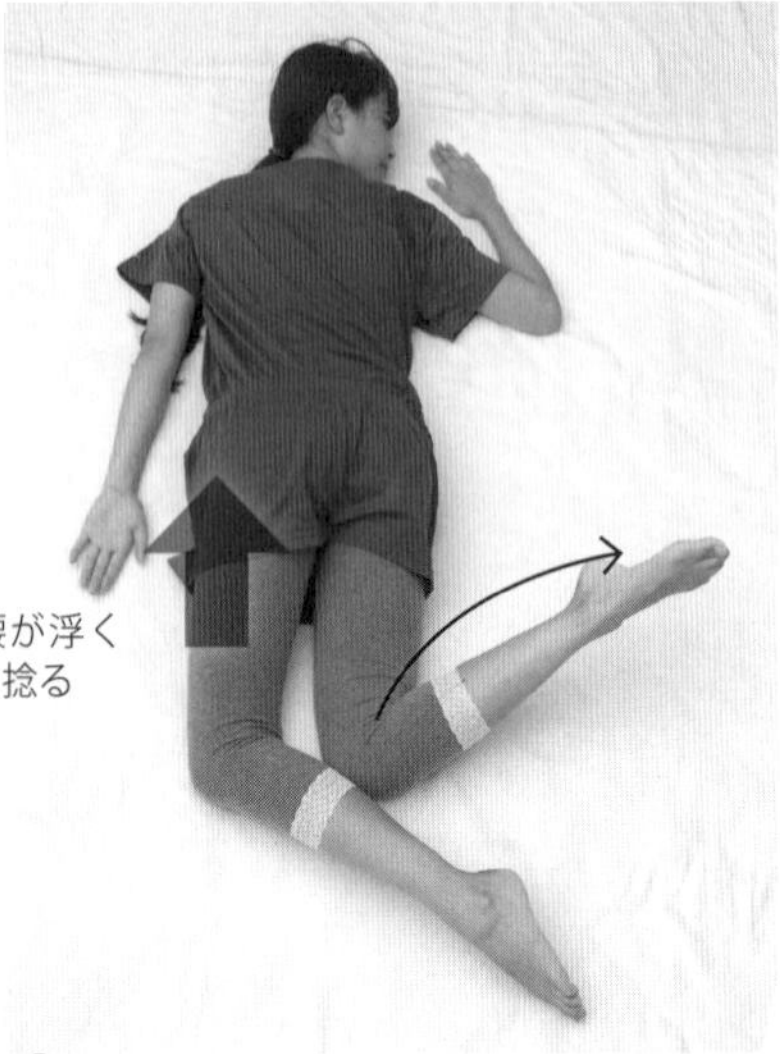
左の腰が浮く
ように捻る

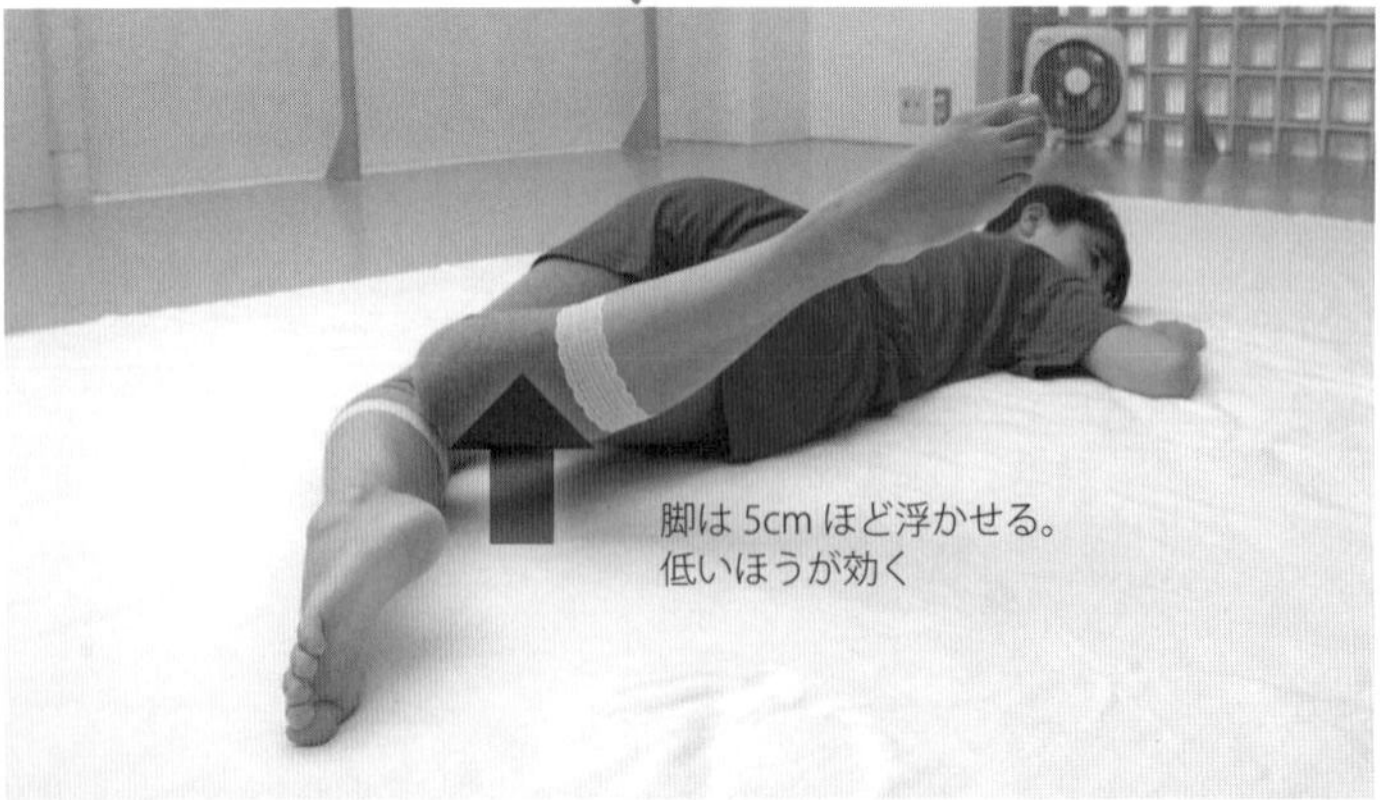
脚は5cmほど浮かせる。
低いほうが効く

④右肘で身体を支え、右脚を5cmほど浮かせて3～5秒ほど保った後

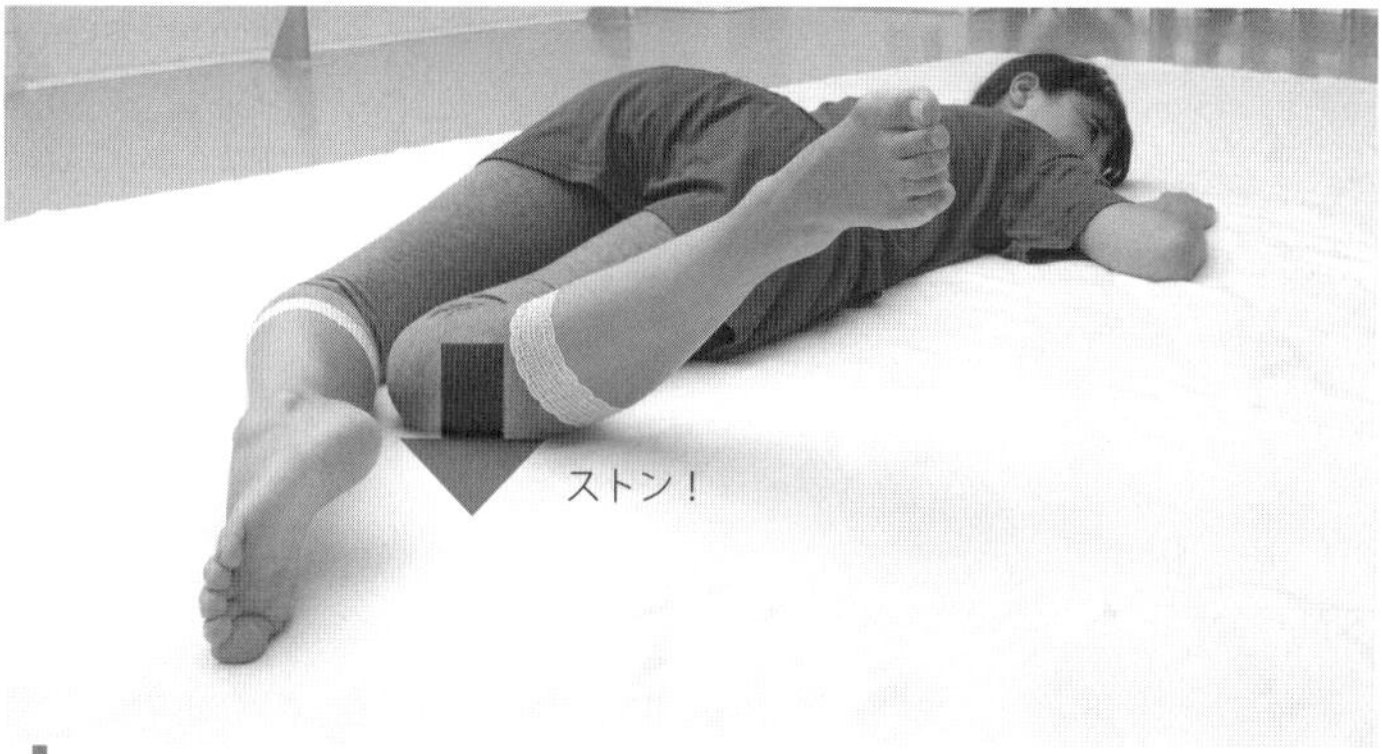
ストン！

⑤瞬間脱力して右脚を落とす

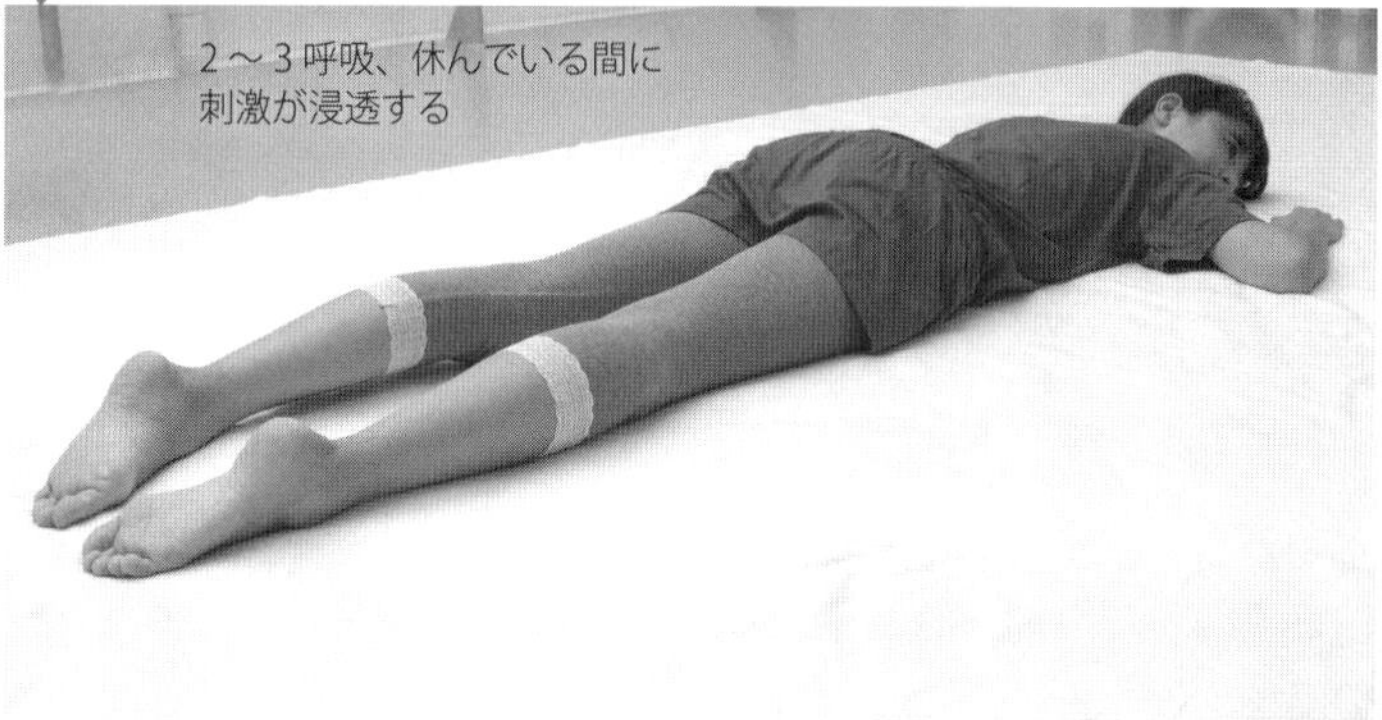
2〜3呼吸、休んでいる間に
刺激が浸透する

⑥2〜3呼吸したら、②から2〜3回、繰り返す

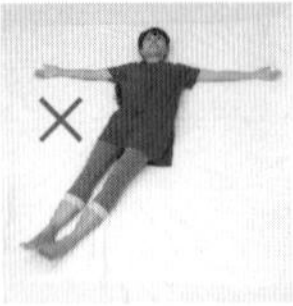

⑤腰が右に倒しにくい場合（腰-右）

①仰向けで全身リラックス
（手の平を上に）

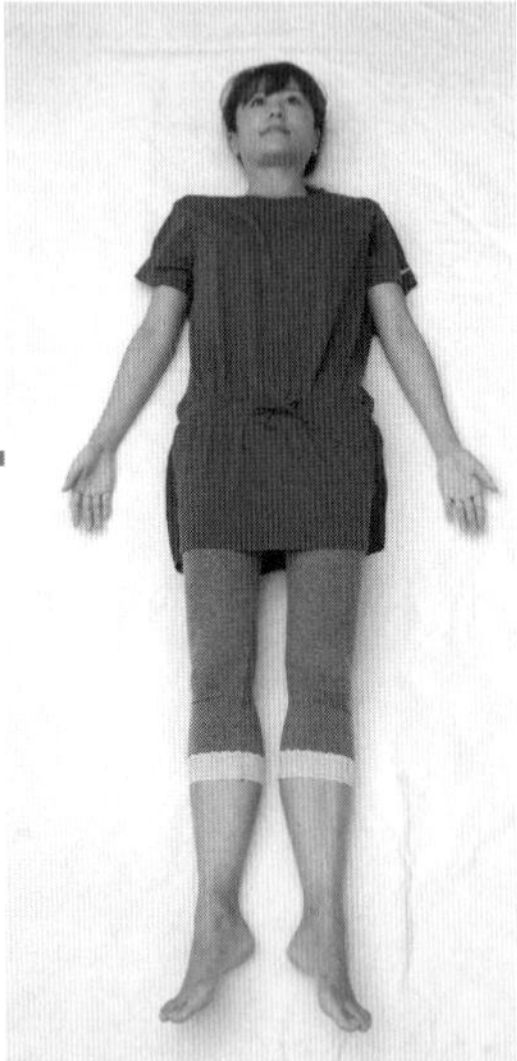

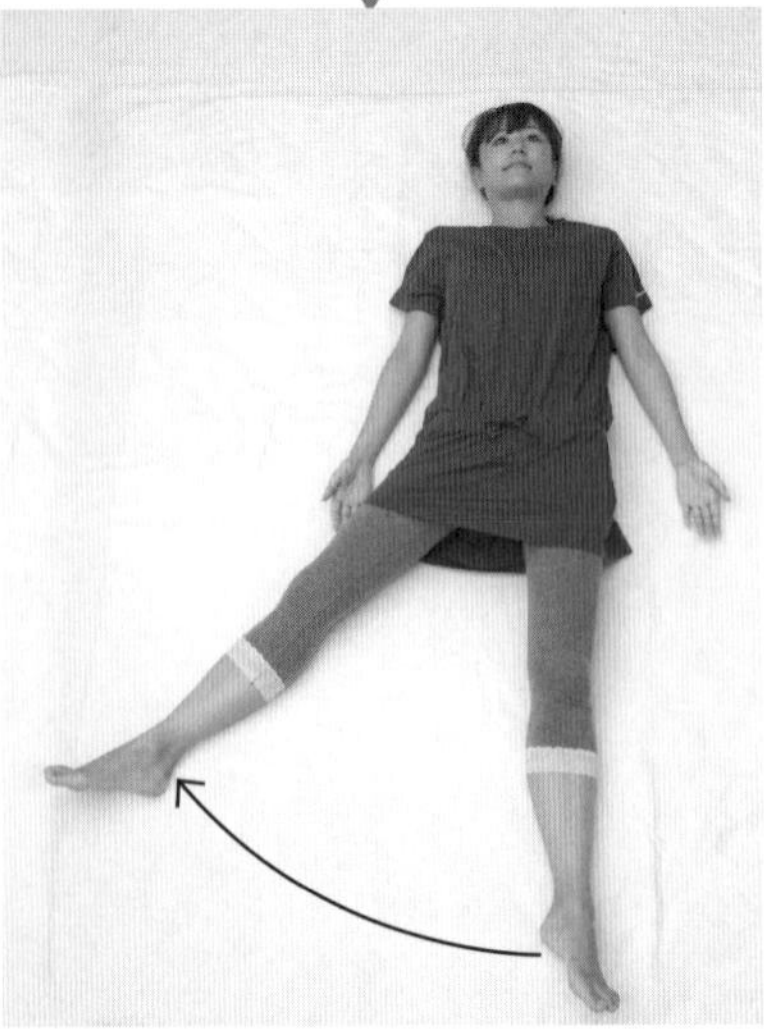

②右脚を大きく開く

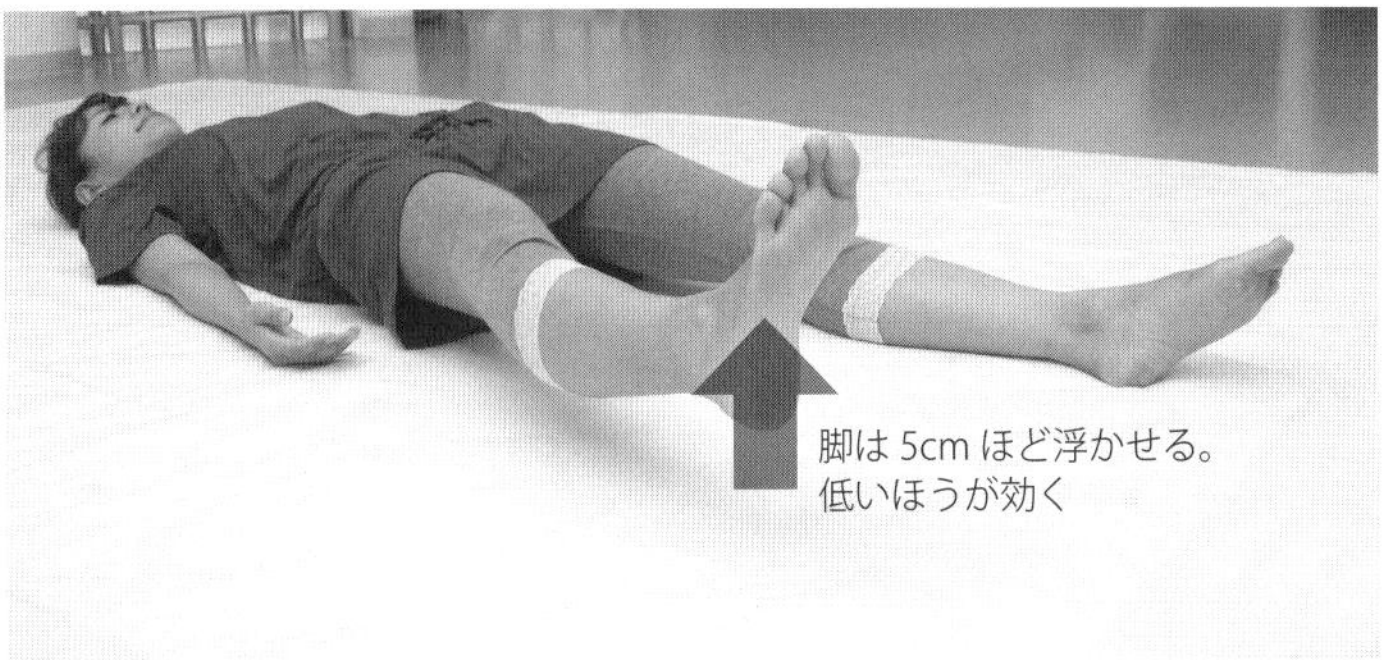
脚は5cmほど浮かせる。
低いほうが効く

③右脚を5㎝ほど浮かせ、3～5秒ほど保った後、

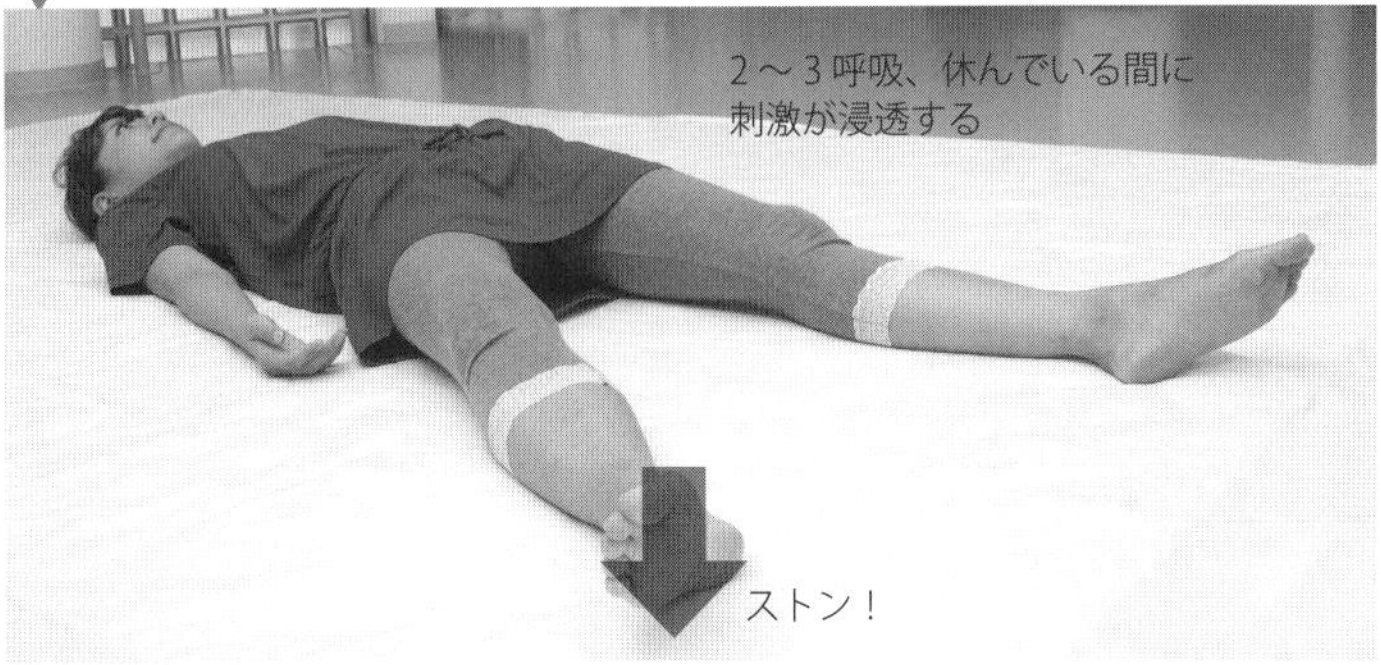
2～3呼吸、休んでいる間に
刺激が浸透する
ストン！

④全身の力を抜いて、瞬間に落とす。2～3呼吸後、③から2～3回、繰り返す

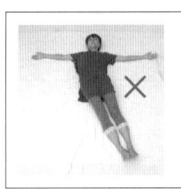

⑤腰が左に倒しにくい場合（腰-左）

①仰向けで全身リラックス
（手の平を上に）

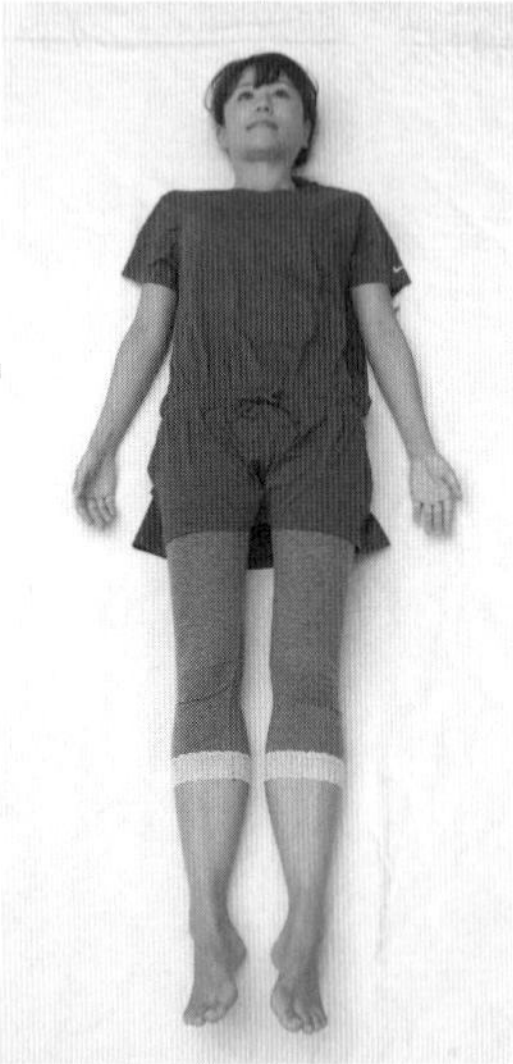

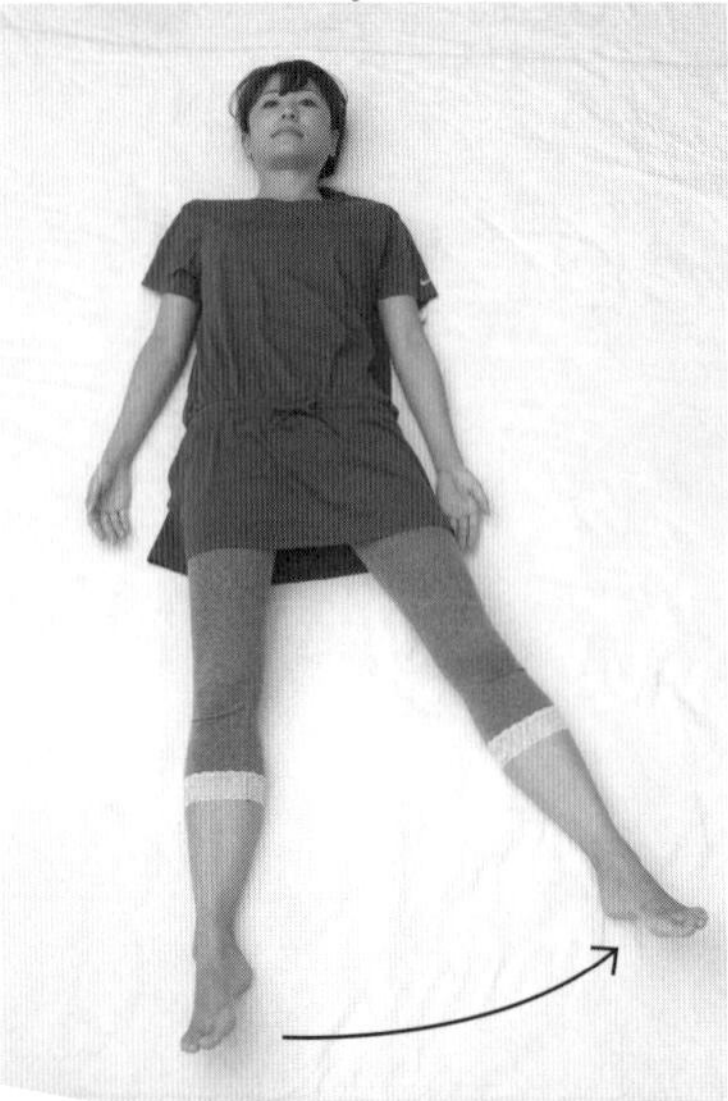

②左脚を大きく開く

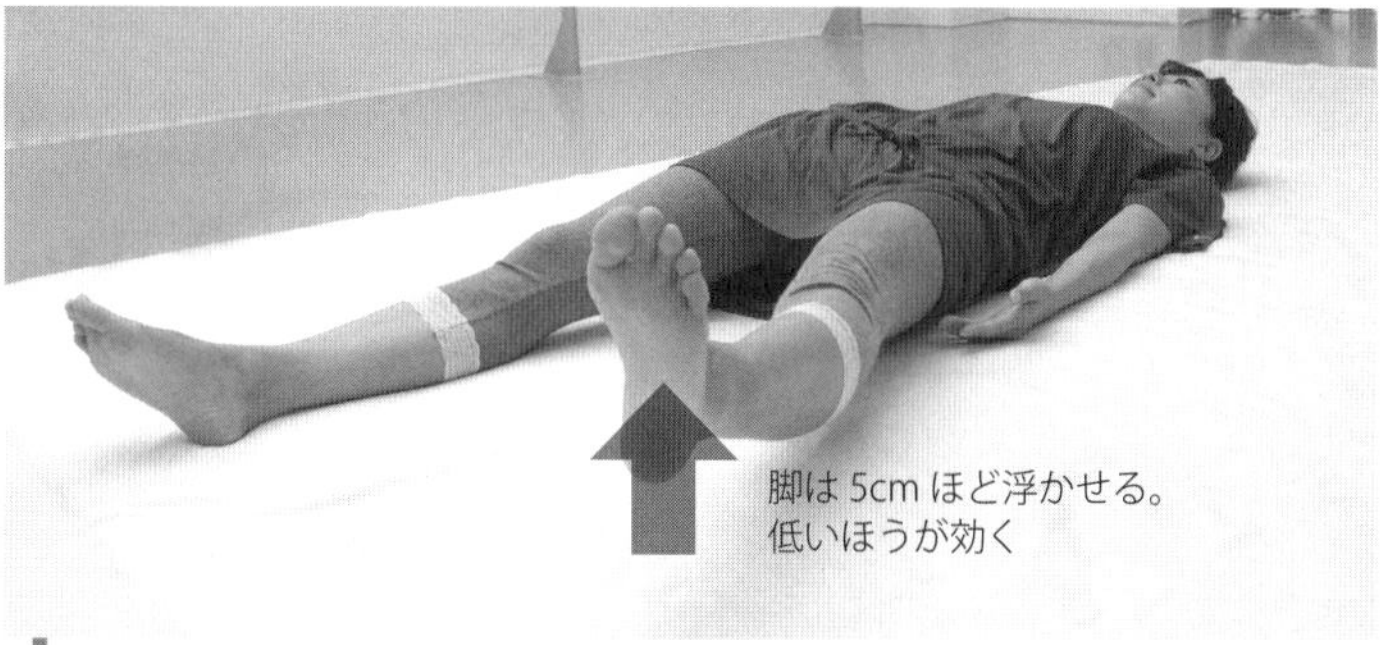
脚は 5cm ほど浮かせる。
低いほうが効く

③左脚を５㎝ほど浮かせ、３〜５秒ほど保った後

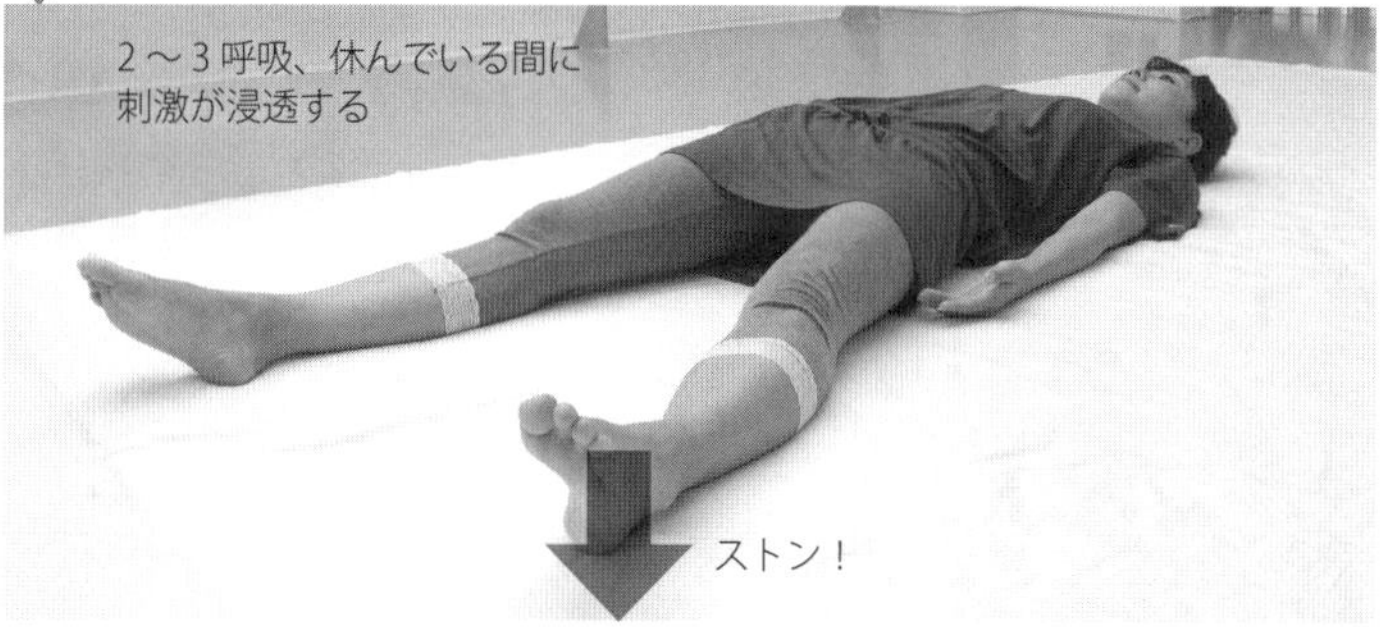
２〜３呼吸、休んでいる間に
刺激が浸透する
ストン！

④全身の力を抜いて、瞬間に落とす。２〜３呼吸後、③から２〜３回、繰り返す

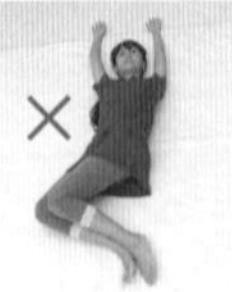

⑥腰椎の捻れにより膝を右に倒しにくい場合（腰-R）

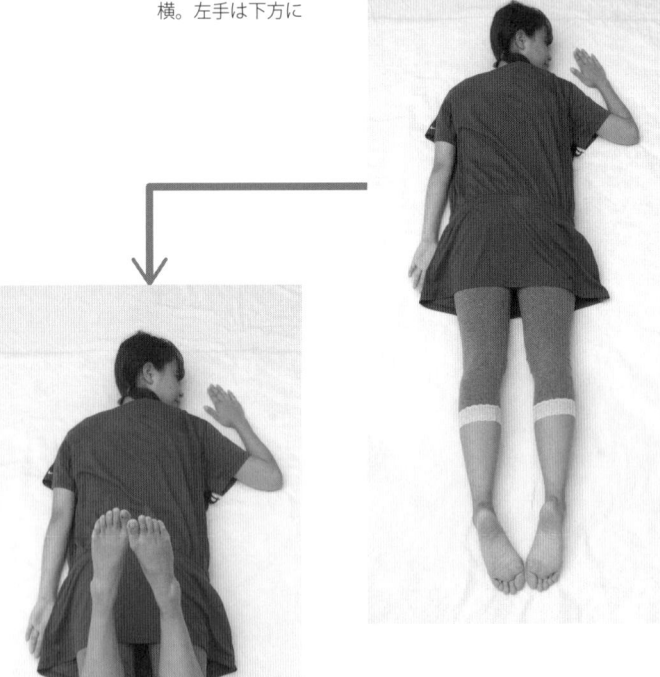

①うつ伏せになり、顔は右向きで右手は顔の横。左手は下方に

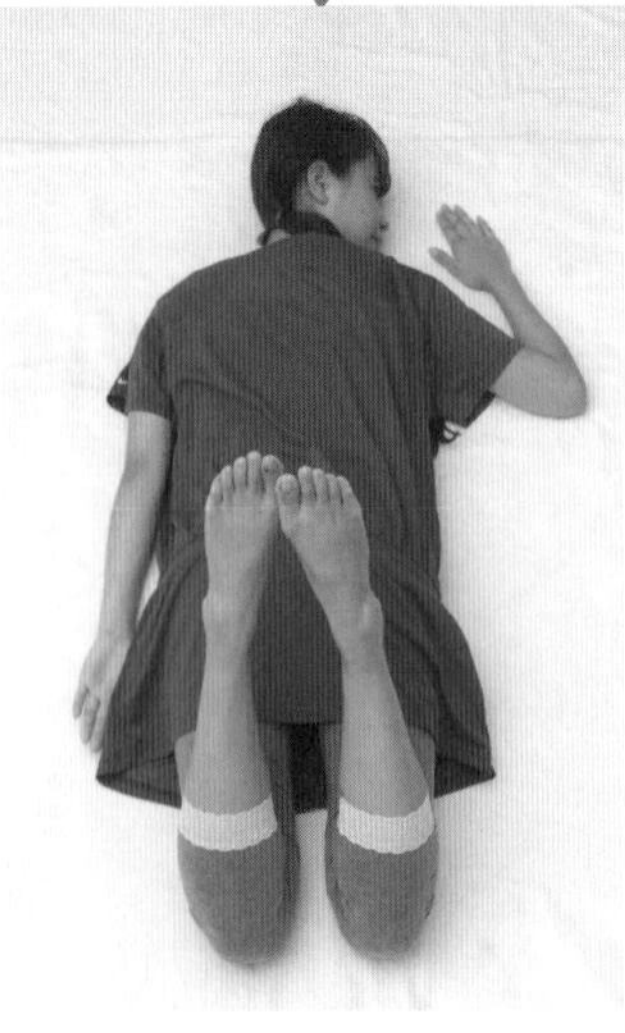

②両脚を合わせ、膝を直角に曲げる

③両脚を左に倒し

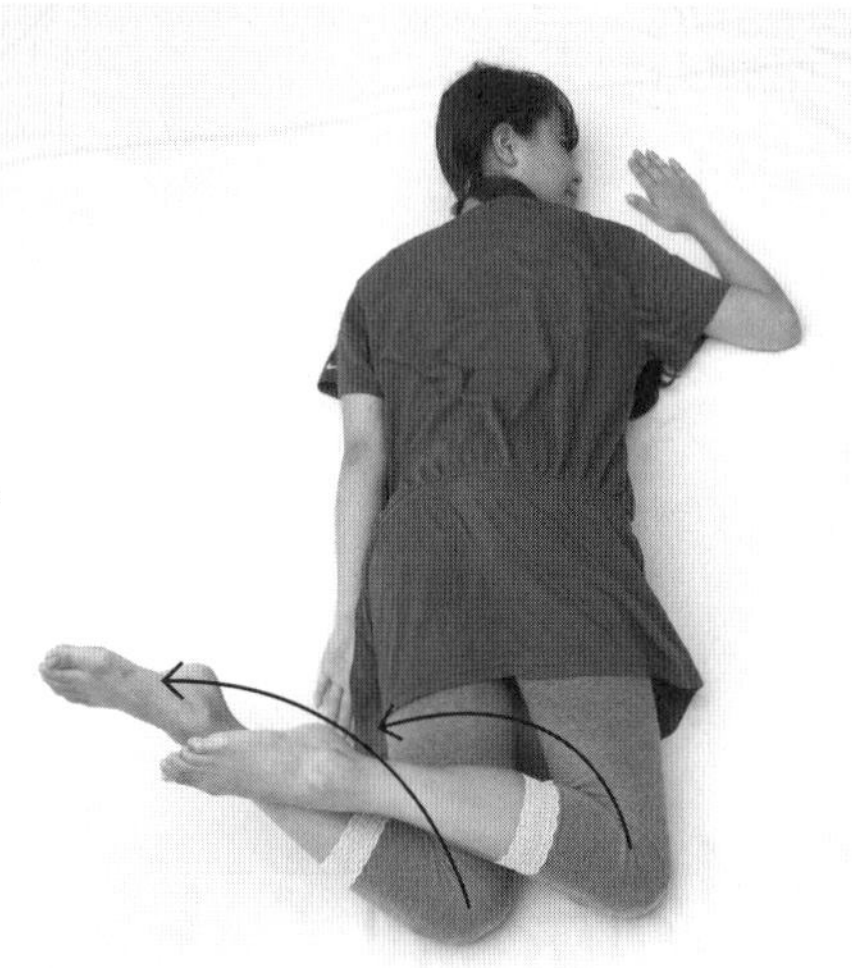

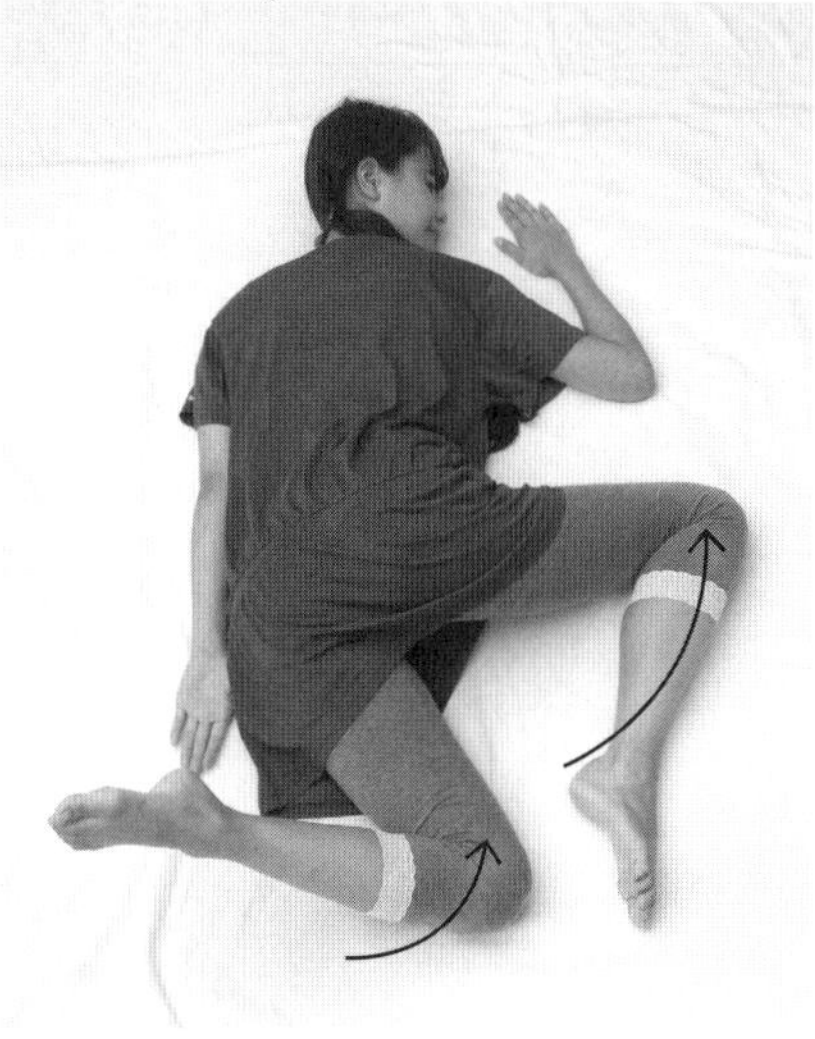

④右脚を右脇に向けて引き上げ、左脚を右脚に近づける

5につづく

←4から

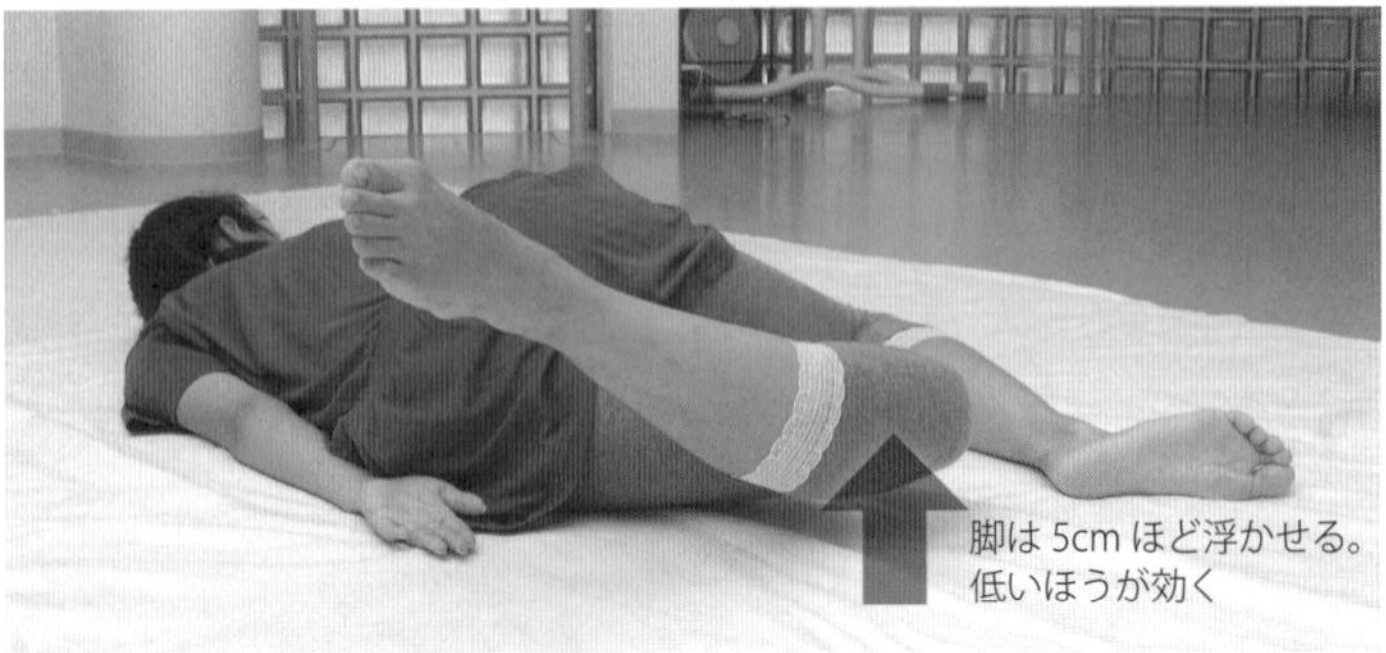
脚は5cmほど浮かせる。
低いほうが効く

⑤左脚を5cmほど持ち上げ、3～5秒ほど保ったら

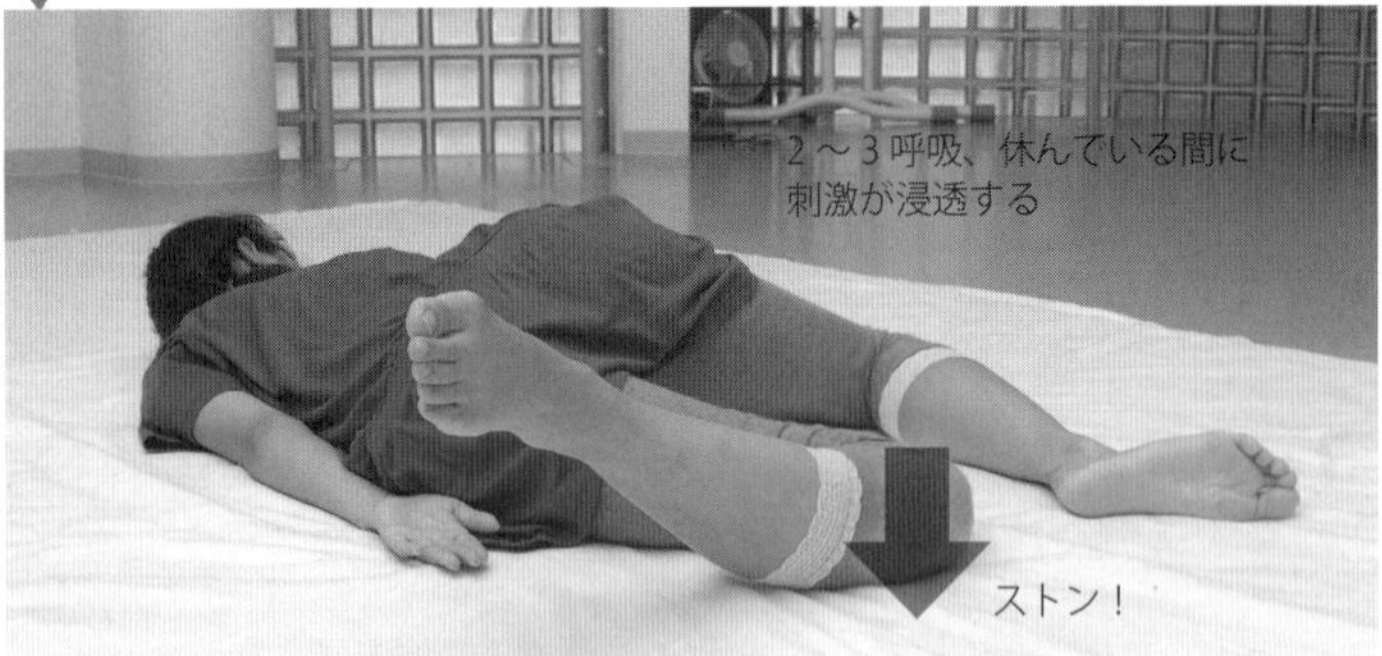
2～3呼吸、休んでいる間に
刺激が浸透する
ストン！

⑥全身脱力し、左脚をストンと落とす。2～3呼吸後、⑤から2～3回、繰り返す

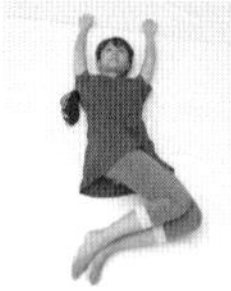

⑥腰椎の捻れにより膝を左に倒しにくい場合（腰-L）

①うつ伏せになり、顔は左向きで左手は顔の横。右手は下方に

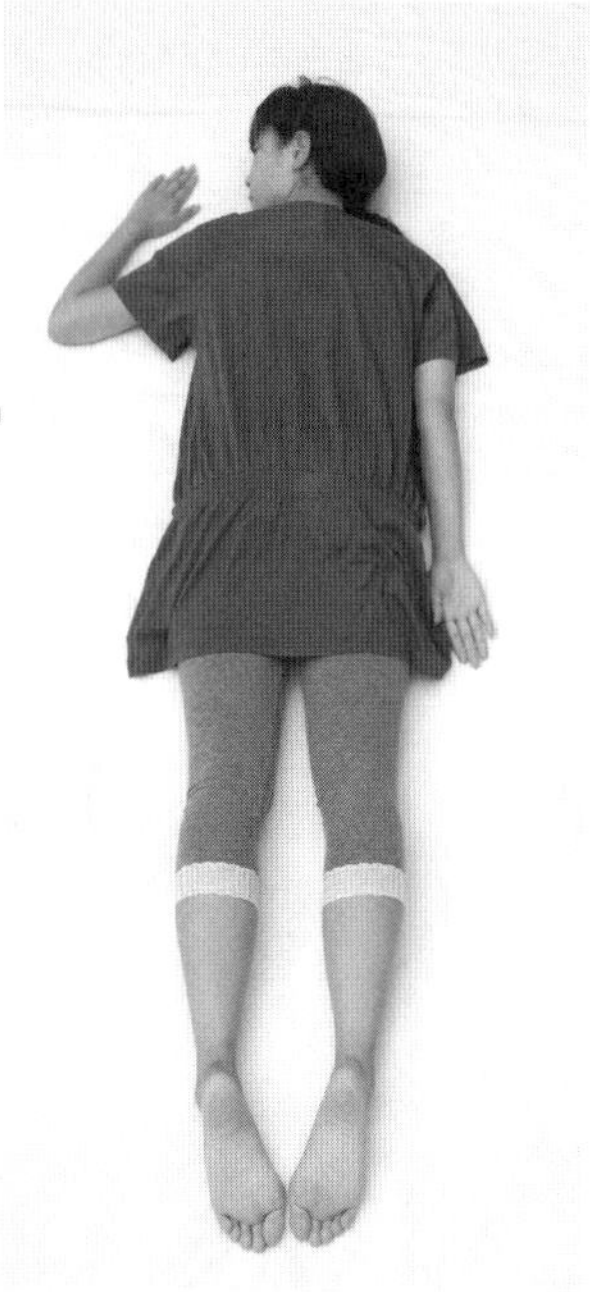

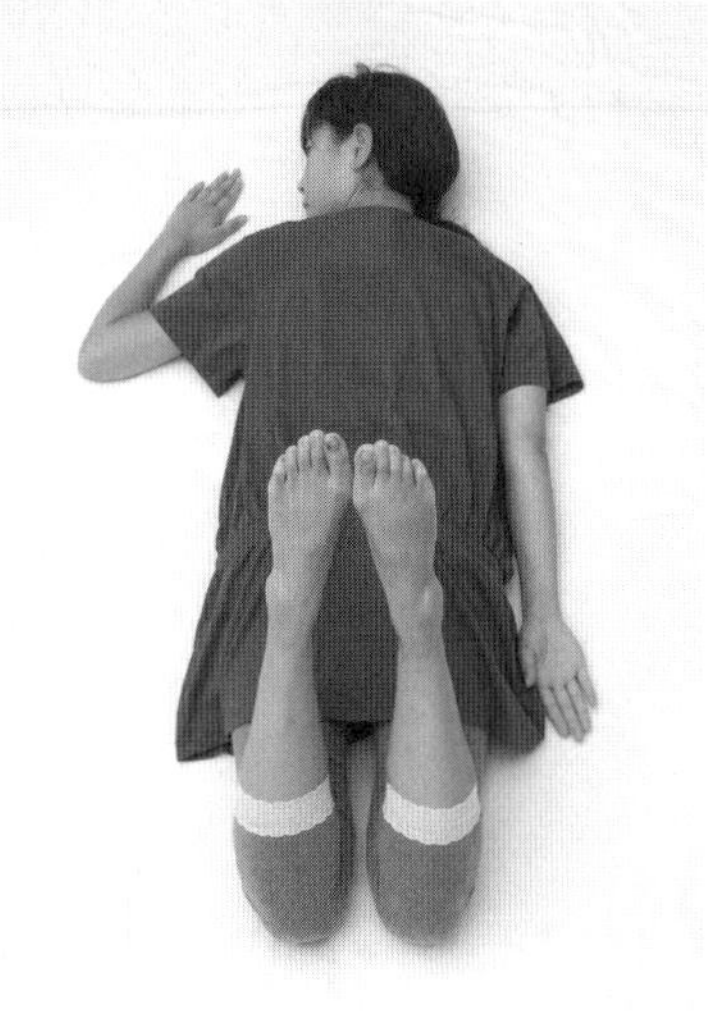

②両脚を合わせ、膝を直角に曲げる

3につづく

← 2から

③両脚を右に倒し

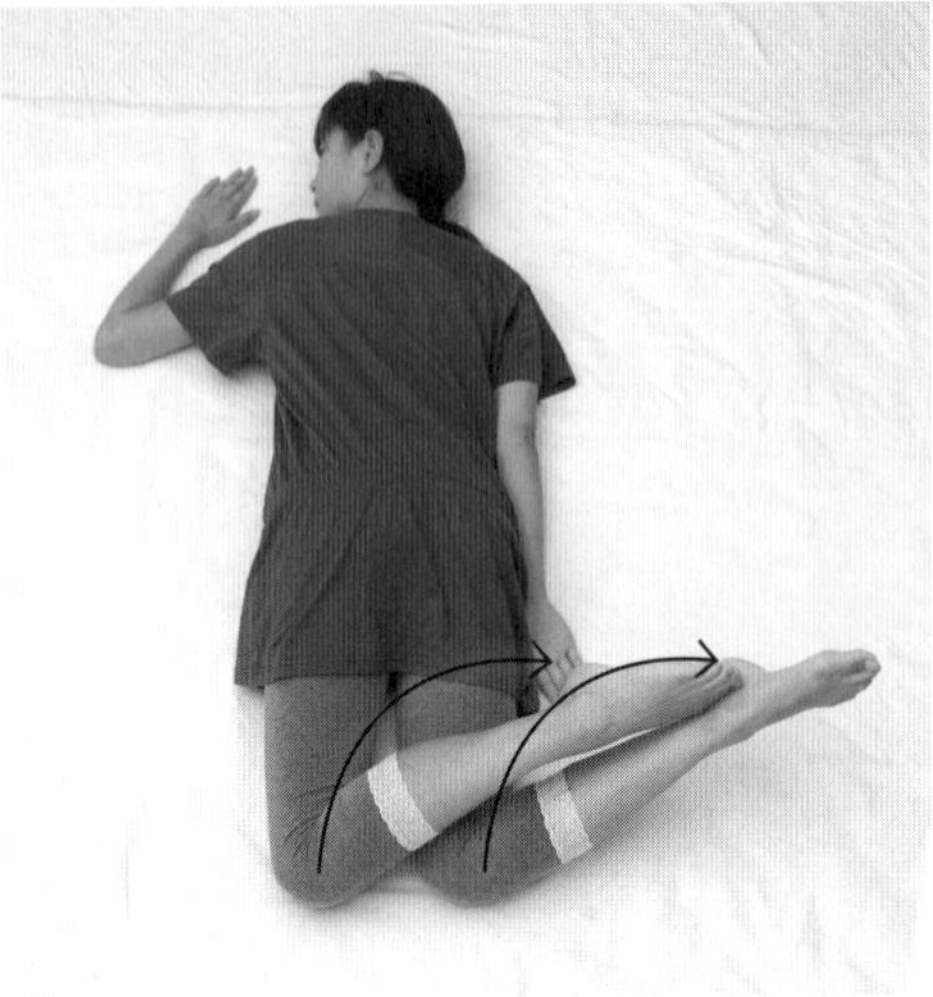

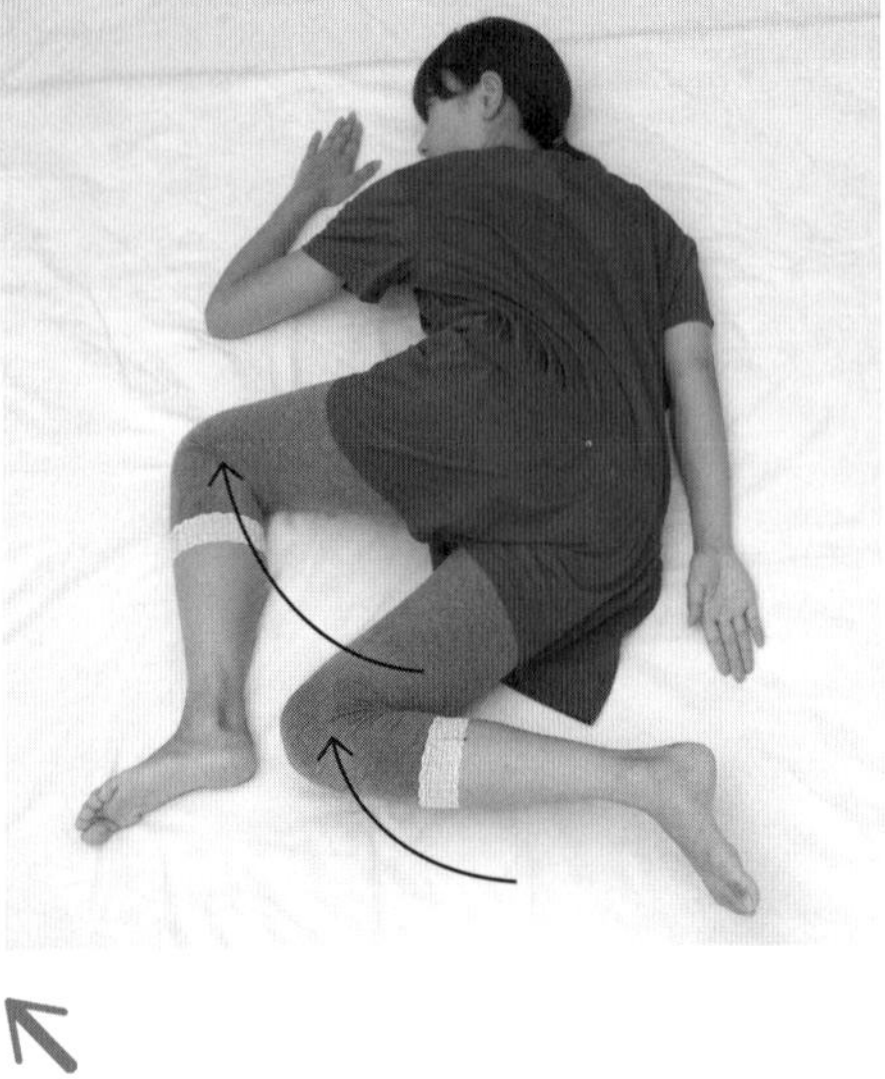

④左脚を左脇に向けて引き上げ、右脚を左脚に近づける

脚は 5cm ほど浮かせる。
低いほうが効く

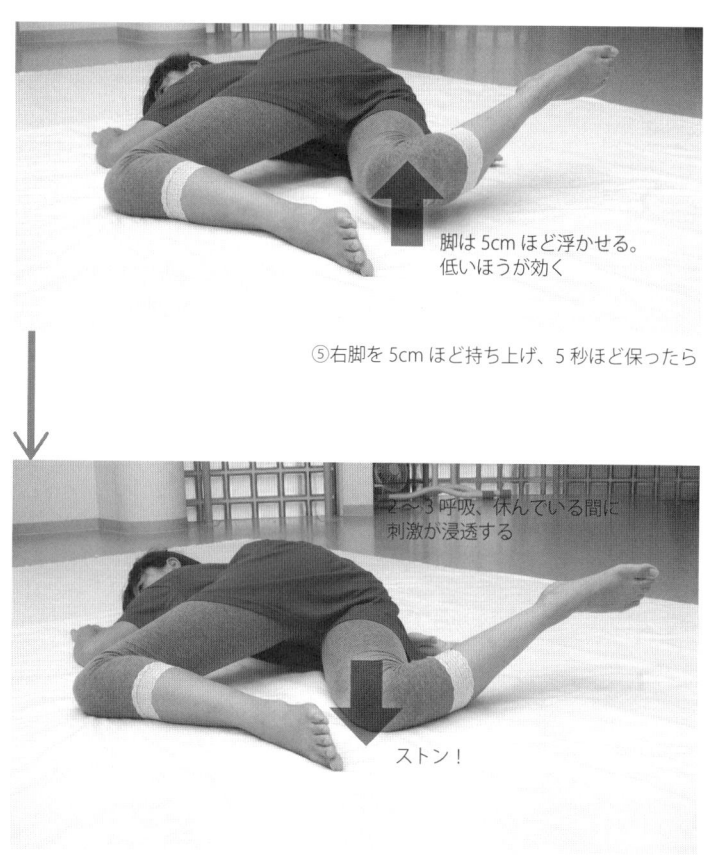

⑤右脚を 5cm ほど持ち上げ、5 秒ほど保ったら

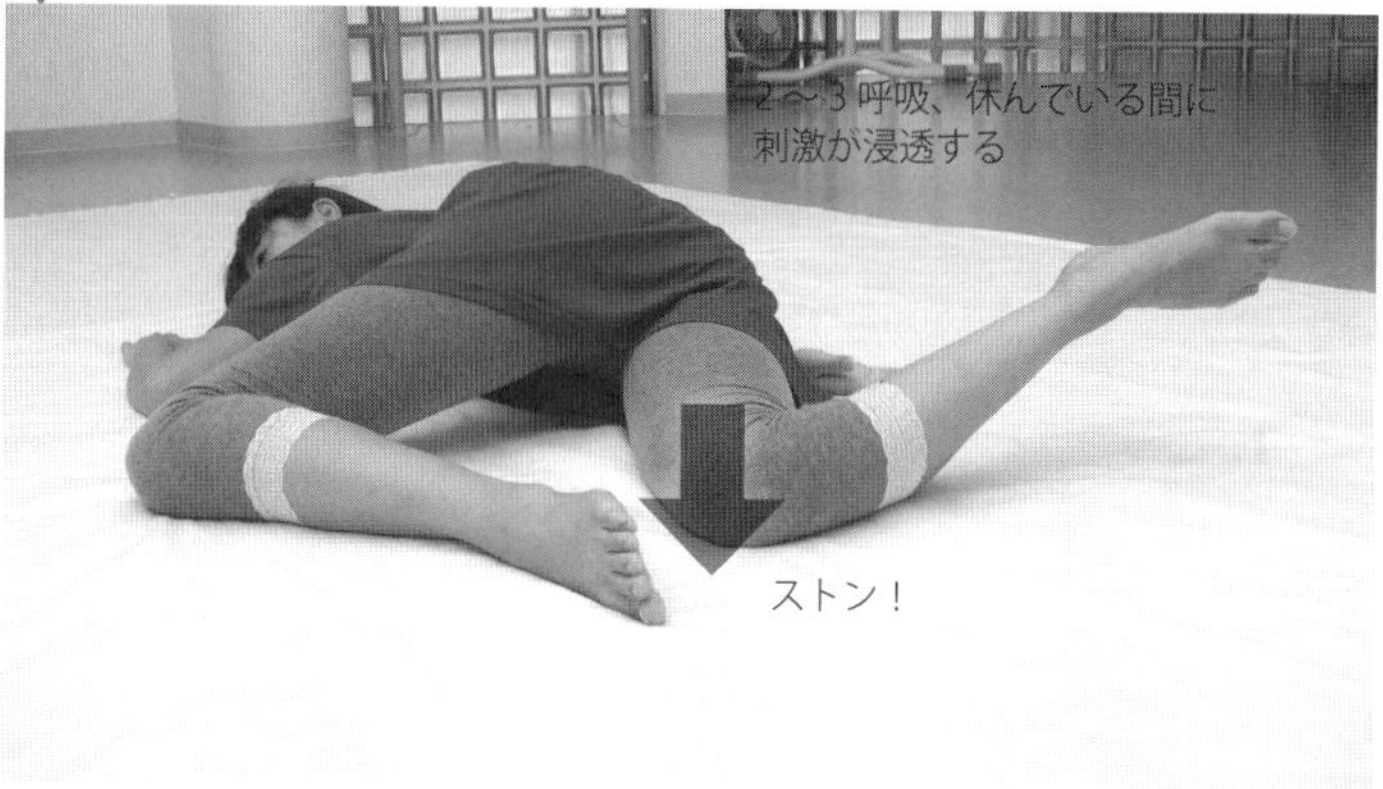
2～3 呼吸、休んでいる間に
刺激が浸透する
ストン！

⑥全身脱力し、脚をストンと落とす。2～3 呼吸後、⑤から 2～3 回、繰り返す

シングル操法の対象

一通りシングル操法を紹介してきましたが、実際にどれを行うかについて解説が必要です。シングル操法は、リセット操法完全版で取りきれなかった歪みに対して行います。それが一つだけであれば何も迷う必要はありませんが、実際は、そうとは限りません。

取りきれなかった歪みが複数ある場合は、その中で、最もやりにくいものを一つだけ矯正します。人の身体は、なかなか理屈通りにはいきません。取りきれなかったものを、しらみ潰しに矯正すれば良いと考えたくなりますが、すると過刺激という問題が出てきます。一度にあちこち矯正してしまうと、刺激が多すぎて、身体がクタクタになってしまいます。それに脳が混乱してしまい、矯正もうまくいきません。

叩き大工という表現がありますが、こっちを叩くとあっちが飛び出し、それを直そうとしてあっちを叩くと、今度はそっちが飛び出す…というようなことにもなりがちです。歪みを追いかけると、そういうことが起こります。

ですので、シングル操法は、最もやりにくいもの1つだけに集中し、それを数日間続けてみて、ある程度、矯正できてから他のシングル操法を行うということを守ってください。

残った複数の歪みが同じ程度だったら…

リセット操法完全版で取りきれなかった同程度の歪みが、複数あるケースも存在します。そういった場合、骨盤の歪みが残っていたら、骨盤のシングル操法（174～185ページ）に取り組んでください。骨盤操法は、左右の腸骨の開きと閉じの差によって生じる、いわゆる骨盤の捻れを矯正するものです。骨盤の動診は横座りで行いますが、かなり多くの方に左右差があるものと思われます。実際、左右、どちらか一方向にしか横座りできないという女性が少なからずいます。骨盤の捻れは、生理痛や肥満の一要因にもなっていますから、これはアプローチする価値があります。

骨盤操法は、シングル操法の中では最も複雑で、骨盤の捻れと腰椎の捻れが同じ方向か逆かにより、4種類のパターンが存在します。174ページ～185ページにわたり、詳しくやり方を示していますので、自分に当てはまるパターンの操法を行ってください。

左右の横座りに差がないものの、腰椎に捻れが残っているという場合は、腰椎の捻れ矯正（190～195ページ）に取り組みます。先に記した療術における一つの考え方の通り、捻れ、特に身体の要である腰椎の捻れを矯正することは、大きな影響力を持ちます。

取りきれなかった同程度の歪みが複数あって判断が難しい場合は、先に骨盤と腰椎の捻れにアプローチすることを、お勧めします。

リセット操法とシングル操法の融合

本書は、簡単なリセット操法から部位別のシングル操法まで、読む方の興味に応じて、しかも段階を追って、順に取り組めるように作り込んだつもりです。

最も簡単なのは、10〜11ページに記したように、首の4つの動診に基づいて捻れと左右の矯正を行い、正体術で前後矯正。その後、再び首の動診で確認するリセット操法です。

次のステップは、12〜13ページのごとく、動診をすべて行い、首の動診結果に従って捻れと左右の矯正を行い、正体術で前後矯正。その後、再びすべての動診を行い、矯正の前後でどういう変化があったかを把握するリセット操法完全版でした。

完全版まで進みましたら、身体の傾向を把握するため、表に結果を書きこみながら、4～5日程度、続けてみてください。これによって、リセット操法では取りきれない歪みが浮かび上がってくる可能性があります。

これが、その人固有の歪みであり、これに関しては部位別のシングル操法で対処することができます。逆にいえば、リセット操法完全版というのは、日々の歪みを取ると同時に、その人の根深い歪みを発見するための方法という見方もできます。シングル操法は、なかなか切れ味が鋭く、表面的なものよりも深い、体癖的な歪みにアプローチすることができるため、根本的な体質改善に結びつくこともあります。矯正で捻れが取れてくるに従い、性格が丸くなる人もいるようです。このような形で、リセット操法完全版とシングル操法を融合させることができます。

本書に記してあることは、かなり理論的であり、理路整然としていると思います。キチンと読めば誰でもできるはずですので、是非、マスターするまで取り組んで頂くことを期待します。

あとがき

私の師匠である宮本紘吉先生が逝去してから、20年以上の月日が経過しました。先生は私欲がなく、人が健康になるということを、一心に祈念された方でした。

物事は、その都度やっておくと何でも楽なものです。年末に大掃除を行いますが、換気扇など、普段から使うたびに軽く拭いておけば、わざわざ大がかりな掃除が必要ないのに……と、誰もが毎年、思うことでしょう。身体の歪みも全く同じで、宮本先生は、その日の歪みを自分で矯正しておけば、まとまって大病などする必要など無いはずだと考え、「新正体法」を創始されました。

先生は生前、この方法を予防医学の一手段として普及しておられ、全国に広まりつつあったのですが、残念なことに、志半ばで急逝されてしまいました。

私は先生が認めてくださった後継者として、何とかこの方法を普及できないものかと考え続けてきました。それが一昨年、本書を執筆してくれた橋本氏と知り合うことで、長年の想いが現実のものとなってきました。

この本は、私が依頼して、読んで自分でできるように、できるだけ詳細に書いてもらいました。世の中では、本からセミナーに誘導したり、肝心なことを書かずに興味を煽って商売に結びつけようとする風潮があるようです。絵に描いた餅では意味がありませんから、本書では包み隠さず技術を公開したつもりです。それこそが、宮本先生が望んだことであると、私は確信しています。

本を読んで分からなかったら、新正体法研究会まで遠慮なく質問してください。また、新正体法カウンセラーの先生方がおりますので、問い合わせてみてください。

本書の刊行にあたりまして、快く出版を引き受けてくださったBABジャパンの東口敏郎社長、そして編集の労をとってくださった近藤友暁氏、執筆してくれた橋本馨氏、多くの方に紹介してくださった別所愉庵氏ならびに稲舛茂俊氏、丁寧な感想を述べてくださった萩原俊明氏に、心から感謝致します。そして、普及版として、オリジナルの方法に手を加えることを、故・宮本先生の夫人である宮本春代氏が了解してくださったお陰で、今回の出版に至りました。

この本が、皆様の健康を高めるのに役立つことを、祈念するばかりです。

新正体法研究会会長　佐々木繁光

◎お問い合わせ

ご質問については、下記ホームページを通じてお問い合わせいただけます。
新正体法の施術を希望される場合、新正体法カウンセラーの先生方がおりますので、新正体法研究会ＨＰを参照を上、お問い合わせください。

新正体法研究会のホームページ
http://sasaki-seitai.com

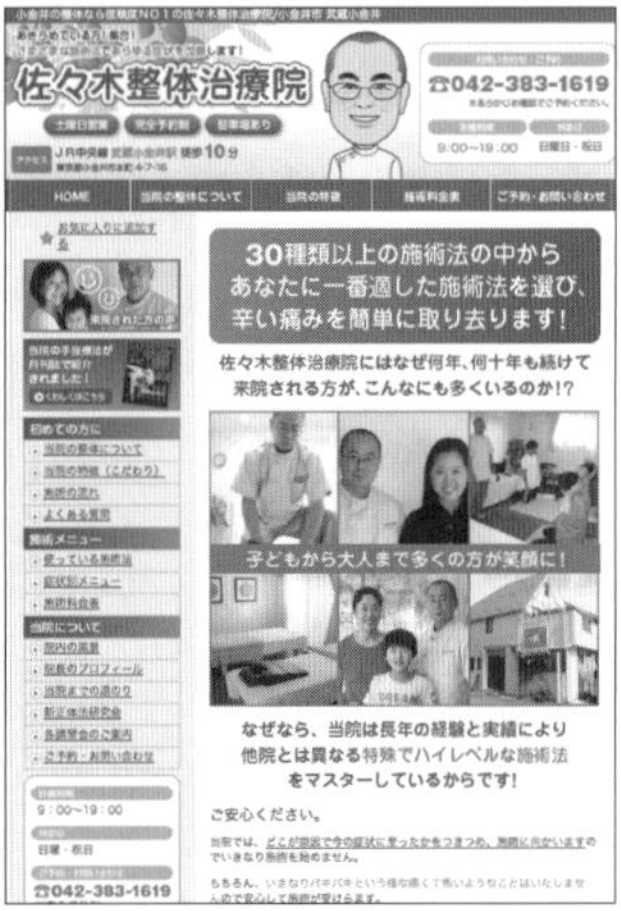

新正体法掲示板
http://shin-seitaihou.jimdo.com/

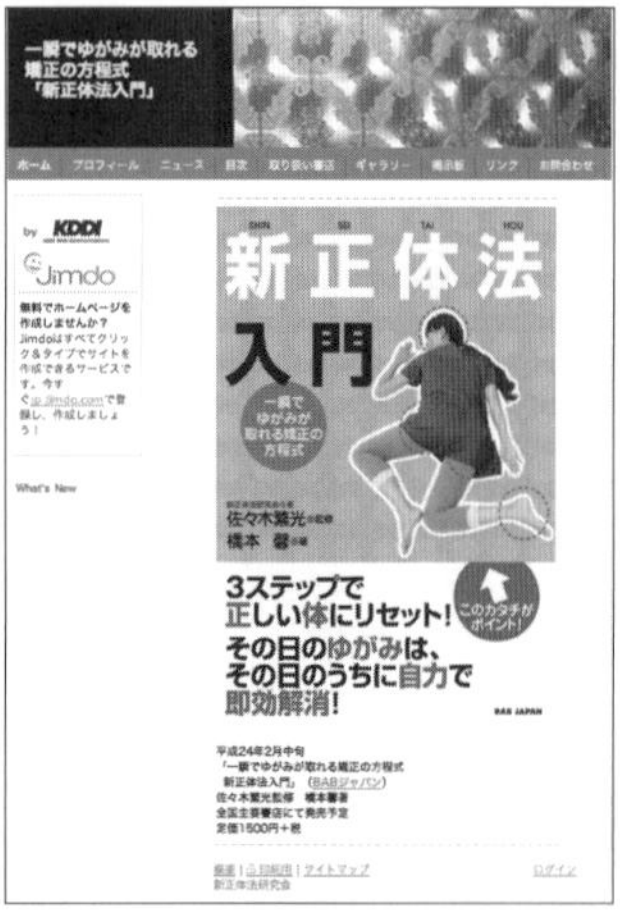

佐々木整体治療院

〒 184-0004
東京都小金井市本町 4-17-6
TEL:042-383-1619

◎監修：佐々木繁光（ささき　しげみつ）

1957年8月、千葉県市川市に生まれる。

日本大学薬学部卒業、日本鍼灸理療専門学校卒業。

薬剤師となり、病院に勤務していた時、宮本紘吉先生に出会い、内弟子として入門。師匠の下で様々な治療法を学ぶ。

師の没後、その意志を継ぎ、2010年、「佐々木式新正体法」を創始。師匠の創始した「新正体法」と各種手技療法の統合を果たす。

トライアスロンでは宮古島ストロングマン3回完走、アイアンマンジャパン長崎1回完走。現在もアイアンマンハワイを目指して鍛錬を重ねている。

薬剤師、鍼灸師、あん摩マッサージ指圧師。新正体法研究会々長（http://sasaki-seitai.com）、佐々木整体治療院代表、肥田式強健術研究会々員、合気道初段、柔道初段。

◎執筆：橋本馨（はしもと　かおる）

1964年12月、岩手県盛岡市に生まれる。

早稲田大学商学部卒業、青山学院大学国際政治経済学研究科修了（MBA）、赤門鍼灸柔整専門学校卒業。

鍼灸師、あん摩マッサージ指圧師、身体均整師、新療術研究会主宰、六本木・コンディショニング代表、【遠赤美人】製造者（http://enseki-bijin.com）。

BOOK Collection

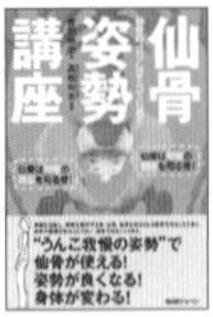

仙骨の「コツ」は全てに通ず **仙骨姿勢講座**

骨盤の中心にあり、背骨を下から支える骨・仙骨は、まさに人体の要。これをいかに意識し、上手く使えるか。それが姿勢の善し悪しから身体の健康状態、さらには武道に必要な運動能力まで、己の能力を最大限に引き出すためのコツである。本書は武道家で医療従事者である著者が提唱する「運動基礎理論」から、仙骨を意識し、使いこなす方法を詳述。

●吉田始史 著　●四六判　●160頁　●本体 1,400 円+税

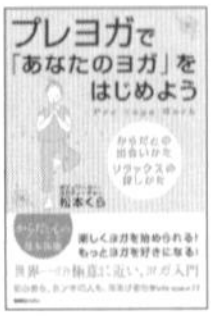

プレヨガで「あなたのヨガ」をはじめよう

からだとの出会いかた、リラックスの探しかた

ヨガでリラックスできる人、いくらやっても辛くて苦しい人。その違いは「リラックスする感覚を知っているかどうかにかかっています。本書はそんな「リラックス感覚」をつかむためのボディワークを紹介します。ビギナーには入門書に、ベテランにも新しい発見がある内容です。

●松本くら 著　●四六判　●240頁　●本体 1,600 円+税

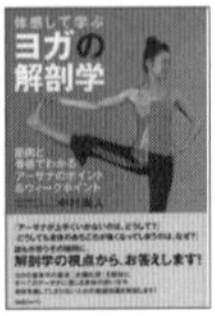

体感して学ぶ **ヨガの解剖学**

筋肉と骨格でわかるアーサナのポイント＆ウィークポイント

「アーサナがうまくいかないのはどうして?」「身体のあちこちが痛くなってしまうのはなぜ?」誰もが思う疑問に、解剖学の観点からお答えします!ヨガの基本中の基本「太陽礼拝」のポーズを題材に、全アーサナに通じるからだの使い方や体を壊さないための基礎知識を紹介。初心者から指導者まで読み応え十分!

●中村尚人 著　●四六判　●232頁　●本体 1,600 円+税

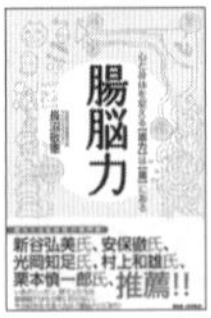

腸脳力 心と身体を変える“底力”は“腸”にある

粛々たる生命知の専門家――新谷弘実氏、安保徹氏、光岡知足氏、村上和雄氏、栗本慎一郎氏等も推薦!!　食べたもの、飲んだもの、そして呼吸が、どうやって私達の「体」と「心」になるか知っていますか？「腸」にこそ覚悟や直観といった、生きるための力と知恵=「腸脳力」が備わっているのです。

●長沼敬憲 著　●四六判　●186頁　●本体 1,200 円+税

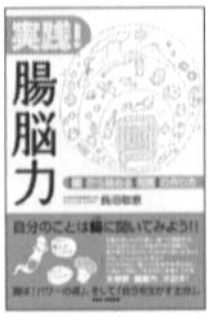

実践!腸脳力【腸】から始める【元気】の作り方

大切なのは、アタマ（脳）で考えるよりハラ（腸）で感じること。お腹が空いたから動く。食べて満足する。それは生きることの原点であり原動力。頭で考えてばかりいてもうまくはいかない。では、どうしたらいいのか？　質のよいものを食べることで腸を生かし、自分自身の質を高め、心地よく、元気に「生きる力」を身につける。語り尽くせなかった「腸のチカラ」に迫る、第2弾!!

●長沼敬憲 著　●四六判　●224頁　●本体 1,200 円+税

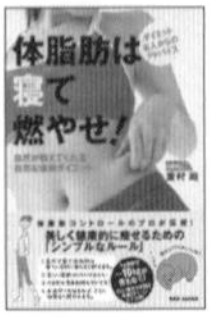

体脂肪は寝て燃やせ!

自然が教えてくれる、自然な速効ダイエット

条件次第で体脂肪は寝ている間に最も良く燃えます。苦しい運動はしていけません。不自然な食事制限もダメです。身体作りを加えれば、さらに効率よく燃やせます。ボディビルの名トレーナーで、ダイエット指導歴 35 年以上の著者が、「睡眠中の体脂肪の消費」に注目した、だれでも実践できるメソッドを公開します。

●重村尚 著　●四六判　●196頁　●本体1,500円+税

装　丁：中野岳人

本文デザイン・イラスト：ジャパンスタイルデザイン株式会社

撮影：石黒ミカコ

モデル：安達亜衣

撮影協力：高田稟子バレエスタジオ

新正体法入門

一瞬でゆがみが取れる矯正の方程式

2012年2月25日　初版第1刷発行
2013年12月10日　初版第3刷発行

監　修　佐々木繁光
著　者　橋本馨
発行者　東口敏郎
発行所　株式会社ＢＡＢジャパン
〒151-0073 東京都渋谷区笹塚1-30-11 中村ビル
TEL　03-3469-0135　　FAX　03-3469-0162
URL　http://www.bab.co.jp/　　E-mail　shop@bab.co.jp
郵便振替 00140-7-116767
印刷・製本　図書印刷株式会社

ISBN978-4-86220-660-2 C2077